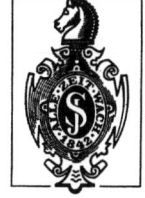

Monographien aus dem Gesamtgebiete der Psychiatrie

59

Herausgegeben von
H. Hippius, München · W. Janzarik, Heidelberg
C. Müller, Onnens (VD)

Hubert Kuhs

Depression und Angst

Psychopathologische Untersuchungen des Angsterlebens
melancholischer und neurotischer Kranker

Mit 2 Abbildungen

Springer-Verlag Berlin Heidelberg New York
London Paris Tokyo Hong Kong

Priv.-Doz. Dr. Hubert Kuhs
Klinik und Poliklinik für Psychiatrie
Westf. Wilhelms-Universität Münster
Albert-Schweitzer-Straße 11
D-4400 Münster

ISBN-13:978-3-642-84095-1   e-ISBN-13:978-3-642-84094-4
DOI: 10.1007/978-3-642-84094-4

CIP-Titelaufnahme der Deutschen Bibliothek
Kuhs, Hubert:
Depression und Angst: psychopathologische Untersuchungen des Angsterlebens melancholischer und
neurotischer Kranker / Hubert Kuhs. – Berlin ; Heidelberg ; New York ; London ; Paris ; Tokyo ; Hong
Kong : Springer, 1990
    (Monographien aus dem Gesamtgebiete der Psychiatrie; Bd. 59)
    ISBN-13:978-3-642-84095-1

NE: GT

© Springer-Verlag Berlin Heidelberg 1990
Softcover reprint of the hardcover 1st edition   1990

Die Wiedergabe von Gebrauchsnamen, Handelsnamen, Warenbezeichnungen usw. in diesem Werk
berechtigt auch ohne besondere Kennzeichnung nicht zu der Annahme, daß solche Namen im Sinne der
Warenzeichen- und Markenschutz-Gesetzgebung als frei zu betrachten wären und daher von jedermann
benutzt werden dürften.

Produkthaftung: Für Angaben über Dosierungsanweisungen und Applikationsformen kann vom Verlag
keine Gewähr übernommen werden. Derartige Angaben müssen vom jeweiligen Anwender im Einzelfall
anhand anderer Literaturstellen auf ihre Richtigkeit überprüft werden.

2125/3130(3011)-543210 – Gedruckt auf säurefreiem Papier

Vorwort

Diese psychopathologische Arbeit ist dem Angsterleben melancholischer und neurotischer Kranker gewidmet. Da sich Angst in erster Linie im pathischen Aspekt erschließt, stehen die Selbstauskünfte der betroffenen Patienten ganz im Mittelpunkt der Untersuchung.

Zur raschen Orientierung findet der Leser im einleitenden Kapitel A eine Übersicht über den Gesamtaufbau der Arbeit. Den Abschnitten über die vorliegende Literatur zum Thema der Angst in der Melancholie (Kap. B 3.1 bis 3.4) sowie der Darstellung der Ergebnisse (Kap. E 1 bis 4) sind jeweils kurze Zusammenfassungen angefügt.

Zu danken ist Herrn Prof. Dr. R. Tölle für zahlreiche Anregungen und Hilfen bei der Planung, Durchführung und Auswertung der Untersuchung, des weiteren Herrn Dr. A. Ladas für die statistischen Berechnungen. Nicht zuletzt hat erst die Bereitschaft der Patienten, sich über ihre Angst zu äußern, diese Studie möglich gemacht.

Münster, im Oktober 1989   Hubert Kuhs

Inhaltsverzeichnis

F. Diskussion

G. Anhang

H. Literatur

A. Einleitung

Die zentrale Stellung der Angst in der Psychopathologie wurde immer wieder betont. So hebt Freud in seinen Vorlesungen zur Einführung in die Psychoanalyse (1917a) hervor: "... es steht fest, daß das Angstproblem ein Knotenpunkt ist, an welchem die verschiedensten und wichtigsten Fragen zusammentreffen, ein Rätsel, dessen Lösung eine Fülle von Licht über unser ganzes Seelenleben ergießen müßte." Das Problem der Angst wurde von Goldstein (1934) als ein Grundproblem jeder Anthropologie bezeichnet, mit den Worten des Autors: "Jeder Versuch, die Angst in einem konkreten Falle zu verstehen, weist uns auf das Wesen des betroffenen Geschöpfes zurück."

Zwar wurden die Neurosen als Hauptfundstelle des Angstvorkommens (von Gebsattel 1954) bezeichnet, jedoch treten uns gerade bei den Psychosen Ängste entgegen, die - wie Scharfetter (1984) ausführt - "wegen ihrer ungeheuren Dimension" nur teilweise zugänglich und psychometrisch nur unvollständig erfaßbar sind. Es liegt nahe zu vermuten, daß einerseits psychotische Ängste eine wichtige Zugangsmöglichkeit zum Verständnis des Erlebens in der Psychose darstellen, sich aber andererseits qualitativ von anderen nichtpsychotischen Ängsten unterscheiden. Die vorliegende Untersuchung nimmt ihren Ausgangspunkt von diesen Überlegungen und widmet sich dem Vorkommen sowie den Ausdrucks- und Erscheinungsformen psychotischer Ängste speziell bei der Melancholie. Dabei stehen folgende Zielrichtungen im Vordergrund:

Die psychopathologische Dimension:
Was ist melancholische Angst? Anhand von empirischen Untersuchungsbefunden soll den Themen und Gestalten der Angst in der Melancholie nachgegangen werden. Wie wird Angst von den melancholischen Kranken erlebt? Wie drückt sie sich in den Worten der Patienten aus?

Die Schilderungen der Betroffenen können in einem weiteren Schritt als Ausgangspunkt für Überlegungen zur Phänomenologie der melancholischen Angst dienen. Es ist zu fragen, ob und inwiefern die Beschaffenheit melancholischer Angst ein vertieftes Verständnis der Krankheit "Melancholie" eröffnet.

Die differentialdiagnostische Dimension:
Psychopathologische Charakterisierung und phänomenologische Interpretation der melancholischen Angst erlauben nicht eine Aussage über die Spezifität dieses Phänomens. Es soll daher untersucht werden, ob das Symptom Angst zur Abgrenzung der Melancholie von anderen Erkrankungen inbesondere von nichtmelancholischen "neurotischen" Depressionsformen beiträgt.

Die Beantwortung dieser Frage kann Aufschluß darüber geben, ob die melancholische Angst eine qualitativ abgewandelte, bei anderen psychiatrischen Erkrankungen nicht oder nur ausnahmsweise vorkommende Angst darstellt, oder ob die Unterschiede lediglich Ausmaß und Intensität des Angsterlebens betreffen. Denn es wäre denkbar, daß sich das Symptom Angst als differentialdiagnostisch unbrauchbar erweist.

Die therapeutische Dimension:
Angste sind im klinischen Erscheinungsbild der Melancholie allgegenwärtig. Für den Umgang mit Depressiven ist daher die Kenntnis der melancholischen Angstthemen, insbesondere des subjektiven Angsterlebens, von Bedeutung.

Vielfach tritt uns die melancholische Angst zunächst in den nonverbalen Äußerungen des Patienten, seiner Mimik und Gestik oder in einförmigen, monotonen Klagen entgegen. Es fällt dem Patienten schwer, seine Ängste in Worte zu kleiden. In dieser Situation kann der Therapeut dem Kranken helfen, seine Ängste zu benennen, ihnen damit den Charakter des Fremden, Unheimlichen zu nehmen. Was Schulte (1962) über die Verstimmung der Melancholischen schrieb, gilt auch speziell für die Angst in der Melancholie: "Alle psychotherapeutische Behandlung wird weniger auf eine Abwehr oder Unterdrückung der Verstimmung als auf eine innere Bejahung der nun einmal verhängten Zeit innerhalb des Möglichen hinauslaufen müssen". Es wird von vielen Patienten als hilfreich empfunden, daß die Begegnung mit dem Therapeuten auch in der Tiefe der Melancholie nicht ganz abreißt, wie aus entsprechenden Äußerungen nach Abklingen der Erkrankung hervorgeht. Freilich wird auch bei intensivster Beschäftigung mit dem Kranken ein Rest unausgesprochener und unaussprechbarer Angst bestehen bleiben. Die Frage nach dem psychotherapeutischen Umgang mit der Angst des Melancholischen wollen wir zunächst zurückstellen und abschließend, zusammen mit Überlegungen zur Phänomenologie der melancholischen Angst, wieder aufgreifen (siehe Kap. F 6).

Es verwundert nicht, daß Selbstschilderungen von melancholischen Kranken relativ selten sind. Das mag einerseits daran liegen, daß melancholisches Erleben außerordentlich schwer in Worte zu fassen ist, weder die Umgangssprache noch die Wissenschaftssprache sind hierfür geeignet. Dies gilt um so mehr für ein Phänomen wie die Angst, denn schon für den Gesunden reichen die zur Verfügung stehenden sprachlichen Ausdrucksmöglichkeiten kaum aus, Angstempfinden in für Außenstehende nachvollziehbarer Weise auszudrücken. Ein anderer Grund für die Seltenheit von Selbstschilderungen liegt in der Antriebshemmung der Kranken, denen es schon schwerfällt, sich über alltägliche Vorkommnisse zu äußern. Auch nach der melancholischen Phase gelingt es kaum, das Krankheitsbild zu beschreiben. Nach der Heilung ist die melancholische Erlebnisveränderung so weit weggerückt, daß sie vom Kranken kaum mehr nachvollzogen werden kann. Der Genesene steht dann seiner Krankheit in der Regel fremd und verständnislos gegenüber.

Da die Beschaffenheit von melancholischer Angst für das subjektive Erleben des Kranken wie auch für das Verständnis der Krankheit von erheblicher Bedeutung ist, will sich die vorliegende Studie trotz der genannten Schwierigkeiten diesem Thema unter besonderer Berücksichtigung von Patientenaussagen auf möglichst breiter empirischer Basis annähern.

Die Entscheidung über das für die vorliegende Fragestellung am ehesten geeignete Untersuchungsinstrument macht zunächst einige grundsätzliche Überlegungen zum Phänomen der Angst und seinen Erfassungsmöglichkeiten, insbesondere bei depressiven Patienten, erforderlich (Kap. B 1 und 2). Desweiteren sollen die bisherigen Untersuchungsergebnisse zum Thema der melancholischen Angst referiert werden:

Psychopathologische und phänomenologisch-anthropologische Arbeiten haben wichtige Beiträge zu einem vertieften Verständnis der melancholischen Angst geleistet (Kap. B 3.1 und 3.2). In neuerer Zeit stehen andere Zielrichtungen im Vordergrund. Im Bemühen um Objektivität und Reliabilität wurden Skalen zur Symptomerfassung (vor allem Angst- und Depressionsskalen) entwickelt. Auch orientieren sich neuere Klassifikationssysteme überwiegend an symptomatologischen Kriterien. Systematische klinische Erhebungen an größeren Patientenkollektiven wurden nur vereinzelt vorgenommen (Kap. B 3.3). Es wurden bereits mögliche Gründe erörtert, warum verwertbare Äußerungen einer größeren Anzahl von melancholischen Patienten über ihr Angsterleben nur schwer zu erzielen sind. Schließlich wurden multivariate statistische Untersuchungsverfahren in die Depressionsforschung eingeführt, die es erlauben, den Beziehungen zwischen einer größeren Anzahl von Merkmalen/Symptomen nachzugehen (Kap. B 3.4).

Im Anschluß daran sollen die Fragestellungen der Untersuchung und das methodische Vorgehen im einzelnen (Patientenauswahl, Untersuchungsinstrumente) dargelegt werden (Kap. C und D). Der Hauptteil der Arbeit (Kap. E) ist der Mitteilung der Untersuchungsergebnisse gewidmet. Bei der statistischen Auswertung werden die Häufigkeiten der einzelnen Themen und Ausdrucksformen von Angst im Vordergrund stehen, aber auch die Qualität des jeweiligen Angsterlebens soll anhand zahlreicher Patientenaussagen Berücksichtigung finden. Um angesichts der vielfältigen Einzelbefunde die Übersicht zu erleichtern, wird jedem Kapitel eine Zusammenfassung der wichtigsten Ergebnisse angefügt. Abschließend werden die Befunde der Arbeit schwerpunktmäßig diskutiert (Kap. F) und den phänomenologisch-anthropologischen Beiträgen zum vorliegenden Thema gegenübergestellt.

B. Angst

1 Das Phänomen Angst

1.1 Definition von Angst

Angst begegnet als menschliche Urerfahrung jedem Menschen, ebenso ist sie als psychopathologisches Grundphänomen bei allen psychiatrischen Erkrankungen anzutreffen. Wie aber läßt sich Angst verbindlich von anderen Gemütszuständen abgrenzen? Was ist Angst?

Ein allgemeingültiger Definitionsversuch von Angst ist schwierig, ja geradezu unmöglich. Dieser Gedanke findet sich bei Lewis (1967) mit folgenden Worten ausgedrückt: "Während viele unentwegt betonen, daß Angst das Alpha und Omega der Psychopathologie sei..., bestehen mindestens ebensoviele darauf, daß Angst das bedeute, was sie dafür halten".

Einen möglichen Zugang zum Begriff der Angst bieten semantische und linguistische Studien, etwa Wandruszkas Arbeit "Angst und Mut" (1981). Die zahlreichen in der deutschen Sprache verwendeten Angstwörter wie Furcht, Bangen, Schrecken, Grauen, Entsetzen und so fort weisen jedoch lediglich auf die Vielschichtigkeit des Problems hin. Von Baeyer u. von Baeyer-Katte (1973) führen hierzu aus: "Was wir in der Semantik der Angst aber tun, kommt nicht darüber hinaus: Möglichkeiten ihrer Sinngebung an Sprachsymbolen durchzuspielen". Die inhaltlichen Beziehungen zwischen Angstwörtern verschiedener Kultursprachen sind meist unklar und widersprüchlich, eindeutige Entsprechungen selten (Wandruszka 1981, Lewis 1967).

Für eine erste Annäherung an das Phänomen Angst ist eine ethymologische Rückbesinnung hilfreich. Das Wort "Angst" leitet sich von der indogermanischen Sprachwurzel "angh" ab, die etwa eng, einengen, schnüren bedeutet. Das griechische Wort "angcho" mit gleicher Bedeutung sowie das lateinische "angustia" = die Enge, leiten sich hiervon ab. Das deutsche Wort Angst wiederum stammt als Lehnwort von "angustia" ab. Damit deutet sich eine inhaltliche Bestimmung von Angst als mit einer Bedrohung/ Gefährdung verbundene leibliche Befindlichkeit an.

Im folgenden seien einige Definitionsversuche von Angst wiedergegeben. Kraepelin (1913) bezeichnete Angst als eine "Verbindung von Unlust mit innerer Spannung". Es werden einerseits das Erlebnis der Gefährdung der eigenen Person, andererseits charakteristische körperliche Veränderungen hervorgehoben (Goldberg 1934). Der Kranke erlebe die Erschütterung des Bestandes seiner Persönlichkeit als Angst. Es sei nicht ganz richtig, zu sagen, der Kranke "hat" Angst, richtig wäre: Der Kranke "ist" Angst. So wird die Distanz zwischen dem Sich-Ängstigenden und dem Gefühl der Angst aufgehoben, d.h. die Angst verliert den Charakter eines Objektes, das man hat und verschmilzt ganz mit dem Subjekt der Angst.

Schulte (1961a) definiert Angst als "ein qualvolles, unbestimmtes Vitalgefühl der Beengung, in dem man sich ohnmächtig Unbekanntem, Anrückendem, Unangreifbarem und Unbezwingbarem ausgeliefert fühlt, ohne daß sich Möglichkeiten eines Auswegs oder einer Abhilfe eröffnen". Die enge Verbindung zwischen Körperlichem, Seelischem und Geistigem hebt er besonders hervor. "Das körperliche Geschehen ist weder ohne weiteres Ursache noch Folge, sondern Begleiterscheinung - das ist die Angst". Einige Autoren verzichten ausdrücklich auf eine Begriffsbestimmung von Angst. Für Lader (1972) ist Angst überhaupt nicht definierbar; es sei lediglich möglich, die Äußerungsformen, Begleiterscheinungen und Wirkungen der Angst zu beschreiben. Gleichzeitig warnt er jedoch davor, diese Epiphänomene mit der Angst selbst gleichzusetzen.

Eine multidisziplinäre Annäherung an das Angstproblem macht es von Baeyer u. von Baeyer-Katte (1973) unmöglich, von einer Grundkonzeption auszugehen. Anstelle des Begriffs Angst sprechen die Autoren folgerichtig vom "Befund Angst", der sich wiederum aus einer "Unsumme von Einzelbefunden" zusammensetze. Für von Baeyer u. von Baeyer-Katte ist das Gemeinsame aller angstartigen tierischen und menschlichen Erscheinungen:

1. Das gestörte leib-seelische Gleichgewicht im Gegensatz zu einem rein gedanklichen, intentionalen Phänomen.
2. Die Situation des Bedrohtseins.
3. Der Zukunftsbezug von Angst.

An anderer Stelle nennt von Baeyer (1984) als einen Vorbegriff von Angst "die Gesamtheit der menschlichen Bedrohtheitserlebnisse, soweit sie mit emotionaler und leiblicher Verstimmung verbunden sind".

Sofern Angst als Symptom einer krankhaften seelischen Störung gemeint ist, erweisen sich engere Begriffsbestimmungen der Angst als zweckmäßig. So wurde das Fehlen einer realen Gefahr bzw. die Unangemessenheit der Angst im Vergleich zur tatsächlich vorhandenen Bedrohung hervorgehoben (Lewis 1967).

1.2 Angst und Furcht

Zahlreiche Autoren haben den Versuch unternommen, Angst begrifflich von Furcht abzugrenzen. Im Anschluß an Kierkegaard (1844) wurde immer wieder betont, Angst sei eine unbestimmte, unmotivierbare Emotion, Furcht beziehe sich dagegen auf einen bestimmten bedrohlichen Gegenstand oder auf eine gefährliche Situation. Diese Anschauung faßt Jaspers in seiner "allgemeinen Psychopathologie" (1973) folgendermaßen zusammen: "Furcht ist auf etwas gerichtet, Angst ist gegenstandslos". Damit wird die Gegenstandlosigkeit zu einem wesentlichen Kriterium der Angst. Hierzu stellte bereits Kraepelin (1913) einschränkend fest: "Im Anfang ist die Angst gewöhnlich gegenstandslos... in der Regel freilich verdichten sich allmählich die unbestimmten ängstlichen Ahnungen zu mehr oder weniger klar ausgemalten Befürchtungen".

Die Vergegenständlichung, d. h. Rationalisierung von Angst wird vielfach als Projektion der ursprünglich grundlosen Angst auf ein Objekt aufgefaßt. Auf diese Weise suche sich die Angst aus ihrer quälenden Ungegenständlichkeit zu befreien (siehe Thiele 1965). Umgekehrt kann nach Binder (1949) die Angst ihre Objektbezogenheit wieder einbüßen, wenn etwa die Erfassung der Objektwelt im überwältigenden Angstaffekt untergeht (siehe auch Goldstein 1934).

Eine strenge Trennung zwischen Angst und Furcht erscheint nach dem üblichen Sprachgebrauch nicht vertretbar. Beide Ausdrücke finden sich in der Dichtung mit gleicher Bedeutung nebeneinander (Wandruszka 1981). Hierzu führt K. Schneider (1959) aus: "Es gibt mancherlei Arten von Angst. In neuerer Zeit ist es oft üblich, nur die motivlose Angst so zu heißen, die motivierte aber Furcht. Wir folgen jedoch der Sprache, von deren Gebrauch man nie ohne Not abweichen soll, und diese kennt ja auch eine Angst vor..."

Die Unterscheidung zwischen Angst und Furcht ist für von Baeyer (1984) nicht alternativ, sondern akzentuierend zu verstehen. Es läßt sich allenfalls anführen, daß Angst vornehmlich einen leib-seelischen Zustand meint und weniger auf den Anlaß der Beängstigung abzielt (von Baeyer u. von Baeyer-Katte 1973). Die Angst beinhalte sowohl das "Umfassende der sinnvoll motivierten wie auch der unbewußt aufsteigenden Bedrohtheitserlebnisse", Furcht sei dagegen eher rational begründet und gegenstandsbezogen. Ähnlich tritt nach Binder (1949) mit dem Begriff Angst in erster Linie das Subjekt, das unter der Angst zu leiden hat, in den Vordergrund, während bei der Furcht das Objekt der Gefahr in deutlicher gegenständlicher Abgehobenheit vom Subjekt wahrgenommen wird.

Von seiten der kognitiven Psychologie wurde formuliert, Angst träte immer dann auf, wenn eine als bedrohlich wahrgenommene Situation nicht mit einem sinnvollen Abwehr- oder Vermeidungsverhalten beantwortet werden kann. Angst sei unabhängig von ihrer Objektbezogenheit entscheidend durch das Fehlen von wirksamen Bewältigungsmöglichkeiten gekennzeichnet (Epstein 1972). Furcht wird demgegenüber als emotionale Begleiterscheinung eines gerichteten Vermeidungsverhaltens (etwa Flucht) aufgefaßt.

Insgesamt hat sich die begriffliche Unterscheidung von Angst und Furcht für die psychopathologische Forschung nicht als fruchtbar erwiesen.

1.3 Grundformen der Angst

Wiederholt wurde der Versuch unternommen, angesichts der Erscheinungsvielfalt der Angst Haupt- bzw. Grundformen der Angst zu benennen:

In Anbetracht des ubiquitären Auftretens von Angst erscheint zunächst eine deutliche Trennung von krankhaften und nicht krankhaften Formen der Angst bedeutungsvoll. Aus philosophischem Blickwinkel stellt Gadamer (1987) den krankhaften Ängsten zum einen die Vielgestaltigkeit der Alltagsängste gegenüber. Diese banale Daseinsangst ist nach existentialphilosophischer Auffassung jedoch wesensverschieden von der existentiellen Angst als "Angst um das eigentliche Sein" ohne äußerlich faßbare Bedrohung (siehe Jaspers 1932). Die existentielle Angst, auf die hier im übrigen nicht näher eingegangen werden kann, verbürgt nach Heidegger erst die Möglichkeit der Erfahrung des Seins, oder mit den Worten Jaspers (1932): "Der Mut zur Angst und ihrer Überwindung ist Bedingung für das echte Fragen nach dem eigentlichen Sein und für den Antrieb zum Unbedingten. Was Vernichtung sein kann, ist zugleich der Weg zur Existenz".
Diese Janusköpfigkeit der Angst wurde auch aus klinisch-phänomenologischer Sicht wiederholt betont. So lesen wir bei Benedetti (1959): "Denn dies ist die Paradoxie der Angst, daß sie sowohl in sinnvoller Weise menschliches Dasein begründen wie auch umgekehrt vernichten kann". Von Gebsattel (1954) bemerkt, Angst sei einerseits "Antrieb zur höchsten Vereigentlichung des Daseins", andererseits "Anlaß zur Vermassung der einzelnen". Der Autor warnt im gleichen Zusammenhang vor einer "höchst bedenklichen kurzschlüssigen Neigung, Angst und Krankheit gleichzusetzen".

Aus psychologischer Sicht unterscheidet Lersch (1954):

1. Die Lebensangst. Das Leben in der ganzen Unbestimmtheit seiner Möglichlichkeiten bewirke eine tiefe Beunruhigung des Menschen.

2. Die existentielle Angst oder Weltangst. Sie entstamme der Wurzellosigkeit und Ungeborgenheit des Menschen in einer entfremdeten Natur.

3. Die Binnenangst, die Lersch aus dem Verlust der personalen Ganzheit des Menschen ableitet und die er in enge Beziehung zu Gewissens- und Schuldangst setzt.

Nach den Arten ihres Zustandekommens nennt Binder (1949) die Vitalangst als Ausdruck einer elementaren Bedrohung der leiblichen Organisation, die Realangst, bei der die Gefahr von der Umwelt ausgeht, und schließlich die Gewissensangst, bei der die Gefahr ihren Ursprung in der eigenen Psyche hat. Ähnliche Einteilungsvorschläge wurden von Benedetti (1959) und Schulte (1961) gemacht. Auersperg (1958) beschreibt als eine Grundform der Angst die Fundamentalangst, die "als drohende Entbergung aus vertrauter geschöpflicher Abhängigkeit und so begründeter welthafter Geborgenheit erlebt" wird. Aus tiefenpsychologischer Sicht wurde von Riemann (1978) die Angst der schizoiden, depressiven, zwanghaften und hysterischen Persönlichkeit unterschieden.

1.4 Vom Wesen der Angst

Phänomenologisch-anthropologische Studien haben zur Aufgabe, Beiträge zum Wesensverständnis der Angst zu leisten. Der einzelne Inhalt ist mit von Gebsattel (1954) nur der beängstigende Anlaß, an dem der Mensch sein Nicht-Sein-Können erfährt. Die wesenhafte Grundangst entziehe sich vielfach dem Blick, sei in allen möglichen Angstzuständen verdeckt.

Als "Urängste des Daseins" oder "Gestalten des Nichts" nennt von Gebsattel den Tod und die Sünde. Diese letzteren nicht weiter ableitbaren Ängste gründen sich somit in der Unmöglichkeit des Sein-Könnens in der Welt sowie - aus christlich-abendländischem Verständnis - in der Unmöglichkeit des Seinkönnens in Gott. Ähnlich ist für Lopez-Ibor (1960) die gesunde ebenso wie die pathologische Angst durch die Bedrohung des Seins durch Tod, Sinnlosigkeit und Verdammnis gekennzeichnet.

Was aber normale und pathologische Angst unterscheidet, ist für Lopez-Ibor die Struktur der Zeitlichkeit: "Die Möglichkeiten der normalen Angst schweben in der Zukunft... bei der krankhaften Angst hingegen hat sich die Zukunft der Gegenwart genähert". Die Zukunft vergegenwärtigt sich, d.h. sie verliert ihre eigenständige Qualität und nimmt Eigenschaften der Gegenwart an. Ähnliche Überlegungen finden sich auch in von Baeyers (1979) Studien über "Wege in den Wahn". Die Angst lasse nicht nur den Körper, sondern auch die Situation erstarren. Die anthropologische Struktur der Angst bestehe darin, daß sie "den Menschen gleich einer Bannung an Vergangenes bindet und ihn durch ihre Drohung daran hindert, sich frei auf die Zukunft hin zu entwerfen".

Zusammenfassend erscheint es sinnvoll, folgende im einzelnen oft nicht klar voneinander zu trennenden Angstformen gegenüberzustellen:

1. Die Realangst, die sich auf eine äußere Bedrohung oder Gefahrensituation einschließlich lebensbedrohlicher Erkrankungen bezieht. Hierzu gehört auch die Vitalangst.
2. Die Existenzangst, die sich im wesentlichen auf den Verlust naturhafter Geborgenheit des Menschen zurückführen läßt.
3. Die Binnenangst oder neurotische Angst, die nach psychoanalytischem Verständnis zum einen aus dem Konflikt zwischen der die Realität verkörpernden Ich-Instanz und Triebimpulsen hervorgeht. Zum anderen treten bei einem Konflikt zwischen dem Ich und Über-Ich-Forderungen Gewissens- und Schuldängste auf.

Diese kurze Darstellung von Grundformen der Angst macht deutlich, daß sich auf diesem Wege die Ängste des Gesunden und des neurotisch Kranken einigermaßen befriedigend beschreiben lassen. So kennzeichnen die von Riemann (1978) herausgestellten Ängste vor isolierender Distanz, vor Trennung, Ungeborgenheit und Einsamkeit, vor dem Verlassenwerden recht gut das Erleben depressiv-neurotischer Patienten. Der Kern psychotischer Ängste bleibt hiervon jedoch weitgehend unberührt. Auch die Existenz- oder Fundamentalangst vermag die Angst des Melancholischen nicht zutreffend zu charakterisieren, beinhaltet doch der Verlust existentiell-metaphysischer Geborgenheit eine anthropologische Grundbefindlichkeit des Menschen, nicht aber einen krankhaften Verlust von Weltbezug.

2 Wie läßt sich Angst erfassen?

2.1 Allgemeines

In einem weiteren Schritt wollen wir uns nunmehr der Frage zuwenden, welche Möglichkeiten zur Erfassung und Beschreibung von Angstzuständen bestehen. Die hierbei auftretenden Schwierigkeiten finden sich bereits in der älteren Literatur anschaulich dargestellt. So vermerkt Dick in einer Arbeit aus dem Jahre 1877, die Angst der Kranken sei phänomenologisch ein Proteus und trete in den zahlreichsten und seltsamsten Vermummungen auf. Vielfach wird von den Patienten die Angst nach außen hin verleugnet und abgewehrt. Hierzu bemerkt Hoche (1911): "Kranke mit starker Angst empfinden häufig, in einem Zustand konzentrierter Reizbarkeit, jedes Befragen und jede Form des Befassens mit ihrer Person als eine unwillkommene Steigerung ihrer unangenehmen inneren Situation und tun alles, um nach außen sich die Angst nicht anmerken zu lassen".

In neueren Arbeiten finden sich ähnlich lautende Formulierungen. Dilling (1986) betont, man müsse vielfach "die Phänomenologie der Angst durch genaues Hinhören und Fragen sorgsam erfassen, bei anderen springt sie einem als bedrängendes Symptom entgegen". Die zum Angstsyndrom gehörigen psychopathologischen Symptome sind nach Pöldinger (1971) überhaupt vom Patienten nur schwer verbalisierbar. Es komme stets darauf an, den Patienten gezielt zu explorieren. Vielfach würden Angstsyndrome hinter anderen sich in den Vordergrund drängenden klinischen Erscheinungsbildern gar nicht erkannt.

Die genannten Schwierigkeiten treffen in noch größerem Umfang bei psychotischen Ängsten zu. Scharfetter (1984) hebt hervor, die Angst in der Psychose komme vor allem indirekt über die vielgestaltige Symptomatik, weniger direkt über unmittelbare Äußerungen der Betroffenen zum Ausdruck.

Grundsätzlich läßt sich Angst auf verschiedenen beobachtbaren und meßbaren Ebenen beschreiben. Aus der Sicht der klinischen Psychologie wird unterschieden (Birbaumer 1977):

1. die verbal-subjektive Ebene,
2. die motorische, nicht verbale Ebene (Verhaltensebene) und
3. die physiologische Ebene.

Eine Angstreaktion läßt sich jeweils als ein bestimmtes Reaktionmuster auf jeder dieser drei Ebenen in einer umschriebenen Reizsituation definieren.

Als Indikatoren der Angst führt Janke (1986) an:

1. die Erlebniskomponente (Angst als erlebnismäßig gegebene Gefühlsqualität),
2. die kognitive Komponente (Gedanken und Erwartungen in bezug auf die bedrohliche Situation),
3. die Verhaltenskomponente (Verhaltensweisen und Handlungsbereitschaften),
4. die somatische Komponente mit zentralnervösen, vegetativen, muskulären und endokrinen Erregungen. Diese somatischen Veränderungen sind sowohl objektiv meßbar als auch subjektiv mitteilbar,
5. die Ausdruckskomponente als komplexes Muster aus mimischen, gestischen, stimmlichen und ganzkörperlichen Reaktionen.

Die Ergebnisse psychophysiologischer Untersuchungen zur Angst sind insgesamt enttäuschend. Ängstliche Patienten haben zwar im allgemeinen ein relativ hohes Aktivitätsniveau physiologischer Parameter, und sie passen sich langsam veränderten Anforderungen einer experimentellen Situation an (Lader 1980). Ein grundlegendes Problem der psychophysiologischen Angstforschung besteht jedoch in der Merkmals- oder Indikatorendissoziation, d. h. zwischen den verschiedenen Ebenen der Angsterfassung besteht eine nur unbefriedigende Kovariation. Subjektives Erleben, äußerlich beobachtbares Verhalten und die körperlichen Begleiterscheinungen von Angst weisen untereinander kaum regelhafte Beziehungen auf. Aber auch innerhalb einer Meßebene, z. B. bei einem Vergleich verschiedener physiologischer Parameter wie Herzfrequenz, Blutdruck, Körpertemperatur und Hautwiderstand finden sich keine stabilen Reaktionsmuster.

2.2 Angstskalen

Auf welchem Wege ist nun speziell melancholische Angst zu erfassen? Wie oben dargestellt, stehen hierzu einerseits die verbal-subjektive Ebene, andererseits die Verhaltensebene zur Verfügung. Klinisch-psychopathologische Beschreibungen ebenso wie phänomenologische Untersuchungen von Angstzuständen bedienen sich - ohne daß dies jeweils im einzelnen differenziert wird - sowohl der Beschwerdeschilderungen der Patienten als auch der Beobachtung durch den Untersucher (siehe Kap. B 3.1 und 3.2).

Im folgenden sollen Angstskalen, i.e. Verfahren zur standardisierten Beurteilung von Angstzuständen (state anxiety, Lader u. Marks 1974) erörtert werden. Auf die Erfassung von Ängstlichkeit/Angstneigung als überdauerndem Persönlichkeitsmerkmal (trait anxiety) kann an dieser Stelle nicht näher eingegangen werden.

Die meisten Angstskalen enthalten sowohl Items zur Messung der somatischen als auch der psychischen Erscheinungsweisen der Angst. Zum Beispiel werden in der Hamilton Anxiety Scale (HAMA, Hamilton 1959) allgemeine somatische Symptome, kardiovaskuläre, respiratorische, gastro-intestinale, urogenitale und neurovegetative Symptome neben ängstlicher Stimmung, Spannung, Furcht, Schlaflosigkeit, intellektueller Leistungsbeeinträchtigung und depressiver Verstimmung erfaßt; zusätzlich wird das beobachtbare Verhalten beim Interview beurteilt. Einen ähnlichen Aufbau hat das Anxiety Status Inventory (ASI, Zung 1971). Die Beschaffenheit der Angst wird nicht im einzelnen erfragt, z. B. findet sich in der HAMA als Erläuterung zum Item "ängstliche Stimmung" lediglich aufgelistet: "Sorgen, Erwartungen des Schlimmsten, furchtvolle Erwartungen, Reizbarkeit". Die jeweils zu vermerkende Schwere des Angstitems (auf einer 5stufigen Skala) erlaubt keine Rückschlüsse auf die Thematik und/oder das Erleben der Angst. Eine Trennung in somatische und psychische Angst erscheint zudem wegen ihrer engen wechselseitigen Verflechtungen fraglich, wie clusteranalytische Untersuchungen von Schalling et al. (1973) gezeigt haben.

Teils wurden Angstskalen zur Fremdbeurteilung (HAMA, ASI), teils als Selbstbeurteilungsinstrumente entwickelt. Die Skala von Buss et al. (1955) bedient sich der Fremd- und Selbstbeurteilung von Angst. Die Self-Rating Anxiety Scale (SAS, Zung 1971) basiert auf denselben Items wie die erwähnte ASI. Zwischen selbst- und fremdbeurteilter Angst fand Zung (1974) eine Korrelation von $r = 0,66$; bei Patienten mit der Diagnose Angst sogar $r = 0,74$. Jedoch muß darauf hingewiesen werden, daß Selbst- und Fremdbeurteilung unterschiedliche Aspekte von Angst messen; die eine Erfassungsebene von Angst kann die andere nicht ersetzen. Allerdings ist die Unterscheidung zwischen beobachteter und vom Patienten berichteter Angst nicht immer eindeutig. Wenn der Untersucher z. B. sowohl das Verhalten des Patienten beobachtet als auch die verbalen Äußerungen des Patienten während des Interviews festhält, so weist eine solche Befragung zweifellos Gemeinsamkeiten mit einer ausschließlichen Selbstbeurteilung auf. Wie für depressive Syndrome gezeigt wurde (z.B. Heimann u. Schmocker 1974), sind die Beziehungen zwischen Fremd- und Selbstbeurteilung auch von der Schwere der jeweiligen Erkrankung sowie der diagnostischen Zuordnung der Patienten abhängig. Dies dürfte auch für die Erfassung von Angstzuständen gelten.

Während eindimensionale Skalen ausschließlich der Beurteilung von Angst dienen, wird Angst in multidimensionalen Skalen als Teilkomponente des psychopathologischen Befundes erfaßt. Häufige Anwendung findet die Symptom Check List (SCL-90, Derogatis 1977), die u. a. einen Faktor "phobische Angst" enthält. Teilweise sind Angstitems mit depressiven Symptomen in einem Faktor vereint, z. B. in der Inpatient Multidimensional Psychiatric Scale (IMPS, Lorr 1974) und in der Brief Psychiatric Rating Scale (BPRS, Overham u. Gorham 1962).

Diese wenigen Bemerkungen sollen nur einige Einblicke in die Vielfalt von standardisierten Angstbeurteilungsinstrumenten vermitteln (Übersichten bei Möller u. von Zerssen 1986, Lorr u. Marks 1974, Pichot 1967). Die Hauptfrage lautet: Können Angstskalen als Untersuchungsinstrument für die vorliegende Studie dienen? Hierzu ist festzustellen:

Angstskalen wurden in erster Linie zur quantitativen Erfassung von Angstzuständen entwickelt; sie werden vorwiegend zur standardisierten Beurteilung von therapeutischen Maßnahmen, etwa im Rahmen psychopharmakologischer Behandlungen, angewendet. Zu den wichtigsten Anforderungen an eine solche Skala gehört, daß sie bei wiederholter Anwendung im Rahmen von Verlaufsuntersuchungen therapeutische Effekte quantitativ zu belegen vermag.

Die meisten Angsterfassungsinstrumente wurden ausschließlich für Patienten mit einer angstneurotischen Erkrankung konzipiert, z. B. die HAMA, die sich zur Messung der Angst bei depressiven Patienten als nicht geeignet erwies (Gjerris et al. 1983). Hierzu führen Snaith et al. (1982) aus, z. B. sei depressive Agitiertheit nicht mit dem HAMA-Item "Ruhelosigekeit" (bei ängstlich-neurotischen Patienten) gleichzusetzen; ebenso sei mit "Sorgen" (HAMA) etwas völlig anderes gemeint als mit Angst infolge von melancholischen Wahnvorstellungen.

Ein weiterer Anwendungsbereich von Angstskalen, meist in Verbindung mit Depressionsskalen, ist die Abgrenzung von ängstlich-neurotischen gegenüber neurotisch-depressiven Erkrankungen (siehe unten). Sofern Angstskalen auch bei affektiven Psychosen verwendet und den Befunden bei anderen psychiatrischen Erkrankungen gegenübergestellt werden, so betreffen die Vergleiche jeweils das Ausmaß der Angstsymptomatik (siehe Kap. B 3.3). Qualitative Aussagen über die Beschaffenheit der Angst lassen sich aus derartigen Untersuchungen nicht ableiten.

Tabelle 1. Die häufigsten Themen in 27 Angst-Inventaren und -skalen (aus: de Bonis 1974)

	wie häufig	Themen		wie häufig	Themen
01	19	Nervosität	21	9	Übelkeit
02	18	Unruhe	22	9	Reizbarkeit
03	16	Schwitzen	23	9	Grübeleien über die Vergangenheit
04	16	Zittern	24	9	Unbehagen
05	16	Herzklopfen	25	9	Mißempfindungen
06	15	Schlafstörungen	26	9	Appetitmangel
07	14	Ermüdung	27	8	Obstipation
08	14	(Alp-)träume	28	8	Scheu, Mißtrauen
09	14	Angst	29	8	Unentschlossenheit
10	13	Magenbeschwerden	30	8	Leistungsunfähigkeit
11	13	Sorgen	31	8	Furcht vor verminderter Intelligenz
12	13	mangelndes Selbstvertrauen	32	8	Leben-Tod-Problematik
13	13	Schmerzen	33	8	Atmungsschwierigkeiten
14	12	Konzentrationsschwierigkeiten	34	7	Verletzlichkeit
15	12	Unlustgefühle	35	7	Furcht vor anderen
16	11	Abhängigkeit von anderen	36	7	Traurigkeit
17	11	Weinen, Jammern	37	7	Zwangsvorstellungen
18	11	vage Befürchtungen	38	7	Schuldgefühle
19	10	Kopfschmerzen	39	7	heitere/ gehobene Stimmung
20	10	konkrete Befürchtungen	40	7	Energiemangel

Schließlich sollen die in Angstskalen enthaltenen Angstthemen und -inhalte erörtert werden. 27 bekannte Angstinventare und Angsterhebungsskalen wurden von de Bonis (1974) inhaltsanalytisch untersucht. Die 40 häufigsten Angstthemen sind in Tabelle 1 zusammengestellt. Neben zahlreichen körperlichen Beschwerden finden sich eine Reihe von psychischen Angstäußerungen: Alpträume, "Angst", Sorgen, vage und konkrete Befürchtungen, Furcht vor verminderter Intelligenzleistung, Furcht vor anderen. Auch hinter anderen Symptomen, in denen Angst nicht explizit zur Sprache kommt, wie z. B. Grübeleien über die Vergangenheit, Leben-Tod-Problematik und Schuldgefühle, mögen sich Empfindungen von Beängstigung verbergen. Die in diesen Skalen enthaltenen Angstthemen sind gleichwohl auf einige Angsterlebnisbereiche beschränkt, die Auswahl der Themen mutet willkürlich an. Es ist unschwer zu erkennen, daß sich die Beschaffenheit melancholischer Angst bei einer Beschränkung auf die genannten Themen nur in begrenztem Umfang erfassen ließe.

2.3 Angst und Depressivität

Eine der wichtigsten Fragen gilt den Differenzierungsmöglichkeiten zwischen Angst und Depressivität. Bei depressiven Patienten läßt sich zwar üblicherweise Depressivität in größerer Ausprägung als Angst feststellen, andererseits sind depressive Patienten jedoch kaum weniger ängstlich als Patienten mit einer primären Angsterkrankung, etwa einer Angstneurose (Klerman 1980). Auf symptomatologischer und syndromatologischer Ebene bereitet denn auch gerade bei depressiven Patienten die Unterscheidung zwischen Angst und Depressivität erhebliche Schwierigkeiten. Einige Autoren vertreten die Auffassung, dieses Problem sei wohl überhaupt nicht befriedigend lösbar (Giedke u. Coenen 1986, Heimann 1979). Z. B. ließen sich anhand von sechs Selbstbeurteilungsinstrumenten (mit Subskalen für Depressivität und Angst) bei akut erkrankten psychiatrischen Patienten faktorenanalytisch Angst und Depressivität nicht unterscheiden (Mendels et al. 1972).

Derogatis et al. (1972) konnten bei neurotisch-depressiven Patienten ebenfalls Angst und Depressivität faktorenanalytisch nicht trennen (Selbstbeurteilung durch SCL). Mayer et al. (1984) untersuchten Patienten mit der Diagnose major depressive disorder (nach RDC); eine befriedigende Trennung des Angst- und depressiven Syndroms gelang erst bei Berücksichtigung körperbezogener Angst mit einer Herz-Angst-Skala sowie unter Zuhilfenahme von Fremdbeurteilungsskalen (HAMA und Hamilton Depression Scale, HAMD, Hamilton 1960). Zu ähnlichen Ergebnissen kommt Blaschke anhand von endogen- und neurotisch-depressiven Patienten (zitiert nach Möller u. von Zerssen 1986). Nach Philipp et al. (1987) lassen sich faktorenanalytisch anhand der HAMD und HAMA bei depressiven Patienten unterschiedlicher nosologischer Herkunft Depressivität und Angst nicht unterscheiden.

Es zeigt sich vielfach, daß die Differenzierung von Angst und Depressivität auf der Fremdbeurteilungsebene besser gelingt als bei Anwendung von Selbstbeurteilungsinstrumenten (Heimann 1980). Dem Untersucher stehen einerseits die subjektiven Angaben des Patienten zur Verfügung, andererseits vermag er zusätzliche Informationen aus der klinischen Beobachtung zu gewinnen. Demgegenüber sei der Patient - wie Heimann (1980) vermerkt - bei Zunahme der Beschwerden immer weniger in der Lage, seinen subjektiven Befund eindeutig als Depressivität oder Angst zu kennzeichnen, wenn er gebeten wird, seine Empfindungen anhand einer Selbstbeurteilungsskala anzugeben. Im Vergleich zur Einschätzung durch den Psychiater können auch nach einer Arbeit von Leff (1976) neurotische Patienten Angst und Depressivität nicht befriedigend trennen. Diesen Befunden stehen die Ergebnisse einer Untersuchung von Gastpar et al. (1980) gegenüber, wonach depressive Patienten durchaus zwischen Angst und Depressivität unterscheiden können (Hobi-Selbstbeurteilungsskala, Hobi 1974), während nach dem Fremdurteil (Globalbeurteilung auf jeweils einer 10-Punkte-Skala) Angst und Depressivität eine hohe Korrelation aufweisen. Nach diesen Ergebnissen wäre zu vermuten, daß die betroffenen Patienten selbst am ehesten in der Lage sind, das subjektive Empfinden "Angst" und "Depressivität" einzuschätzen und voneinander abzugrenzen.

Gegenüber den zitierten Arbeiten müssen jedoch einige grundsätzliche Vorbehalte geäußert werden: Die Ergebnisse sind nur gültig insoweit, als Angst und Depressivität mittels standardisierter Skalen überhaupt erfaßbar sind. Wie oben dargestellt, wurden die meisten Skalen zur Quantifizierung von Angst und Depressivität erstellt, nicht aber zum Zweck der qualitativen Bestimmung der jeweiligen psychopathologischen Phänomene. Diese Skalen setzen also Angst voraus, sie sind nicht geeignet, Angst zunächst einmal zu erkennen. Wenn weiterhin gruppenstatistisch eine hohe (positive) Korrelation zwischen Angst und Depressivität gefunden wird, so besagt dies nur, daß Ausmaß und Schwere ängstlicher und depressiver Symptomatik gleichsinnig zu- und abnehmen. Es läßt sich hieraus aber weder eine Austauschbarkeit von Angst und Depressivität ableiten noch darf daraus gefolgert werden, es handele sich um identische Phänomene. Auf eine weitere Schwierigkeit machten Möller u. von Zerssen (1986) aufmerksam: In multivariaten statistischen Untersuchungen können innerhalb einer einzigen Patientenstichprobe für Angst und Depressivität sowohl gleichsinnige als auch gegensinnige Ladungen ermittelt werden. Offensichtlich besteht für bestimmte Teilaspekte der Angst eine enge Verknüpfung mit depressiver Verstimmung, während andere Bereiche der Angst und Depressivität sich gegenseitig auszuschließen scheinen. Multivariate statistische Untersuchungen erlauben über die hier zu erörternde Problematik keine weiteren Aufschlüsse, zumal die Angstsymptomatik in derartigen Analysen nicht nach Ausprägung und Beschaffenheit differenziert wird und wohl auch nur in begrenztem Umfang differenzierbar ist (vgl. Kap. B 3.4).

Unseres Wissens wurden Untersuchungen zur Differenzierung von Angst und Depressivität - wie die Übersicht zeigt - zwar bei depressiven Patienten, aber nur ausnahmsweise bei ausdrücklich melancholischen Kranken durchgeführt (siehe Kap. B 3.3). Dies dürfte u. a. damit zusammenhängen, daß sich weder die Eigenart depressiver noch ängstlicher Symptomatik in der Melancholie einer befriedigenden Operationalisierung zuführen, geschweige denn deren Beziehungen untereinander mit üblichen standardisierten Untersuchungsinstrumenten erfassen lassen.

Psychophysiologische Untersuchungen tragen ebenfalls nicht zur Abgrenzung von Angst und Depressivität bei depressiven Patienten bei. Dies hat Heimann (1980) am Beispiel des galvanischen

Hautwiderstandes gezeigt: Angst scheint den Wirkungen der Depressivität entgegenzuwirken. So ruft Angst auf psychophysiologischer Ebene eine Aktivierung, Depressivität eine Hemmung hervor (z. B. Zunahme versus Abnahme der spontanen Schwankungen des Hautwiderstandes). Offensichtlich werden die psychophysiologischen Effekte der Angst mit zunehmender Intensität der Depressivität mehr und mehr gehemmt. Der Beitrag von Angst zu den psychophysiologischen Reaktionen depressiver Patienten läßt sich somit praktisch nicht isoliert beschreiben.

Die nosologischen Beziehungen zwischen Angstneurose und neurotischer Depression betreffen die hier zu erörternden Fragen nur am Rande (Übersichten bei Klerman 1980, Mc Nair u. Fisher 1978, Costello u. Comrey 1967). In multivariaten statistischen Untersuchungen finden sich Hinweise auf ein bimodales Verteilungsmuster (Roth et al. 1972) als Beleg für die Verschiedenheit von Angst- und depressiven Erkrankungen. Dabei ist von Interesse, daß teilweise nicht die Angstsymptomatik, sondern andere Symptome von entscheidender diskriminatorischer Bedeutung sind (Mountjoy u. Roth 1982, Prusoff u. Klerman 1974). Nach anderen Untersuchungen ist eine sichere Unterscheidung zwischen Angstneurose und neurotischer Depression nicht möglich (Costello u. Comrey 1967, Angst u. Dobler-Mikola 1986, dort auch weitere Literatur). Für Erkrankungen mit klinisch gleichermaßen imponierender ängstlicher und depressiver Symptomatik wurden Begriffe wie anxiety depression (Zung 1971) und gemischte Angstdepression (mixed anxiety depression, Downing u. Rickels 1974) vorgeschlagen.

Zusammenfassend haben die Ausführungen über die Erfassungsmöglichkeiten von Angst bei depressiven Patienten gezeigt, daß standardisierte Angstskalen zur qualitativen Beschreibung von melancholischer Angst nicht geeignet sind. Im übrigen fällt auf, wie selten Angstskalen überhaupt bei melancholischen Patienten Anwendung finden (außer allenfalls zur Erfassung von psychopharmakologischen Behandlungsverläufen). Für die vorliegende Fragestellung geeignete Untersuchungsinstrumente stehen nicht zur Verfügung.

Das Angsterleben in der Melancholie soll ganz im Vordergrund unserer weiteren Überlegungen stehen. Denn erst durch die besondere Qualität des subjektiven Befindens wird ein affektiver Zustand zur Angst. Angst erschließt sich in erster Linie im pathischen Aspekt. "Objektivierende" Verhaltensbeobachtungen oder die Erfassung psychophysiologischer Parameter stellen lediglich indirekte Gradmesser, d. h. Äußerungsformen, Begleiterscheinungen oder Folgen der Angst dar. In anderen Worten: Es ist nicht sinnvoll, aus einem äußerlich beobachtbaren Verhalten (etwa der Psychomotorik oder einem "ängstlichen" Gesichtsausdruck des Kranken) auf das Vorhandensein von Angst zu schließen, wenn der Patient nicht subjektiv ein Gefühl von Beängstigung erlebt. So muß sich das anzuwendende Untersuchungsinstrument im wesentlichen auf die Selbstauskünfte der Patienten gründen. Demgegenüber lassen sich zahlreiche methodische Vorbehalte anführen: Wenn eine eindeutige begriffliche Erfassung des Phänomens Angst schon grundsätzlich Schwierigkeiten bereitet, so fällt es dem depressiven Patienten um so schwerer, seine Befindlichkeit "Angst" in für den Untersucher verständlicher Weise auszudrücken und mit ausreichender Sicherheit von andersartigen Empfindungen abzugrenzen. Trotz dieser Einwände, oder eigentlich: gerade weil infolge dieser Schwierigkeiten die Angst in der Melancholie so wenig bekannt ist, soll hier vorrangig die Erlebniskomponente der Angst untersucht werden.

Aus den bisherigen Erörterungen geht auch hervor, daß das zu wählende Untersuchungsinstrumentarium folgende Voraussetzungen erfüllen muß:

Es sollen Daten über Angstäußerungen bzw. Angstthemen an allen Patienten mit Angst gewonnen werden, auch wenn krankheits- oder anderweitig bedingte Unterschiede im verbalen Ausdrucksvermögen des einzelnen Kranken bestehen. Nur unter dieser Voraussetzung ist eine auslesefreie Erhebung möglich und eine anschließende diagnosenbezogene Aufbereitung der Daten sinnvoll.

Die Patienten sollen die Möglichkeit haben, so ausführlich und offen wie möglich über ihre Angstempfindungen zu sprechen. Dies dient dem Zweck, Einzelformulierungen zusammenzutragen, die sich für eine phänomenologische Interpretation eignen.

Hierzu eignet sich kein Test, sondern nur ein Interview, das trotz (notwendiger) Berücksichtigung individueller Gegebenheiten in seinem inhaltlichen und sprachlichen Aufbau nachvollziehbar sein soll, d. h. die Ergebnisse müssen grundsätzlich einer Überprüfung durch andere Untersucher zugänglich sein.

Zu diesem Zweck wählten wir eine semistrukturierte Interviewform, die in Kap. D 2 ausführlich dargestellt wird. Zudem wurden als standardisierte Untersuchungsinstrumente die Hamilton Depression Scale und die oben erwähnte SAS angewandt.

3 Angst in der Melancholie

3.1 Psychopathologische Untersuchungen

Das Thema "Angst in der Melancholie" wurde schon in der älteren psychiatrischen Literatur recht ausführlich diskutiert. Es muß jedoch an dieser Stelle bereits grundsätzlich darauf hingewiesen werden, daß der Melancholiebegriff im 19. Jahrhundert wesentlich weiter gefaßt wurde als heute (siehe Schmidt-Degenhard 1983, Hole 1986). Soweit dies aus der übrigen Beschreibung der Symptomatik hervorgeht, werden hier nur solche Unterformen der "Melancholie" berücksichtigt, die am ehesten unserer heutigen endogenen Depression (mit und ohne Wahnbildungen) nahestehen. Diese Absicht ist jedoch nur annähernd zu erreichen; die Möglichkeit, daß auch schizophrene Psychosen (nach heutiger Diagnostik) mit einbezogen werden, kann nicht mit Sicherheit verneint werden.

Die wichtigsten psychopathologischen Überlegungen und Befunde zur melancholischen Angst sollen hier dargestellt werden, zumal es zu dieser Fragestellung bisher keine Übersicht gibt. Unter vornehmlich wissenschaftsgeschichtlichem Aspekt findet sich eine allgemeine Untersuchung zur Entwicklung des Begriffs Angst und Depression in der Psychiatrie bei Schmidt-Degenhard (1986).

Die folgenden Ausführungen sind vornehmlich nach inhaltlichen Gesichtspunkten gegliedert, desweiteren soll aber auch der Versuch unternommen werden, die historische Entwicklung der Auseinandersetzung mit dem vorliegenden Thema aufzuzeigen.

3.1.1 Die Stellung der Angst unter den melancholischen Affektstörungen

Neben anderen Störungen der Affektivität findet die Angst zur Beschreibung der Gestimmtheit melancholischer Patienten bereits in den frühen Arbeiten Flemmings Erwähnung. Die düstere Stimmung der von ihm "Dysthymia atra" (1844) genannten Depression charakterisiert er als "Traurigkeit, Furcht und Angst, Mißtrauen und Übelwollen".

In ähnlicher Weise faßt später Griesinger (1871) die Angst neben Schrecken, Traurigkeit und Gram als psychischen Schmerzzustand auf, den er für einen der wichtigsten Fundamentalzustände des Irreseins hält. Das Grundleiden bei allen psychischen Depressionszuständen sei das "Herrschen eines peinlichen depressiven negativen Affekts... in der Art der objektlosen Gefühle von Beklemmung, Angst, Niedergeschlagenheit, Traurigkeit". In seinem Handbuch der "Geisteskrankheiten" bezeichnet Schüle (1880) die Angst als die schwerste und verhängnisvollste Komplikation der Melancholie.

Die Angst fügt sich mit anderen Störungen der Affektivität in der Melancholie zu einem geschlossenen psychopathologischen Erscheinungsbild zusammen. So betont Hecker (1892) bei einer Gegenüberstellung neurasthenischer und melancholischer Angstzustände die Stimmungskongruenz der melancholischen Angst. Sie erscheine dem Kranken keineswegs fremd und unmotiviert, sondern gehe vielmehr aus der ihn beherrschenden Stimmung unmittelbar hervor.

Die Stimmung der manisch-depressiven Erkrankung beschreibt Kraepelin in der 7. Auflage seines Lehrbuchs (1904) als nicht nur "düster, hoffnungslos, verzweifelt", sondern auch als ängstlich. Ebenso formuliert E. Bleuler (1923), unter den "Nuancen der Depression" sei neben "Trauer, Verzweiflung, Gewissensbissen" besonders die Angst zu erwähnen.

Die Bedeutung der Angst in der Melancholie drückt sich auch in Begriffen wie "Angstmelancholie" und "Angstpsychose" aus. Da die hier zu besprechenden klinischen Erscheinungsbilder der Melancholie mit Besonderheiten der Psychomotorik bzw. der thematischen Ausgestaltung der Angst verknüpft sind, werden sie weiter unten ausführlich dargestellt.

Auch bei manisch-depressiven Mischzuständen wurden Ängste hervorgehoben (Kraepelin 1913), z. B. im Rahmen der "ängstlichen Manie" und der "erregten Depression", bei der die Stimmung "ängstlich, verzagt, weinerlich" sei. Wenn Kraepelin bemerkt, die heitere und die traurige oder ängstliche Verstimmung seien keine Gegensätze, so scheinen die Begriffe "traurig" und "ängstlich" beinahe synonym verwendet.

Zwischen Angst und Traurigkeit in der Melancholie besteht eine so enge wechselseitige Beziehung, daß Lange (1928) einräumt, er finde "vielfach keinen rechten Unterschied zwischen der Traurigkeit und der Angst der Melancholischen". Die Kranken beschrieben ihre subjektiven körperlichen Erlebnisse so gut wie ausnahmslos folgendermaßen: "Da, (auf der Brust, Verf.) sei es schwer, oder wie eine Last, ein unbestimmbarer Druck, eine Angst, eine Leere, hohl, wie wenn nichts drin und es doch so schwer sei. Aber der Druck ist überall..." Lange betont, wie häufig, jedenfalls häufiger, als es den spontanen Äußerungen des Kranken entnommen werden kann, Angst die Stimmung des Melancholischen begleite. So tritt die grundsätzliche Schwierigkeit zutage, einerseits melancholische Angst zu erfassen, andererseits die Angst genügend sicher von anderen Erscheinungen der Melancholie zu trennen.

Der intensive Affekt der Angst und das melancholische Patienten besonders kennzeichnende "Gefühl der Gefühllosigkeit" (K. Schneider 1920), die "erlebte Leblosigkeit" (Schulte 1961) bilden einen scheinbaren Gegensatz: Derselbe Patient, der darüber klagt, nichts mehr empfinden zu können, wird von quälender Angst gepeinigt. Das Nebeneinander von Gefühlsversagen und Angst bezeichnet Janzarik (1957b) geradezu als eine emotionale Konstellation, die weitgehend den zyklothymen Depressionen vorbehalten sei.

3.1.2 Die thematische Ausgestaltung der melancholischen Angst

In den frühen Arbeiten des 19. Jahrhunderts wird bereits betont, die Angst in der Melancholie mit Aufregung (M. agitans) sei zunächst und an sich immer gegenstandslos (Richarz 1858). Auch bei den höchsten Graden der Angst wüßten die Kranken oft keinen Grund anzugeben. Erst der angeborene "Trieb nach ursächlicher objektiver Begründung einer jeden Stimmung" lasse den Melancholischen nach irgendeiner Schuld im Leben fahnden.

Wie Richarz hebt auch Griesinger (1871) die Objektlosigkeit der melancholischen Stimmungsveränderungen hervor. Der Kranke sei nicht fähig, Rechenschaft über den Grund seines Affekts zu geben. Griesinger zitiert einen Patienten Esquirols: "Ich fürchte mich - Warum? - Ich weiß es nicht, aber ich fürchte mich".

Wie aus der zunächst vagen und inhaltslosen Angst in der Melancholie zunehmend konkrete Themen der Beängstigung hervorgehen, schildert Kraepelin anschaulich in den frühen Auflagen seines Lehrbuchs (2. Aufl. 1887). Es bemächtige sich des Kranken "eine gewisse innere Unruhe, über deren Ursprung er sich keine Rechenschaft zu geben vermag". Sehr bald gewinne die Beängstigung bestimmte Formen. "Der Kranke fürchtet, daß irgendein schreckliches Unheil sich ereignen, eine schwere Krankheit ihn befallen, die Strafe des Himmels ihn treffen könne; das Gefühl der Unsicherheit, das ihn nicht zur Ruhe kommen läßt, zeigt ihm überall Gefahren und drohende Verderben". So werde der Kranke in seinem Verhältnis zur Welt, seinem Vertrauen zur Umgebung zutiefst erschüttert. Schließlich ist eine weitgehende Generalisierung der melancholischen Angstinhalte möglich: Der Kranke fürchtet sich vor nahezu allem, auch den harmlosesten Dingen (Pantophobie). In anderen Fällen bleibe die Angst aber ganz inhaltslos und unbestimmt.

Als "raptus melancholicus" beschreibt Kraepelin "plötzliche intensive Steigerungen des ängstlichen Affekts mit traumhafter Bewußtseintrübung und verschwommenen Vorstellungen schrecklichen Inhalts" (4. Aufl. 1893). In der 8. Auflage seines Lehrbuchs (1913) stellt Kraepelin die melancholische Angst noch einmal anhand zahlreicher Beispiele dar. Neben den bereits aufgeführten Angstthemen werden auch Platzangst und mit Ängsten einhergehende Zwangsvorstellungen (Schmutzangst, Angst vor Messern, Angst vor der Idee, jemanden umbringen zu müssen) genannt.

Die Angstempfindung einer Kranken beschreibt Wernicke in seiner 30. Vorlesung über die "affektive Melancholie" (1906) folgendermaßen:

"Alles, was sie zu tun hatte, kam ihr furchtbar schwer vor, sie ängstigte sich deshalb vor dem kommenden Tage. Der Gedanke an die Zukunft machte ihr Angst und brachte sie auf die Idee, sich das Leben zu nehmen... Ob die Patientin auch sonst Angst habe? Nein, nur bei dem Gedanken an die Zukunft".

Die "Vorstellung der Pflichtverletzung, Schlechtigkeit oder... Sündigkeit" werde zur Quelle von Verschuldungs- oder Kleinheitsideen. In Anlehnung an die oben zitierte Patientin betont Wernicke weiterhin, was den Kranken ängstige, sei "die Furcht vor der Zukunft, welche der Pflichterfüllung immer neue Aufgaben stellt, diese Furcht vor der Zukunft ist oft gleichbedeutend mit der Furcht, weiterzuleben". Bei der affektiven Melancholie bleibt die Angst auf autopsychische Angstvorstellungen beschränkt. Im einzelnen nennt Wernicke: Angst bezüglich der Gesundheit, Angst bezüglich der Ehre, Angst in der Selbstanklage und Angst in der hoffnungslosen Auffassung der Zukunft. Die Angst vor einer "Bedrohung des Lebens oder schimpflicher Maßregelung" mit paranoiden Wahnvorstellungen (= allopsychische Angstvorstellungen) gehört nicht zum Bild der affektiven Melancholie. Zustände mit derartigen allopsychischen, sodann auch somatopsychischen, d. h. hypochondrischen Angstvorstellungen bezeichnet Wernicke als Angstpsychosen (1906, 23. Vorlesung).

Die von Wernicke hierzu vorgetragenen Fallbeispiele lassen während des gesamten Krankheitsverlaufs den beherrschenden Affekt der "Fassungslosigkeit, der Angst und der Ratlosigkeit" erkennen. Eine schizophrene Psychose nach heutiger Diagnostik liegt bei den angeführten Beispielen nicht vor. Die Angstpsychose beansprucht keine nosologische Eigenständigkeit: Wernicke bezeichnet die Prognose der Angstpsychose selbst (wie die der affektiven Melancholie) als günstig, es gebe zwischen den beiden Krankheitsbildern desweiteren zahlreiche Grenzfälle und Übergänge. Daß die Unterschiede lediglich quantitativer Art sind, findet eine Bestätigung in der Feststellung, "daß die autopsychischen Angstvorstellungen der geringeren Intensität, die allopsychischen und somatopsychischen der stärkeren Intensität der Angst entsprechen".

In seinem Lehrbuch greift E. Bleuler (1923) frühere Aussagen über die Gegenstandslosigkeit der melancholischen Angst wieder auf: Die Angst trete in auffälligerer Weise als die anderen Affekte ohne Verbindung mit konkreten gedanklichen Vorstellungen auf. Erst die Angst schaffe Vorstellungen, an die sie geknüpft werde. "Der Ängstliche greift irgendetwas auf, was Angst machen könnte". E. Bleuler schließt Beispiele typisch melancholischer Verarmungs- und Versündigungsthemen an. Der Kranke schaffe oft eine Angstvorstellung "ohne jeden äußeren Anhaltspunkt frei aus der Phantasie als ängstliche Wahnidee". Neben der Anlaß- und Gegenstandslosigkeit betont er die Austauschbarkeit der melancholischen Ängste. "Wenn ihn (den Kranken, Verf.) aber die Umstände davon überzeugen können, daß die Vorstellungen falsch waren, so ist deswegen die Angst nicht besser, sondern sie knüpft an eine neue Idee".

Neben der objektlosen Angst nennt Störring in seiner Monographie "Zur Psychopathologie und Klinik der Angstzustände" (1934) folgende melancholische Ängste:
Angst bezüglich des eigenen Lebens

Angst vor Krankheit (hypochondrische Angst)
Angst bezüglich der Angehörigen (altruistische Angst)
Angst um die eigenen wirtschaftlichen Verhältnisse
Angst bezüglich der sozialen Ehre

Störring unterscheidet eine Angst bezüglich der inneren Ehre, die er zur Gewissensangst rechnet
und eine "Angst bezüglich der Gefährdung der eigenen sozialen Ehre". Aus letzterer könne sich
auch bei Melancholischen (abgeleitete) paranoische Angst entwickeln.

Angst bezüglich des Gewissens und religiöse Angst. Durch das Gefühl des
eigenen Unwertes bekomme diese Angst die für die Melancholie besonders
charakteristische Note. Schließlich seien in den höchsten Graden der Angst die
melancholischen Gedanken gehemmt, damit gehen auch die Eigentümlichkei-
ten der melancholischen Angst verloren.

Störring führt im weiteren mehrere Fallbeispiele von manisch-depressiven Patienten mit abge-
leiteten paranoischen Ängsten an. Er unterscheidet dabei verschiedene Formen, je nachdem, ob es
sich um einen "einfachen Beachtenswahn" handelt oder ob der Kranke aktives feindliches Vorgehen von seiten seiner Mitmenschen befürchtet. Eine weitere Unterscheidung betrifft die Reaktion
des Melancholischen auf das vermeintliche Beachtetwerden: Empfindet er das Verhalten und die
Maßnahmen seiner Mitmenschen als berechtigt, werden die Beeinträchtigenden verurteilt, oder
tritt sogar eine zornige Reaktion des Kranken auf.

Von großer Tragweite für die Frage der thematischen Ausgestaltung der
melancholischen Angst ist K. Schneiders Aufsatz über "Die Aufdeckung des
Daseins durch die zyklothyme Depression" (1950). Die Arbeit nimmt ihren
Ausgangspunkt von der Frage, warum die melancholische Angst immer wieder
die Themen Versündigung, Hypochondrie und Verarmung betrifft. Zwar könne
man versuchen, diese Angst als "seelische Reaktion auf das oft erlebte leibliche
Darniederliegen" zu verstehen, sie gehe jedoch in ihrem Ausmaß meist über
das Verstehbare hinaus. Diese Ängste seien überhaupt keine produktiven Symptome, vielmehr würden in der zyklothymen Depression "die Urängste des
Menschen... aufgedeckt". Die Sorge um die Seele, den Leib, das wirtschaftliche
Auskommen seien tief im menschlichen Dasein begründete und untereinander
austauschbare Ängste. Sie seien dem Kranken als "überindividuelle Merkmale
des Menschen vorgegeben", es handele sich also um "überindividuelle, übercha-
rakterliche Ängste", in die die Persönlichkeit des Kranken nicht eingeht. Allerdings betont K. Schneider an anderer Stelle (1920), neben thematisch ausge-
stalteter Angst sei in der Melancholie auch eine "vollkommen leere und inhaltslose Angst" anzutreffen.

Im Anschluß an Schneider hat Janzarik den melancholischen Angstthemen
ausführliche strukturdynamische Studien gewidmet. Die Verarmungsangst des
Depressiven (1956) sei als Ausdruck der Bedrohung materieller Werte zu verstehen. In der hypochondrischen Thematik (1957a) tritt uns zum einen die
Angst vor dem Sterbenmüssen und vor dem Tode entgegen, zum anderen sind
diese Ängste mit Selbstmordgedanken kombiniert. Janzarik führt dazu aus:
"Zwischen Angst und Verzweiflung... und einer elementaren Fluchttendenz...
ist der Widerspruch aufgehoben". In einer Untersuchung zur depressiven
Schuldthematik legt Janzarik (1957b) dar, während das Gefühl des Versagens

eine passiv-resignierende Tönung habe, bewirke das Sichverantwortenmüssen mit der Aktivierung einer Instanz eine "ängstliche Erlebnisstörung".

3.1.3 Melancholische Angst und Wahn

Die Bedeutung des Angsterlebens für melancholische Wahnbildungen stellte erstmals Flemming (1848) heraus. Er beschreibt typisch melancholische Wahnbildungen und betont, daß "der Kranke, hingerissen von seiner Angst und durch sie verwirrt gemacht, erst einen Grund für dieselbe aufsucht". Wir begegnen hier erstmals der Auffassung, daß der melancholische Wahn stets sekundär aus dem vorbestehenden Angsterleben der Kranken ableitbar sei.

Wie Flemming betont Richarz (1858), der melancholische Wahn sei "konsekutiv, sowie meist wechselnd und nebensächlich". So könne der Wahn schwinden ohne Minderung des Angstgefühls. Die "Melancholie im engeren Sinne" Griesingers (1871) - nach heutiger Diagnostik dürfte es sich weitgehend um die wahnbildende endogene Depression handeln - geht durch "Steigerung der Angstgefühle" aus leichteren Depressionszuständen "ohne Verstandesverwirrung" (d.h. ohne Wahn) hervor. Zu Beginn der Erkrankung könne der Melancholische seine ängstlichen Vorstellungen, so die "Angst und Besorgnis vor allen möglichen Unfällen", als falsch und absurd erkennen, jedoch steigern sich diese Angstgefühle mitunter "zu einem unerträglichen Zustand" mit Übergang in Tobsuchtsausbrüche. Die Angstempfindung ist nach Griesinger aufs engste mit melancholischen Wahnbildungen verbunden. Z.B. äußere sich in der M. religiosa die innere Angstempfindung gerade als Sündenangst. Die schreckliche innere Angst sei der Grundzustand, aus dem die Vorstellungen in jedem Augenblick drohenden Unglücks hervorgehen. Auch Zerstörungs- und Selbstzerstörungstendenzen stellen nach Griesinger "in ihrer psychologischen Begründung... heftige Ausbrüche melancholischer Angst" dar. Der Kranke versuche, der Angstempfindung durch jedes Mittel zu entgehen.

Die "Melancholie mit Wahnideen" grenzt Krafft-Ebing (1893) von der "Melancholie mit Präkordialangst" (siehe unten) ab, betont aber, ganz besonders wichtige Quellen für Wahnideen seien die "Präkordialangst und überhaupt ängstliche Erwartungsaffekte".

In seiner Monographie "Die Melancholie" (1874) führt Krafft-Ebing weiter aus, durch die Angst steigere sich die depressive Stimmung zu einer verzweiflungsvollen, auch leide die Wahrnehmung der Außenwelt unter den Angstempfindungen, wodurch der Ausbildung von wahnhafter Realitätsverkennung Vorschub geleistet wird: So komme es zu einer "qualvollen Leere und Öde im Bewußtsein", schließlich "zu einer vollkommenen Aufhebung der Apperception der äußeren Vorgänge und zu der unklaren Vorstellung allgemeiner Nichtexistenz".

Hier wie bei den vorgenannten Autoren (vgl. auch Hecker 1892) stellt sich die Beziehung zwischen Angst und Wahn in der Melancholie wie folgt dar: Melancholische Angst entwickelt sich stets vor dem Hintergrund des Angsterlebens. Melancholische Angst kann ohne begleitenden Wahn, melancholischer Wahn aber nicht unabhängig von der melancholischen Angst auftreten.

Im gleichen Sinne äußert sich Kraepelin in der 2. Auflage seines Lehrbuchs (1887): Bei größerer Intensität der Angst werde der Einfluß der sich aufdrängenden Befürchtungen von maßgebender Bedeutung, die Vermutungen des Kranken gewinnen den Charakter der Gewißheit. Kraepelins anschauliche Beschreibungen verdeutlichen, daß die Angst eine wichtige Funktion für das Entstehen melancholischen Wahnerlebens hat, ja sogar eine notwendige Voraussetzung für die Wahnbildung darstellt.

In der 4. Auflage seines Lehrbuches (1893) gibt Kraepelin ausführlich die Klagen der Kranken über ihre "schrecklichen Ängste" wieder. Dabei gewännen die Befürchtungen der Patienten nicht selten einen phantastischen Inhalt: "Man wird ihn ins Gefängnis werfen, ihm heimlich Gift beibringen, ihn ertränken, im Keller abschlachten, dahin fortschleppen, wo niemand ist; er kann nicht sterben, muß allein bleiben auf der Welt". In solchen Ängsten drücken sich neben einer Verfolgungsthematik auch nihilistische Wahnvorstellungen aus. Kraepelins Vermutung, die Melancholie des höheren Lebensalters sei durch besonders häufige und ausgeprägte Wahnbildungen gekennzeichnet, ließ sich nicht bestätigen; Dreyfus (1907) stellte fest, daß sich ängstlich-phantastische Wahnideen bei der Melancholie des Rückbildungsalters und beim manisch-depressiven Irresein Kraepelins gleichermaßen nachweisen lassen.
Zwischen melancholischer Angst und Wahnvorstellungen sieht auch Lange (1928) eine enge Beziehung: Dem Kranken werde "der Inhalt überwertiger Befürchtungen zum vollzogenen Ereignis, die ängstliche Vorstellung wird zum Wahn".
Auch die Rückbildung von melancholischem Wahn wird z.T. unmittelbar auf Intensitätsschwankungen des Angstaffekts zurückgeführt (Störring 1934): Im Zustand nachlassender Angstempfindung sei der Kranke zu einer - zumindest teilweisen - Kritik gegenüber den ängstlichen Erlebnissen imstande. Störring führt Beispiele an, bei denen sich die Kranken von depressiven Wahninhalten zu distanzieren beginnen. "Durch dies Schwanken zwischen zwei Möglichkeiten bekommt die Ratlosigkeit und ratlose Angst einen spezifischen Charakter".

Aus strukturdynamischer Sicht betont Janzarik (1957b), für die "wahnhaft verzerrte Ausgestaltung" der melancholischen Thematik (hier: Schuldthematik) sei die psychotische Angst unerläßlich. "Erst die Angst gibt den Inhalten wahnhaftes Gepräge". Diese Feststellung trifft auch für die Beeinträchtigungsinhalte in zyklothymen Depressionen zu. Meist sei der Ausgangspunkt schuldhaftes Erleben, "unter dem Druck qualvoller Angst" verschiebe sich jedoch "das Gewicht von der Schuld auf die Strafe" (Janzarik 1959). Die für die zyklothyme Depression herausgestellte Grundkonstellation der dynamischen Reduktion erfährt durch die psychotische Angst eine wesentliche Ergänzung: Die ursprünglich vorhandenen Bezüge zur personalen Wertwelt des Kranken können verlorengehen. Es entstehe eine Situation äußerster Bedrohung, "wenn in schwereren Depressionen weitgehender Verlust seelischer Dynamik und primäre psychotische Angst zusammentreffen". Die Angst trage "in die sonst so geschlossenen depressiven Bilder ein unberechenbares und fremdes Element" hinein, sie sprenge den Ring der dynamischen Reduktion, damit werde die dynamische Konstellation "labil, kontrastreich, unberechenbar".

Angst und Wahn in der Melancholie sind für Weitbrecht (1972) so eng miteinander verknüpft, daß er in einer Studie über zyklothymes Schulderleben (1952) ausdrücklich von "Angstwahngebilden" spricht. Der Wahn Depressiver stehe in einer stärkeren Abhängigkeit von der Angst als von der vitalen Traurigkeit, während letztere "auch ohne merkliche Angstkomponente" auftreten könne.

Die psychotische Angst schafft zwar wichtige Voraussetzungen für sowohl melancholisches als auch schizophrenes Wahnerleben, sie erleidet aber, sobald sich wahnhafte Gewißheit ausgebildet hat, in den beiden Psychosegruppen ein unterschiedliches Schicksal: Die Angst des Melancholischen wird nach von Baeyer (1979) im Wähnen unmittelbar konserviert, nicht etwa, wie z.B. beim Verfolgungswahn, durch projektive Vergegenständlichung entlastet. Mit anderen Worten: Die Gewißheit des Untergangs, des Verderbens, der Schuld im melancholischen Wahn läßt nicht die Angst zurücktreten, sondern verleiht ihr nur einen um so bedrohlicheren, weil ausweglosen Charakter. Es erscheint fraglich, ob - wie Wolfersdorf (1986) vermutet - erst die Rückbildung des melancholischen Wahns das "Wiedererlangen der Fähigkeit zur Angst" ermöglicht.

3.1.4 Körperliche Ausdrucksformen der melancholischen Angst

Auf die körperlichen Erscheinungsformen der melancholischen Angst machte u. W. als erster Flemming (1848) aufmerksam. Er beschreibt zunächst die Präkordialangst (neben Kopfschmerzen) als Vorbote und Initialsymptom von Geisteskrankheiten. Die Präkordialangst trete in verschiedenen Graden auf; sie scheine "wesentlich den Gemütskrankheiten, und zwar der eigentlichen Melancholie, anzugehören". Aufschlußreich sind Flemmings Ausführungen über die Ausgestaltung und Verarbeitung dieser Angst: "Da, wo sich die Geistesstörung schon mehr entwickelt, die Präkordialangst sich gesteigert hat, sind die physischen Gründe, auf welche die Kranken diese zurückführen, meist aberwitzig und geradezu unmöglich".

Einige Jahre später erörtert Richarz (1858) die grundsätzliche Frage, ob melancholische Angst ein körperliches oder seelisches Gefühl sei. Zwar seien Klagen über körperliche Beschwerden häufig (siehe Präkordialangst), diesbezügliche Angaben der Kranken seien aber "immer sehr ungleich und unzuverlässig". Die Angst des Melancholischen sei jedoch stets ein Gemütszustand, der im Gehirn zu lokalisieren sei. Körperliche Beschwerden werden hier lediglich als wechselhafte Begleiterscheinungen des seelischen Vorgangs "Angst" aufgefaßt.

Demgegenüber betont Griesinger (1871) den körperlichen Charakter der "Beängstigung, welche oft vom Epigastrium und der Herzgegend" ausgehe. An anderer Stelle führt er aus, der Druck in der Herzgrube scheine oft die Angstempfindung zu unterhalten.

Die enge Beziehung zwischen Angstaffekt und präkordialem Druckgefühl findet ihren Niederschlag in Krafft-Ebings Klassifikation der Melancholie (1893). Es geselle sich sehr häufig im Verlauf der Melancholie oder gleich von Anfang an der Symptomenkomplex der Präkordialangst hinzu, die Krafft-Ebing als eine der wichtigsten und häufigsten Begleiterscheinungen melancholischer Zustände auffaßt (Melancholie mit Präkordialangst). Als körperliche Begleiterscheinungen der Präkordialangst werden neben Herzsensationen und Herzklopfen ein "globusartiges Gefühl von Zusammenschnürung im Hals" und eine oberflächliche und gehemmte Atmung genannt.

Die Bedeutung körperlicher Angstäußerungen in der Melancholie hebt auch Kraepelin (1887) hervor; er beschreibt einen "dumpfen, unerträglichen Druck der ihn (den Patienten, Verf.) ganz erfüllenden Angst". Auch für die Melancholie des Rückbildungsalters (5. Aufl., 1896) konstastiert Kraepelin, den Grundzug der melancholischen Verstimmung bilde "ganz regelmäßig eine mehr oder weniger deutliche Angst, deren Sitz meist in die Herzgegend verlegt wird".

Ähnlich formuliert E. Bleuler (1923), die Angst sei mehr als andere Affekte von körperlichen Symptomen begleitet; die Präkordialangst sei überhaupt die häufigste Begleiterscheinung aller Depressionen.

Nicht lokalisierbare Angstempfindungen mit diffuser leiblicher Ausbreitung wurden bei melancholischen Erkrankungen von K. Schneider herausgestellt. In seiner Arbeit "Die Schichtung des emotionalen Lebens und der Aufbau der Depressionszustände" (1920) greift er Schelers Phänomenologie des emotionalen Lebens (1913) auf. Neben den rein seelischen und geistigen Gefühlen unterscheidet Scheler die sinnlichen Gefühle (lokalisiert, punktuell, undauerhaft, ohne unmittelbare Beziehung zum Ich, ohne Sinnkontinuität) und die Leibgefühle (unausgedehnt, nicht lokalisierbar, dem Leib-Ich zugehörig). Bevor Schneider dieses Konzept auf die Traurigkeit des endogen Depressiven anwendet ("vitale Traurigkeit"), erörtert er das Symptom der Angst, bei dem die Verschiedenheit der Gefühlsarten deutlicher und anerkannter sei. Die Angst in der endogenen Depression könne "ausgesprochenes Leibgefühl... ja sogar Organgefühl" sein.

Westermann (1922) hat im Anschluß an Schneider anhand zahlreicher Einzelbeispiele die mannigfaltigen Erscheinungsformen der vitalen depressiven Gestimmtheit verdeutlicht. Dabei zeigt sich zum einen, daß melancholische Angst in die verschiedensten Körperstellen lokalisiert werden kann. Desweiteren fällt auf, wie oft die Kranken über nicht lokalisierbare leibnahe Angst klagen. Westermann vertritt die Auffassung, Angst als diffuses Leibgefühl könne von den Patienten eher angegeben werden als die "schwer schilderbare vitale Traurigkeit".

Im gleichen Sinne wie die vorgenannten Autoren führt Lange (1928) aus, die Angst werde in der Melancholie häufig lokalisiert, und zwar meist in der Brust, in der Herzgegend, mitunter auch im Kopf empfunden. Damit stehe sie den "sinnlichen Gefühlen" Schelers nahe. Andererseits sei die melancholische Angst ein Hauptvertreter der "Vitalgefühle" (im Sinne Schelers), da sie "nicht an bestimmte Körpergegenden gebunden, dennoch am Gesamtausdehnungscharakter des Leibes teilnehmen" kann. Es gelte hier also die gleiche Feststellung wie für die Traurigkeit der endogenen Depression.

Lopez-Ibor verwendet später (1952, 1955) für die mit Störungen der Vitalgefühle einhergehende Angst den Begriff "vitale Angst", wobei er sich ausdrücklich auf K. Schneider bezieht: "Wenn es aber eine vitale Traurigkeit gibt, so steht der Annahme nichts im Wege, daß es auch eine vitale Angst gibt, d. h. eine mit der Körperlichkeit verbundene Angst". Die vitale Angst wird von Lopez-Ibor nicht als für die manisch-depressive Erkrankung spezifisch aufgefaßt. Sie trete vielmehr grundsätzlich bei jedem Menschen auf. "Die Pathologie beginnt, wenn sie (die vitalen Gefühle, Verf.) an Fluß verlieren und in Form einer stark ausgeprägten Traurigkeit oder vitalen Angst erstarren".

Desweiteren trennt Lopez-Ibor von der manisch-depressiven Erkrankung eine "Angstthymopathie" mit vorherrschender vitaler Angst ab. Diese Konzeption hat jedoch nicht allgemeine Anerkennung gefunden und wird daher an dieser Stelle nicht weiter erörtert.

3.1.5 Melancholische Angst und Psychomotorik

Der Angstaffekt in der Melancholie wurde seit Beginn des 19. Jahrhunderts immer wieder in Beziehung zu psychomotorischen Auffälligkeiten des klinischen Erscheinungsbildes gesetzt. Die Unterscheidung einer agitierten und gehemmten Form der "reinen Melancholie" geht auf Heinroth (1818) zurück; er stellt "ängstliche hastige Beweglichkeit" und "bewegungsloses Hinstarren mit Unempfindlichkeit gegen jedes andere Interesse" gegenüber. Ein ängstlicher Affekt ist somit zunächst der Melancholie mit erhöhter psychomotorischer Aktivität vorbehalten, die agitierte und gehemmte Form sind jedoch Ausdruck einer einheitlichen Krankheit "Melancholie" mit ihrer basalen deprimierten Seelenstörung.

Eine ähnliche Vorstellung äußert Richarz (1858). Gegenüber der einfachen Melancholie trete bei der Melancholie mit Aufregung (M. agitans) zur Traurigkeit "Reizung" hinzu, so daß Angst entstehe. Die Angst sei das wahre Charakteristikum der Melancholie mit Aufregung. Angst entstehe immer dann, wenn "an die Vorstellungstätigkeit die... dringende Aufforderung und Anregung ergeht, sowohl zu rascherer Fortbewegung der Vorstellungen an sich als vorzüglich auch zu schnellerem Übergang derselben in die entsprechenden zweckmäßigen Muskelkontraktionen, ohne daß die Vorstellungstätigkeit dieser Aufforderung Folge zu leisten imstande ist". Der "Trägheit der Vorstellungen" stehe bei den Kranken "das dem Bewußtsein sich aufdrängende Bedürfnis einer Beschleunigung ihrer Bewegungen" gegenüber. "Der daraus hervorgehende Konflikt... ist das Gefühl der Angst". Diese wichtigen Überlegungen veranschaulichen, daß die Angst in der Melancholie nicht notwendig mit einer äußerlich sichtbaren psychomotorischen Aktivierung (Unruhe) einhergeht. Vielmehr ist melancholische Angst durch das Wissen um die Einbuße an Aktivität und die Unfähigkeit zu handeln charakterisiert.

Daß der Angstaffekt nicht nur an die agitierte Form der Melancholie gebunden sei, wurde von Griesinger (1871) ausdrücklich betont. Bei der M. agitans drücke sich lediglich "die innere Angst auch in körperlicher Unruhe" aus.

Schließlich ist auch die gehemmte Form der Melancholie (M. cum stupore) nach Kraft-Ebing (1893) durch eine "schreckliche, vage, inhaltslose, aber alle Energie lähmende Angst" gekennzeichnet. Melancholisches Angstempfinden besteht gleichermaßen bei gehemmter und agitierter Psychomotorik.

Kraepelin beschäftigt sich in seinem Lehrbuch ausführlich mit den Beziehungen zwischen melancholischer Angst und Psychomotorik: Er beschreibt den Affekt der Angst als dominierendes Symptom in der Melancholia activa und Melancholia attonica (Stupor). Während die Angst sich bei der aktiven Melancholie nach außen entladen könne, führe sie bei der M. attonica zur Entwicklung eines hochgradigen inneren Spannungszustandes (2. Aufl. 1887). Auch später vertritt er die Auffassung, daß Angst sowohl mit psychomotorischer Agitiertheit als auch mit Hemmung einhergehen könne. Zwar wird die "ängstliche Erregung" der Willenshemmung gegenübergestellt, die psychomotorische Erregung wird als "unmittelbarer Ausfluß der Angst" (8. Aufl. 1913) aufgefaßt, doch räumt Kraepelin ein, daß "Angst ebensowohl Hemmung wie Erregung des Willens erzeugen kann... Bald ist es mehr Angst und Zittern... bald ist es eine ängstliche Unruhe". Aber auch die M. simplex, bei der gegenüber den vorgenannten Formen psychomotorische Auffälligkeiten in den Hintergrund treten, könne mit Angst einhergehen; nach dem Affekt habe man wohl die M. activa "von den weniger stürmisch auftretenden Formen (M. simplex) unterschieden, doch gibt es hier keinerlei scharfe Grenze" (7. Aufl. 1904).

Ab der 4. Aufl. seines Lehrbuchs (1893) verwendet Kraepelin synonym für M. activa den Begriff "Angstmelancholie": "Unter dem Namen der Angstmelancholie (M. activa) wollen wir diejenigen Formen der melancholischen Verstimmung zusammenfassen, bei denen der Affekt der Angst das am meisten in die Augen springende Symptom bildet". Der Begriff "Angstmelancholie" geht unseres Wissens auf Guislain (1854) zurück. Trotz der von Kraepelin betonten grundsätzlichen Unabhängigkeit des Angstaffekts von der Psychomotorik ist also die Verknüpfung von Melancholie und Angst in dem Begriff "Angstmelancholie" auf Erkrankungen mit bereits bei flüchtiger Betrachtung erkennbarer Angst (i. allg. überwiegend mit psychomotorischer Erregung) bezogen.

Von der 5. bis 7. Aufl. seines Lehrbuchs (1896-1904) behielt Kraepelin den Begriff der Melancholie nur den "krankhaften ängstlichen Verstimmungen des höheren Lebensalters" vor. Diese nosologische Sonderstellung begründete er neben einer eigengesetzlichen Verlaufsform mit Besonderheiten der Symptomatik, insbesondere dem Fehlen von psychomotorischer Hemmung. Der Begriff "Angstmelancholie" wird jetzt nur im Zusammenhang mit der oben bezeichneten Melancholie (des höheren Lebensalters) verwendet. Dreyfus (1907) empirische Untersuchungen veranlaßten Kraepelin, die Sonderstellung der Melancholie des Rückbildungsalters zu widerrufen und sie in die Konzeption des manisch-depressiven Irreseins aufgehen zu lassen (8. Aufl. 1913). Eine Unterscheidung der beiden Krankheitsbilder erwies sich - auch nach symptomatologischen Kriterien (vgl. melancholischer Wahn) - als nicht gerechtfertigt.

Der Begriff der Angstmelancholie wird später (8. Aufl. 1913) von Kraepelin bezeichnenderweise nicht mehr verwendet. Dagegen findet sich diese Bezeichnung wiederholt in den Lehrbüchern der Jahrhundertwende (siehe Schmidt-Degenhard 1986), aber auch noch wesentlich später (z.B. in der 5. Aufl. des E. Bleulerschen Lehrbuchs 1930). So setzte sich auch die Diskussion um die Frage fort, ob die melancholische Angst mit Besonderheiten der Psychomotorik einhergehe. Es wurde - entsprechend älteren Auffassungen - die Ansicht vertreten (E. Bleuler 1923), wo die Angst vorherrsche, drücke sie sich oft in rastlosen Bewegungen aus (M. agitata, activa). In der "erregten Depression" sei die Agitation "nichts als der Ausdruck der Angst", die Kranken seien in bezug auf andere Handlungen und das Denken gehemmt. Aber auch bei gehemmten Depressiven sei neben trauriger ebenso häufig eine ängstliche Verstimmung anzutreffen. Damit nimmt E. Bleuler auf eine Kontroverse zwischen Westphal (1907) und Specht (1907) Bezug: Westphal hatte vermutet, die Angst Depressiver führe bei geringerer Ausprägung zu psychomotorischer Erregung, bei starker dagegen zu einer Hemmung. Specht sah dagegen Angst und motorische Erregung als weitgehend unabhängig voneinander an, die Stärke des depressiven Bewegungsdrangs erlaube keine Rückschlüsse auf den Grad der Angst: "Sie (die Angst, Verf.) wird... nicht gar selten... ihrer Intensität und ihrem ganzen Charakter nach unterschätzt, weil die gleichzeitig bestehende Hemmung ihrer Entfaltung nach außen einen Dämpfer aufsetzt, während... der gleiche Affekt sich in der sogenannten Angstpsychose gar zu laut und aufdringlich gebärdet" (Specht 1907). Ähnlich lesen wir in einer Arbeit von Hauptmann (1922), daß "in der scheinbaren Regungslosigkeit eines depressiven Stupors... ein gleichgrosses Quantum an Psychomotilität steckt wie in der motorischen Erregung eines ängstlichen Melancholikers".

Mit Asmussen (1957) können wir vermuten, daß der Bewegungsdrang agitiert Depressiver einen (wenngleich meist erfolglosen) Versuch darstellt, das "Gefühl persönlicher Eigenmacht" wiederherzustellen (siehe auch Klages 1967).

3.1.6 Angst - Grundstörung der Melancholie?

Auch die Frage, welche Beziehung zwischen der melancholischen Angst und der hypostasierten Grundstörung der Krankheit bestehe, ob sich etwa in der Angst die primäre Defizienz der Melancholie unmittelbar ausdrücke, wurde schon weit vor der Jahrhundertwende diskutiert.

Die basale Störung der Melancholie sieht Richarz (1858) in der "Armut an Vorstellungen mit der Neigung zum Beharren als Grundcharakter". Diese Stagnation der Vorstellungen in der einfachen Melancholie sei das Gefühl der

Traurigkeit. Erst durch psychomotorische Aktivierung ("Reizung, Aufregung") entstehe Angst. Somit stellt Angst (im Gegensatz zu Traurigkeit) nicht den Grundaffekt der melancholischen Erkrankung dar. Entsprechend wird Angst als ein zwar "für das Vonstattengehen der übrigen psychischen Funktionen" (Kraft-Ebing 1874) bedeutsames, aber keinesfalls obligates Symptom der Melancholie aufgefaßt. Dies drückt sich anschaulich in Kraft-Ebings Klassifikation der Melancholie (1893) aus: Als M. simplex beschreibt er eine M. sine delirio ohne Angsterleben, erst bei schweren Formen der Erkrankung tritt Angst in Form der Präkordialangst (siehe oben) und als "Quelle für Wahnideen" in den Vordergrund des klinischen Erscheinungsbildes.

Eine Herabsetzung der Willenstätigkeit durch "intrapsychische Afunktion" hebt Wernicke (1906) als Grundstörung in der Melancholie hervor. "Die Selbstwahrnehmung der erschwerten Willenstätigkeit, das subjektive Insuffienzgefühl, ist wohl das bedeutungsvollste und charakteristischte Symptom der affektiven Melancholie". Der Kranke bemerke selbst, daß ihm jede Entschließung große Schwierigkeiten bereite. Die Angst des Kranken faßt Wernicke "als eine unmittelbare Folge der intrapsychischen Funktionshemmung" auf. In der "Angstpsychose" (23. Vorlesung) stehe gegenüber der "affektiven Melancholie" (30. Vorlesung) "das elementare Symptom der Angst" ganz im Vordergrund. In zahlreichen Fällen seien keine anderen Symptome anzutreffen als solche, die sich auf die Angst zurückführen lassen. Das subjektive Gefühl der Insuffizienz könne gegenüber der affektiven Melancholie fehlen oder sei nur andeutungsweise nachweisbar. Wernickes Versuch, die melancholischen Erkrankungen nach der Stellung der melancholischen Angst als primärem bzw. abgeleitetem Symptom zu untergliedern, unterstreicht die Bedeutung, die der Angst am Aufbau der Melancholie eingeräumt wird. Wie wir bei der Darstellung der melancholischen Angstthemen bereits betont haben, hat sich Wernickes Klassifikationsversuch nicht als klinisch brauchbar erwiesen.

Seelische Ängste wurden von K. Schneider (1920) als verständliche Reaktionen auf die von ihm vermutete vitale Störung ("primäre Depression in der Schicht der Vitalgefühle") aufgefaßt. Der Kranke suche seine vitale Grundstörung zu motivieren, er erfinde gewissermaßen die Worte zu der Melodie.

Gegenüber K. Schneider vertritt Störring (1934) die Auffassung, der Traurigkeit und Angst des Melancholischen liege nicht eine primäre Störung der Vitalgefühle zugrunde. Zum einen seien sehr viele gehemmte depressive Patienten primär und ausschließlich "seelisch" ängstlich und traurig. Zum anderen sei es überhaupt fragwürdig, mit Scheler für die verschiedenen Schichten des Gefühls unterschiedliche psychische Gesetzmäßigkeiten anzunehmen. Eine scharfe Trennung von körperlichen und seelischen Ängsten sei klinisch nicht aufrecht zu erhalten. Vielmehr sei bei den Depressiven die "den Vitalgefühlen und seelischen Gefühlen gemeinsame weder von dem Erleben eines körperlichen noch seelischen Gefühles trennbare organische Grundlage" gestört.

Die vitale Angst Lopez-Ibors faßt Weitbrecht - im Gegensatz zu K. Schneider - nicht als von der vitalen Grundstörung abgeleitet, sondern als ein "Grundsymptom der endogenen Depression" (1972) auf. Damit wird der melancholischen Angst - zumindest in ihren körperlichen Äußerungsformen - eine gewisse Eigenständigkeit zugesprochen, insofern sie nicht auf ein anderes melancholisches Symptom (etwa vitale Traurigkeit oder Hemmung) zurückgeführt wird.

Die bisherige Darstellung hat gezeigt, in wie vielfältiger Weise Ängste in der Melancholie als seelische und körperliche Gefühle ausgestaltet sein können. In Anlehnung an Dick (1876) hebt Schüle (1880) den Proteuscharakter hervor, unter dem die Angsthandlungen der Kranken auftreten und fährt unter Hinweis auf die Suizidgefährdung dieser Patienten fort: "Bald unter rastloser Unruhe, bald in stummer Scheu, bald in offener Klage vortretend, bald unter tausend Masken der Harmlosigkeit, ja selbst einer erzwungenen Fröhlichkeit sich verbergend, bald vertraulich und hilfesuchend, bald verdeckt, des passenden Augenblicks lauernd - rechtfertigt diese gefährlichste aller Komplikationen den praktischen Wahlspruch: Daß man keinem Melancholiker trauen dürfe - Keinem!"

Versuchen wir, die Ergebnisse der psychopathologischen Untersuchungen *zusammenzufassen*, so zeichnen sich folgende Anschauungen über die melancholische Angst ab:

Unter den melancholischen Affektstörungen nimmt die Angst eine zentrale Stellung ein. Das Verhältnis zwischen Angst und der affektiven Grundverfassung in der Melancholie ist kongruent. Das Nebeneinanderbestehen von Nichtfühlen-Können und Angst gibt der melancholischen Angst ein besonderes Gepräge.

Die melancholische Angst tritt vielfach vage, inhalts- und gegenstandslos in Erscheinung, ihre Themen erscheinen austauschbar. Sofern die Angst eine thematische Ausgestaltung erfährt, stehen Schuld-, Verarmungs- und hypochondrische Inhalte im Vordergrund.

Angst ist eine zwar nicht hinreichende, aber notwendige Bedingung für melancholischen Wahn.

Melancholische Angst kommt sowohl in lokalisierten als auch in diffusen, den ganzen Leib betreffenden körperlichen Empfindungen zum Ausdruck. Letztere ("vitale Angst") werden als besonders kennzeichnend für melancholische Angst aufgefaßt.

Die Annahme, daß melancholische Angst bevorzugt in Verbindung mit psychomotorischer Agitiertheit auftrete, ließ sich nicht aufrechterhalten. Eine eindeutige Beziehung zwischen Angst und beobachtbaren psychomotorischen Auffälligkeiten besteht nicht.

Die Angst ist nicht ein obligates Symptom der Melancholie. Sie wird von verschiedenen Autoren zwar aus der jeweils hypostasierten Grundstörung der Melancholie abgeleitet, aber nicht als unmittelbarer Ausdruck der Grundstörung aufgefaßt.

Die Beziehung zwischen der melancholischen Grundstörung, der Angst und dem melancholischen Wahn stellt sich nach den bisherigen Ausführungen als hierarchisch dar. Wahn setzt Angst, Angst wiederum das Vorhandensein der wie auch immer zu beschreibenden Grundstörung voraus. Mit anderen Worten: Angst ist aufs engste mit der zugrundeliegenden melancholischen Erlebnisveränderung verknüpft, so daß man nicht von Angst bei Melancholie, sondern von Angst in der Melancholie sprechen sollte. In den tiefsten Stadien der Erkrankung, insbesondere bei wahnhafter Melancholie, sind Angst, Wahn, Melancholie Termini, die dasselbe bedeuten, auch wenn sie sich begrifflich voneinander unterscheiden.

3.2 Phänomenologische Untersuchungen

Die phänomenologisch-anthropologische Vorgehensweise unterscheidet sich in grundsätzlicher Hinsicht von der psychopathologischen Betrachtungsebene. Widmet sich letztere vorrangig der syndrom- und symptomorientierten Beschreibung und Inbeziehungsetzung von klinischen Krankheitsbildern, so versucht der Phänomenologe, Kranksein als abgewandelte anthropologische Struktur des In-der-Welt-Seins verständlich zu machen. Hierzu bedient er sich der "systematischen Versenkung in den einzelnen Fall" (idiographische Methodik, Blankenburg 1981). Ein solches Vorgehen kann - so Blankenburg - einerseits als "Sprungbrett zu generalisierender Forschung", andererseits zur exemplarischen Veranschaulichung nomothetisch erfaßter Gesetzmäßigkeiten dienen.

Welchen Beitrag leisten nun phänomenologische Studien zu einem vertieften Verständnis der melancholischen Angst, d.h.: Verbirgt sich hinter den vielfältigen Inhalten und Ausdrucksformen der Angst eine wesenshafte Grundangst? Wie ist die melancholische Angst aus phänomenologisch-anthropologischer Sicht beschaffen?

Die Arbeiten zur Phänomenologie und Anthropologie der Melancholie haben, wie hier vorweggenommen sei, wenngleich von unterschiedlichen philosophischen Konzepten ausgehend, hauptsächlich ein Thema zum Gegenstand: Die Störung bzw. Abwandlung des Zeitgeschehens.

Den frühesten Versuch, das Zeitproblem für das Verständnis endogener Psychosen nutzbar zu machen, unternahm *Minkowski*. Dabei nimmt er seinen Ausgangspunkt von der Naturphilosophie Bergsons, dessen "elan vital" die universale Zukunftsgerichtetheit des Lebens beinhaltet. Minkowski (1933) betont, die Untersuchung des Zeiterlebens sei der Weg zum intuitiven Erfassen des Wesens der menschlichen Persönlichkeit.

In einer ersten klinischen Studie aus dem Jahre 1923 schildert er einen Patienten mit Verfolgungs- und Versündigungswahn sowie paranoider Realitätsverkennung (diagnostisch dürfte es sich am ehesten um eine schizoaffektive Psychose handeln) und stellt eindrucksvoll dar, daß dem Kranken die Ausrichtung auf die Zukunft vollständig fehlt. Die Zukunft ist versperrt; das Dasein hat die "Dimension des notwendigen Voranschreitens und Entfaltens vollkommen verloren". Stattdessen teilt sich die Zeit in isolierte Momente auf. Minkowski schreibt: "Dort, wo der personale Elan sich auflöst, scheint sich die Zukunft auf uns zu stürzen als eine feindliche Macht". Die Wahnbildungen werden als Versuche verstanden, "zwischen den verschiedenen Steinen des Gebäudes, das auseinanderfällt, eine vernünftige Beziehung zu errichten".

In Minkowskis Werk "Die gelebte Zeit" (1933) findet das subjektive Erleben dieses gestörten Zeitverhältnisses mehrfach Erwähnung. So nennt der Autor das "Gefühl der Verschiebung unseres eigenen Lebens im Verhältnis zum Werden um uns" ineins mit einem "Ohnmachts- und oft ein Angstgefühl". Dieses Ohnmachtsgefühl sei allgemeiner, sozusagen abstrakterer Natur als das in depressiven Zuständen anzutreffende Gefühl der Hemmung. Vielmehr sei eben dieses Ohnmachtsgefühl gebunden an die "Feststellung, daß man nicht mehr in dieselbe Richtung wie das Leben geht, daß man auf den Zerfall zusteuert, während es selber (das Leben, Verf.), im Gegenteil, unablässig weiter fortschreitet". In den Selbstschilderungen des angeführten Kranken findet diese fundamental andersartige Form des Ohnmachts- bzw. Angstgefühls ihren Niederschlag: Der Patient klagt über "Angst vor allen Geräuschen" und "Angst, die Grenzen des Normalen zu überschreiten". Er verspüre das Bedürfnis, wie ein herrenloser Hund jemandem nachzulaufen, aber es gelinge ihm nicht. "Dann umfaßt mich Angst, ich spüre Furcht um meine eigene Person, aber es ist keine moralische Angst, es ist eine bestialische Angst, die Angst eines Tieres, das nicht mehr da ist".

Da jeder neue Tag kein Voranschreiten bedeutet, sondern nur die Wiederholung des ewig gleichen Ablaufes, spricht der Kranke Minkowskis an anderer Stelle auch von einer "Angst eines identischen Tages".

Straus (1928) stellt als kennzeichnend für die endogene Depression eine Verlangsamung der erlebnisimmanenten Zeit (Ich-Zeit) gegenüber der unabhängig vom Ich fortschreitenden erlebnistranseunten Weltzeit heraus. Das "Verlangsamen, Stocken, schließlich Stillstehen der wachsenden inneren Zeit" führt Straus - in Anlehnung an K. Schneider - unmittelbar auf die Grundstörung der vitalen Hemmung zurück: "Auch die vitale Hemmung der endogenen Depression beeinflußt vermittelst der Veränderung des Wirkenkönnens zunächst nur das Zukunftserleben". Die Mitwirkung der vitalen Hemmung am Aufbau der psychotischen Symptomatik vollziehe sich stets "durch den Einfluß auf das Zeiterlebnis". Damit kommt dem Zeiterlebnis eine bedeutsame Mittlerfunktion "zwischen der biologischen Hemmung und der psychischen Erledigung" zu. Straus sieht in der Analyse des Zeitgeschehens nicht nur den entscheidenden Schritt zu einem vertieften Verständnis der Melancholie, sondern zur Lösung des Leib-Seele-Problems überhaupt, "soweit es lösbar ist". Als akzessorische, d. h. von der Störung des Zeitgeschehens abhängige Symptome der endogenen Depression beschreibt Straus depressive Verstimmung, Wahnbildung und melancholisches Zwangsdenken: Da dem Depressiven die Zukunft verschlossen ist (siehe Minkowski), fühlt er sich durch die Vergangenheit überwältigt und gebunden, alles Geschehen ist durch die Vergangenheit determiniert. Diese Veränderung steht nach Straus in Beziehung zum depressiven Wahn; das Nicht-erledigen-Können von Vergangenem eröffne desweiteren einen Zugang zur depressiven Zwangssymptomatik.

Depressives Angsterleben wird in der Strausschen Arbeit in expliziter Form nur beiläufig erwähnt. Im Vergleich zu den vorgenannten diskriptiv-psychopathologischen Arbeiten ist zu betonen, daß Straus für das Zustandekommen depressiver Wahnbildungen Angst nicht als Voraussetzung ausdrücklich hervorhebt, sondern Wahn unmittelbar aus dem gestörten Zeiterleben ableitet. Jedenfalls sieht Straus keine Veranlassung, den Terminus "Angst" in diesem Zusammenhang zu verwenden.

*Von Gebsattel*s ebenfalls 1928 veröffentlichte Studie über "Zeitbezogenes Zwangsdenken in der Melancholie" führt uns bereits wesentlich näher an die Problematik der melancholischen Angst heran. Die von ihm zitierte Kranke bringt wiederholt Angstempfinden zum Ausdruck:

Sie klagt über ein "Gefühl, das mit Angst durchsetzt ist und das sich auf die Zeit bezieht. Ich muß unaufhörlich denken, daß die Zeit vergeht. Eine Sekunde, wieder eine Sekunde - und das regt mich auch furchtbar auf und erfüllt mich mit Angst"... "mit allem, was ich tue, wird die Strecke, die mich

30

vom Tode trennt, kürzer... Darum habe ich Angst vor allem, was ich tue, aber auch vor dem Denken". Sie fürchte sich gar nicht vor dem Tod, ja, denke ihn sich sehr schön, "aber der Gedanke, daß alles vergeht und daß das Leben immer kürzer wird, macht mir Angst... ich habe Angst vor der Reise in die Schweiz... Angst vor dem Älterwerden".

Von Gebsattel führt im weiteren aus, wie die Kranke unter der abgewandelten Zukunftsbezogenheit, "unter der Hemmung... des persönlich geformten Werdedranges" leidet: "Eigentlich möchte der Kranke leben, wirken, handeln, lieben, sich entwickeln, fortschreiten und darum wird ihm sein Nicht-Können, die eigene Gehemmtheit sehr deutlich fühlbar". Von Gebsattels Patientin ist über ihre Lage verzweifelt, mit ihren eigenen Worten begleitet sie ein "ungeheures Grauen" unablässig. "Die Kranke wehrt sich gegen ihre Hemmung, aber sie wehrt sich ohne Erfolg." Dadurch, daß sie ihre innere Lähmung nicht nur wahrnimmt, sondern an ihr leidet, wird das Nichtvollziehenkönnen von Zukunftsgerichtetheit zur "Qual". Mit diesem Begriff des Mystikers Boehme (von Baeyer 1984) rückt schließlich von Gebsattel die Erlebnisqualität der Angst in den Mittelpunkt seiner weiteren Erörterungen. Diese ständige Angst der Patientin, die alles Handeln und Denken begleite, sei eigentlich Todesangst. Jeder Lebensschritt bedeutet nicht Entfaltung der Persönlichkeit, Wachsen, Erfüllung, sondern nur das mit Grauen und Entsetzen erwartete Näherrücken des Todes.

Analog zu Straus' Unterscheidung von lebensimmanenter und lebenstranseunter Zeit sucht von Gebsattel das Phänomen der Todesangst auf folgende Weise zu erhellen: Der lebensimmanente (i.e. dem gesamten Leben immanente) Tod steht in Beziehung zur inneren gelebten, gestalteten Zeit; wir gehen nicht auf ihn zu, sondern der Tod kommt auf uns zu, bis "von unserem zu Ende gelebten, vollrealisierten, ganz erfüllten Leben nichts mehr übrig bleibt als dieser ihm immanente Tod". Dagegen entspricht die Zeitstruktur des lebenstranszendenten Todes der gedachten objektiven äußeren Zeit. Der dem Leben transzendente Tod ist kein gelebter, sondern nur gewußter, vergegenständlichter Tod, der wie eine Macht von außen an das Leben herantritt. Dieser somit exogene Tod bedeutet nicht Erfüllung unseres Lebens, sondern "Vernichtung und Zerstörung, weswegen er auch Angst, Schrecken, Entsetzen auslöst" (siehe auch hierzu von Gebsattels Arbeit "Aspekte des Todes" 1954).

Wenn von Gebsattel weiter darlegt, die "partielle Unlebendigkeit und Lebenshemmung" der Kranken - die "Lähmung des Daseinsaktes" (aus: Aspekte des Todes) in der Melancholie - erzeuge das Angstbild des Todes, so führt er damit die Angst unmittelbar auf die endogene Hemmung zurück. Durch die biologische Natur der Lebenshemmung werde die Angst vor dem Tode zu einem eindeutigen Krankheitszeichen. Damit grenzt von Gebsattel die pathologische Angst in der Melancholie unmißverständlich von solchen Ängsten ab, die nicht notwendig mit Krankheit gleichzusetzen sind, sondern zur "Vereigentlichung des Daseins" führen oder führen können (vgl. Kap B 2, insbesondere von Gebsattels Studie "Anthropologie der Angst" 1954).

Von Gebsattel weist auch auf den scheinbaren Widerspruch zwischen der Todesangst und den Selbstmordimpulsen seiner Patientin hin. Während die Angst stets den äußeren, gewußten, lebenstranszendenten Tod betrifft, sei der Selbstmordimpuls ein - wenngleich nicht erfüllbares - "Verlangen nach inniger Verbindung mit dem gelebten Tod, der dem gesunden, sich entfaltenden Leben der Persönlichkeit innewohnt". Selbstmordhandlungen sind für von Gebsattel im letzten nicht Todeswünsche, sondern Lebenswünsche.

In einer späteren Schrift von Gebsattels mit dem Titel "Die Störung des Werdens und des Zeiterlebens im Rahmen psychiatrischer Erkrankungen" (1939) finden sich zwar keine weiteren expliziten Äußerungen zur melancholischen Angst, aber folgende Gedanken, die für die hier zu erörternde Thematik aus vornehmlich methodischen Gründen von Interesse sind: Die basale Störung der endogenen Depression, nämlich die "Veränderung des zeitlichen Geschehens", werde nur von wenigen Patienten bewußt erlebt. Den meisten Kranken komme diese Störung der basalen Lebensvorgänge dagegen nicht zum Bewußtsein. Dies veranlaßt von Gebsattel zu der Unterscheidung von erlebter und gelebter Zeit, welche sich zueinander wie Gnostik und Pathik verhalten. Von Gebsattel gibt zu bedenken, daß die Mehrzahl der vital-gehemmten depressiven Patienten wohl kaum in der Lage sei, sich die Grundstörung ihrer Erkrankung zu vergegenwärtigen und darüber Rechenschaft abzulegen. Er verweist vielmehr auf die endlosen Klagen der Patienten über ihr Nicht-Können, welches sich buchstäblich auf alle Lebensbereiche beziehe. Und er fährt fort: "Von der banalen Alltäglichkeit dieses Symptoms dürfen wir uns nicht seine tiefe Fragwürdigkeit verdecken lassen". Die Aufgabe der Psychopathologie bestehe gerade darin, die mannigfaltigen klinischen Bilder (i.e. Modalitäten der Verarbeitung der Grundstörung) auf die basale Störung des zeitlichen Werdens zu beziehen, welche selbst stets anonym und verborgen bleibe. Diese Feststellung trifft zweifelsohne auch für die melancholische Angst zu.

In neuerer Zeit hat Peters (1978) ohne ausdrücklichen Bezug auf von Gebsattels Studien darauf hingewiesen, der Melancholische leide unter der Angst, dem Tode entgegenzusiechen, es handele sich im eigentlichen um die "Angst um das Bewußtsein der Endlichkeit des Daseins" (siehe auch Wolfersdorf 1986). Dem Depressiven sei diese Grundangst jedoch weder innerhalb noch außerhalb seiner Erkrankungsphasen bewußt. Vielmehr seien die Angstäußerungen der Kranken in erster Linie auf alltägliche Situationen bezogen sowie auf die mit der Angst einhergehenden körperlichen Beschwerden".

An anderer Stelle geht von Gebsattel (1937) den Entfremdungsgefühlen und der Leereerfahrung in der Melancholie anhand einer Selbstschilderung einer Kranken nach. Entfremdungsgefühle werden viel häufiger blind gelebt als bewußt erlebt. Wie für die Störung des Zeitgeschehens dargelegt, betont von Gebsattel, die relative Seltenheit von Entfremdungserlebnissen gegenüber anderen vordringlicheren Symptomen dürfe nicht über ihr Vorhandensein und ihre Bedeutung für die endogene Depression hinwegtäuschen. Der Typus des Depersonalisierten sei für das Verständnis der Melancholie aufklärender als zum Beispiel der des Wahnkranken. Das Thema der Angst klingt in dieser Arbeit zunächst nur am Rande an, etwa wenn die Kranke von Gebsattels bekennt:

"Schrecklich tot ist die Beziehung zu meinem Mann und meinen Kindern - darum habe ich so furchtbare Angst vor dem Zusammensein mit ihnen, Angst, sie könnten es merken. Dieses entsetzliche Gefühl des Nichtreagieren-Könnens".
Später sagt die Patientin mit gequältem und gehetztem Gesichtsausdruck: "...mein Zustand ist Hetze, eine grenzenlose Unruhe ist in mir. Versuchen Sie einen zur Ruhe zu bringen, der ständig hinter sich herhetzt. Sie fragen, wieso ich hinter mir herhetze: Aber mein Ich ist doch nicht da, es ist doch weg, oder vielmehr, es läuft in rasender Geschwindigkeit von mir weg..."

In Anlehnung an Störring (1932/33) beschreibt von Gebsattel die innere Verfassung der Kranken als "abnormen Spannungszustand": Es sei die "Jagd des leeren Ich hinter dem Ich der Fülle". Die oben dargestellte Störung der Zeitlichkeit, die Werdenshemmung der Depression, macht die Begegnung mit der Welt und damit auch die Verwirklichung des Selbst unmöglich. "In der Unvollziehbarkeit des eigenen Selbst und in der Unvollziehbarkeit der Welt erfolgt die Begegnung mit der Leere". Der Leere in der Melancholie entspricht "in physiognomischer Evidenz" die Niedergeschlagenheit und Qual der Verstimmten. Von Gebsattel bringt damit ausdrücklich die Frage nach dem Leiden des Patienten angesichts der Leere zur Sprache. Während er in der zitierten Arbeit über das Zwangsdenken in der Melancholie (1928) ausführlich die melancholische Angst, insbesondere die Todesangst darstellt, beläßt er es hier bei einigen, wenngleich bemerkenswerten Überlegungen: Er erinnert zunächst an den Heidegger'schen Satz (1932): Die Angst offenbart das Nichts. Die Leere sei aber "nur eine besondere Gestalt... des Nichts". Und er fährt fort: "... so kündigen sich Zusammenhänge an zwischen den Angstzuständen der Depressiven und der Leereform des Daseins, die... geeignet sind, den Sinn der depressiven Angst zu verdeutlichen". Über die Beziehung (oder gar Gleichsetzung) von Angst und Leere finden sich in späteren Abhandlungen des Autors keine weiteren Ausführungen. Wenn aber Depersonalisationserleben und Leeregefühl Ausdruck einer fundamentalen Störung des "sympathetischen Totalitätsverhältnisses zur eigenen Daseinswelt" ist, so erscheint ein damit korrespondierendes Gefühl elementarer Bedrohtheit, d.h. Angst unmittelbar verständlich (soweit die besondere Qualität melancholischer Angst vor dem Hintergrund der basalen Störung der Werdenshemmung überhaupt einem Verständnis zugänglich ist).

Wir wollen uns von der Kranken von Gebsattels anhand ihrer Aufzeichnungen auf ihrem qualvollen Weg durch die Leere noch eine Stufe weiterführen lassen: Die Patientin beschreibt das Gefühl der Gefühllosigkeit (K. Schneider 1920), die erlebte Leblosigkeit (Schulte 1961b) mit den Worten: "... wenn ich die Leere als solche erlebe, dann habe ich schon etwas Greifbares, dann hat man etwas, woran man sich halten kann." Die Leere werde durch ein "Nichtertragenkönnen" immerhin erfahrbar. Es ist mit den Worten der Kranken ein "Nichtkönnen in der höchsten Potenz - und dann kommt der Sturz." Am Rande des Abgrundes stehen, in vollem Bewußtsein des Nichtkönnens ist die höchste Stufe der Qual, der intensivste Moment der Angst. Im Sturz hat das Leeregefühl einen Abschluß gefunden: "Der Sturz in den Abgrund ist eine Art Ohnmacht... Die Qual läßt nach, es tritt eine Art Abstumpfung ein". An dieser Stelle drängt sich der Vergleich mit einem intensiven Schmerzzustand auf: Die Empfindung des Schmerzes steigert sich ins Unerträgliche, bis sie einem Bewußtseinsverlust und damit einer (vorübergehenden) Empfindungslosigkeit weicht. Die Kranke von Gebsattels ist auf dieser höchsten Stufe von Empfindungslosigkeit, in der selbst die Leere nicht mehr gespürt wird, auch der Angst enthoben.

In einer späteren Arbeit (1959) äußert sich von Gebsattel noch einmal zur "Natur der depressiven Angst". Depressive Angst lasse sich zwar vordergründig als Schuldangst charakterisieren. Schuldängste träten aber ebenso bei anderen Erkrankungen, zum Beispiel "anankastischen Phobien" auf, außerdem seien bei depressiven Erkrankungen rein "vitale Ängste" bekannt, die sich zweifelsohne nicht der Schuldangst zuordnen ließen. Vielmehr sei depressive Angst stets als Lebensangst zu verstehen, "und zwar als die Angst des Nicht-leben-Könnens. Diese Angst setzt so tief an, daß Nicht-leben-Können zugleich bedeutet Nicht-sterben-Können". In der Lebensohnmacht und Lebensangst komme die in früheren Schriften (siehe oben) dargestellte depressive Werdenshemmung zum Ausdruck, werde "zum erfahrbaren Widerfahrnis eines leidvollen Zustandes".

Von Gebsattel räumt ein, das Erlebnis des Nicht-Könnens als depressive Fehlhaltung sei zwar in schweren endogenen Verstimmungszuständen besonders ausgeprägt, lasse sich aber grundsätzlich "schon in der einfachen Trauer" nachweisen. Damit knüpft er an J.H. Schultz (1955) an, der für die Traurigkeit des Gesunden ebenso wie für die "Abgrundbilder tiefer psychotischer Melancholie" die gleiche "lebensverneinende Kernhaltung" hervorhebt. Durch diese "aversive fluchthafte Abwehrhaltung vom Leben" werde das Dasein zunehmend übermächtig, schließlich unvollziehbar. Die Primärsituation setze schwere Angst frei, mit den Worten Schultz': "Die Angstproblematik zentriert sich beim depressiven Gehabe um die Ohnmacht der übermächtig drohenden Wirklichkeit gegenüber".

Binswanger (1960) legt in Anlehnung an Husserls Vorlesungen "Zur Phänomenologie des inneren Zeitbewußtseins" die Störung des Zeitgeschehens in der Melancholie anhand zahlreicher Krankenschilderungen dar. Die Melancholie sei durch eine "Lockerung der Gefügeordnung des intentionalen Aufbaus der zeitlichen Objektivität" gekennzeichnet. Der Kranke lebt in einer intentional gestörten Vergangenheit (melancholischer Selbstvorwurf) und intentional gestörten Zukunft (melancholischer Wahn), der Zugang zur Gegenwart ("praesentatio" Husserls) ist ihm verwehrt. Das "melancholische Grundthema Verlust" sei nicht zu trennen von dem melancholischen Leiden, dem Selbstmorddrang und der melancholischen Angst. Binswangers nachfolgende Ausführungen, vornehmlich die melancholische Angst betreffend, stehen, wie er selbst ausdrücklich betont, in einem unmittelbaren Zusammenhang mit der "Veränderung des Fluß-, Akt- oder Kontinuitätscharakters des melancholischen Bewußtseins". Dies bedeutet, melancholische Angst leitet sich aus der grundlegenden Störung des Zeitgeschehens ab. Im Zusammenhang mit dem Problem der Austauschbarkeit der melancholischen Inhalte führt er zunächst eine Kranke Tellenbachs (1956) an:

"Es ist gleichgültig, was für ein Brennmaterial man in diesen Schmelzofen des Leidens wirft und wodurch der Brand entzündet wird. Es ist sogar (obwohl es das Leid mehrt) in anderer Weise ganz gut, wenn man Objekte findet; denn das wahre und entsetzliche Wesen der Angst in der Depression ist ihre Gegenstandslosigkeit".

In der Gegenstandslosigkeit der Angst tritt zum einen melancholisches Erleben wesenhaft in Erscheinung, die Gegenstandslosigkeit bildet gleichsam den Höhepunkt der Angst, aber auch das gefundene Objekt trägt wiederum zur Vermehrung des Leidens bei. Der Übergang von gegenständlicher zu gegenstandsloser Angst bedeutet ebenso wie umgekehrt die Vergegenständlichung der Angst für den Melancholischen keine Entlastung von der lähmenden Qual.

Allein diese Tatsache läßt mit Binswanger vermuten, daß man nicht eine "apriorische Wesensverschiedenheit beider Weisen der Angst" annehmen könne.

Ein weiteres Fallbeispiel Binswangers führt uns wiederum an die äußersten Grenzen erfahr- und erfaßbarer Angst heran (vgl. von Gebsattel 1937). In den Aufzeichnungen des Patienten heißt es: "... im Affekt der Trauer, der Verzweiflung, der Dämonie ist doch wenigstens Lebensgefühl, wenn es auch im Kreise geht... Man... flüchtet wieder überall hin, wo man es leichter, erträglicher haben kann, wenn nur wenigstens Gefühl da ist..." Im Beispiel von Gebsattels ist es das Gefühl der Leere, an das sich die Kranke noch klammern kann. Am Abgrund stehend, fährt Binswangers Patient fort: "Man hat dann gar nichts mehr auf der Welt, und da schwebt die Angst noch vor, wenn man sich so selber aufgebe und auslösche aus seinem Haushaltungsbuch, dann komme man wirklich zum vollen und ganz eindeutigen Entschluß des Selbstmordes". Erleichterung von der Angst ist nur durch Auslöschung des Empfinden-Könnens überhaupt möglich, entweder vorübergehend in einer "Art Ohnmacht" (von Gebsattel) oder in der radikalen Selbstvernichtung (Binswanger).

Binswanger widmet abschließend der melancholischen Angst einen Exkurs, der zweifelsohne zu den wertvollsten Beiträgen zum vorliegenden Thema überhaupt gehört: Gegenüber K. Schneider (1950) betont er, die melancholische Angst sei "mehr oder anderes als freiwerdende oder bloßgelegte menschliche Urangst", es sei eben "kein menschliches Urphänomen, sondern ein Naturphänomen und zwar im Sinne eines Experiments der Natur". In der melancholischen Angst trete nicht bereits Vorgegebenes in Erscheinung, sondern die Natur schaffe etwas Neues, d. h. qualitativ anderes, mit den Worten Binswangers: "In der Melancholie sehen wir... eine Losgelöstheit von den konstitutiven Bedingungen der natürlichen Erfahrung überhaupt".

Die Angst bei Heidegger habe eine existenzerhellende Bedeutung, indem der Mensch "sich in diesem Nichts der Angst erst seines eigenen Selbst versichert". Gerade diese sinnspendende Konsequenz der Angst sei dem Melancholischen verschlossen. Heilung in der Melancholie bewirke gerade keine Vertiefung der Existenz, die Melancholie sei existentiell unproduktiv. Anstelle einer Selbstigung im existential-ontologischen Sinne treffe vielmehr Tellenbachs Feststellung (1956) zu: "Es ist ein erstarrtes Schweben in der Angst ungeheuren Entrücktwerdens, indem nur noch das Noch-am-Leben-Sein bleibt".

Spätere Arbeiten von Janzarik (1965) und Finke (1964) greifen das Problem der Zeitlichkeit in der Melancholie wieder auf, in denen sie sich besonders der Zukunftsbezogenheit depressiver Patienten widmen, es finden sich aber keine weitergehenden Ausführungen zur melancholischen Angst.

Kimura (1985) stellt das Zeiterleben in der Melancholie und in der Schizophrenie einander gegenüber. Der schizophrene Patient leide unter der Angst, das eigene Selbst in Form von Nicht-auf-sich-selber-zukommen-Können zu verlieren. Er suche sich durch Vorwegnahme von Zukünftigem zu bestätigen. Den melancholischen Patienten quäle die Angst vor dem Nicht-beim-Gewesenen-bleiben-Können. So sei er bestrebt, durch Anhäufung bisheriger Erlebnisse

seine Identität zu erhalten. Zukunft bedeute in der Melancholie nur Verlänge-
rung des bisherigen Lebens.

In jüngster Zeit hat Kraus (1987) das Thema der melancholischen Angst behandelt. Melancholische Angst sei aus phänomenologischer Sicht durch die gleichen Eigenschaften wie die melancholische Verstimmung charakterisiert. Sie sei kommunikativ nicht oder nur in Teilen nachvollziehbar
und beeinflußbar. Der Kranke sei nicht in der Lage, kognitiv und emotional seine Einstellung bezüglich der Angst zu wechseln (Ambiguitätsintoleranz). Von größerer Bedeutung sei jedoch das
veränderte Selbstverhältnis, das in der melancholischen Angst zum Ausdruck komme. Inhaltlich
stehen die Ausführungen der Arbeit Binswangers (1960) nahe, wenn Kraus darstellt, die Angst voi
dem Verlust transzendentaler Möglichkeiten sei spezifisch für die Melancholie. In Frage gestellt sei
die "Möglichkeit, sich überhaupt noch zu sich selbst verhalten zu können... überhaupt bestimmte
Bezüge zur Welt, zur Umwelt, zum eigenen Leib und in diesen Bezügen ein Verhältnis zu sich
selbst haben zu können."

Die eingangs gestellten Fragen lassen sich *zusammenfassend* etwa folgendermaßen beantworten:

So wie die Abwandlung des Zeitgeschehens aus phänomenologisch-anthropologischer Sicht die Melancholie wesenhaft kennzeichnet, beruht die Angst
des melancholisch Kranken auf dem Wissen um das Nichtvollziehenkönnen von
Zukunftsgerichtetheit. Diese Angst ist - da die Zukunftslosigkeit das ganze Leben des Kranken betrifft - im letzten Todesangst. Da dem Patienten die Veränderung des zeitlichen Geschehens nur selten bewußt wird, äußert sich die daraus erwachsende Angst vielgestaltig und in zahlreichen thematischen Verkleidungen. Die Austauschbarkeit und Gegenstandslosigkeit der melancholischen
Angst wird in phänomenologischen ebenso wie in psychopathologischen Untersuchungen betont.

In der melancholischen Angst tritt - wie dies Binswanger eindrucksvoll dargelegt hat - etwas qualitativ Andersartiges, Neues in Erscheinung. Der Kranke
kann nicht auf die "konstitutiven Bedingungen der natürlichen Erfahrungen"
zurückgreifen.

Weder die Abwandlung des Zeitgeschehens noch die melancholische Angst
sind unmittelbar Ausdruck der Grundstörung in der Melancholie. Nach Straus
und von Gebsattel lassen sie sich vielmehr auf die hypostasierte basale biologische Hemmung in der Melancholie zurückführen. In dieser Hinsicht stimmen
phänomenologische und psychopathologische Auffassungen überein. Hier wie
dort wird Angst als abgeleitetes Phänomen/Symptom aufgefaßt.

3.3 Systematische klinische Untersuchungen

Wie eingangs erörtert, sind systematische klinische Untersuchungen an größeren Patientengruppen nur vereinzelt durchgeführt worden. Es handelt sich um
den Versuch - ungeachtet der grundsätzlichen Schwierigkeiten, melancholisches Erleben zu erfassen - auf empirischem Wege zu quantifizierbaren Aussagen über die melancholische Angst zu gelangen.

Angstskalen (Kap. B 2) wurden vorwiegend bei angstneurotischen Patienten angewendet. In den
Studien, die sich der Beziehung zwischen den Symptomen Angst und Depression widmen, werden
den angstneurotischen Patienten entweder depressiv-neurotisch Kranke (ICD 300.4) gegen-

übergestellt, oder es werden die depressiven Patienten nach den Kriterien des Diagnostic and Statistical Manual (DSM-III) für major depressive episode (MDE) bzw. nach den Research Diagnostic Criteria (RDC) klassifiziert. Auf diese Weise ist eine Identifizierung der uns interessierenden melancholischen Patienten nicht möglich; auch die DSM-III-Kriterien für die MDE mit Melancholie entsprechen nicht dem Melancholiekonzept, das unserer Diagnostik (nach ICD) zugrundeliegt.

Zunächst zur Häufigkeit melancholischer Ängste (z. T. im Vergleich mit neurotischen Ängsten): Nach einer Studie von Taschev (1965) kam unter 372 melancholischen Patienten Angst in einer jüngeren Altersgruppe (< 39 Jahre) in 77%, bei älteren Kranken (>/= 40 Jahre) in 61% der Fälle zur Beobachtung. Leider finden sich keine weitergehenden Angaben darüber, nach welchen Kriterien das Symptom Angst ermittelt wurde. Nach Katschnig (1986) trat in einer Stichprobe von depressiven Patienten (neurotisch und endogen Depressive) in 54% der Fälle Angst als Symptom auf. Pöldinger (1971) konnte das Vorhandensein von Angstsymptomatik unter 151 depressiven Patienten in 72% der Fälle feststellen, bei endogen Depressiven nicht signifikant seltener (62%) als bei "psychogenen", d. h. nichtendogenen Depressionen (86% der Fälle). Eine Geschlechtsabhängigkeit der Häufigkeit von Ängsten konnte nicht ermittelt werden, dagegen war bei älteren Patienten (>/= 45 Jahre) Angstsymptomatik häufiger anzutreffen (85%) als bei jüngeren (< 45 Jahre) Depressiven (65% der Fälle).

Wolfersdorf (1986) stellte eine ängstliche Stimmung (Erwartungsangst) und ein Gefühl innerer Unruhe bei psychogenen und endogenen Depressionen mit gleicher Häufigkeit fest. Die Furcht vor dem Alleinsein/Verlassenwerden überwiegt deutlich bei den psychogenen Depressionen, unbestimmte psychotische Ängste dagegen erwartungsgemäß bei den wahnhaft Depressiven (siehe Tabelle 2).

Perini u. Battegay (1977) gingen der Frage nach, ob sich Patienten mit neurotischen, endogen-depressiven und schizophrenen Ängsten in der körperlichen Symptomatik der Angst qualitativ unterscheiden lassen. Dabei fand sich bei den ängstlich-neurotischen Patienten die bei weitem größte Anzahl von körperlichen Symptomen. Im einzelnen wiesen die neurotischen Patienten gegenüber den endogen-depressiv Kranken häufiger Symptome von seiten der Sinnesorgane sowie Allgemeinsymptome auf.

Die oben zitierte Arbeit von Pöldinger (1971) stellt auch einen Beitrag zum Problem der Gegenständlichkeit/Gegenstandslosigkeit depressiver Ängste dar. Der Autor fand bei 109 depressiven Patienten mit Angstsyndromen (endogen und nicht- endogen Depressive) in 24% der Fälle freiflottierende Ängste, dagegen in 76% objektbezogene Ängste. Wird jedoch in einer zweiten Exploration gezielt nach Angstobjekten gefragt, so nimmt der Anteil freiflottierender Ängste ab (und zwar auf 15%), während der Anteil objektbezogener Ängste ansteigt (auf 85%). Werden objektbezogene Ängste vorgetragen, so läßt sich jedoch in immerhin 20% der Fälle ein häufiger Objektwechsel der Angst nachweisen. Pöldinger interpretiert diesen Befund im Sinne einer Rationalisierung und Kausalisierung von Angst, wodurch die Abgenzung objektgebundener und freiflottierender Ängste bei depressiven Patienten in Frage gestellt werden.

Strian u. Klicpera (1984) stellten Angst und Depressivität bei insgesamt 414 Patienten vor und nach Abschluß einer klinischen Behandlung gegenüber. Sie verglichen 104 endogen-depressive, 203 neurotisch-depressive, 63 ängstlich-neurotische und 44 phobische Patienten (Diagnosen jeweils nach ICD-9). Die Fremdbeurteilung erfolgte mittels der Impatient Multidimensional Psychiatric Rating Scale (IMPS, Lorr 1974), die Selbstbeurteilung mit Hilfe der PD-Skala, der Befindlichkeitsskala und der Beschwerdeliste nach von Zerssen (1976).

Tabelle 2. Vergleich "wahnhaft" und "nicht-wahnhaft" endogene sowie "nicht-wahnhaft" psychogene Depressionen hinsichtlich der Symptomatik (aus: Wolfersdorf 1986)

	psychogene Depressionen		endogene und endoreaktive Depressionen			
			wahnhaft		nicht- wahnhaft	
N	121		31		59	
	N	%	N	%	N	%
ängstliche Stimmung (Erwartungsangst)	94	77,4	23	74	37	63
unbestimmte psychologische Angst	01	0,9	19	61	05	8
Gefühl innerer Unruhe	96	79,6	25	81	38	64
Furcht vor Alleinsein/ Verlassenwerden	88	72,4	12	39	34	58
Furcht vor Tieren/ Straßenverkehr	07	5,6	01	3	06	10
Panik (Angststupor)	07	5,6	07	23	05	8

Bei der Aufnahmeuntersuchung waren die beiden depressiven Patientengruppen und die angstneurotischen Patienten nach der Selbsteinschätzung ängstlicher als nach dem Arzturteil; neurotisch-depressive und angstneurotische Patienten hielten sich für ängstlicher als endogen-depressive Patienten, während nach dem Fremdurteil keine signifikanten Unterschiede im Hinblick auf das Ausmaß der Angst bestanden. Nach einer anderen Untersuchung (Blaser 1976) unter Verwendung des Beck-Pichot-Fragebogens (Beck et al. 1961, Pichot 1964) schätzen sich neurotisch und endogen Depressive gleich ängstlich ein; es besteht auch nach dieser Arbeit eine deutliche Diskrepanz zwischen Fremdbeurteilung und Selbsteinschätzung der Angst.

Nach der klinischen Behandlung wiesen in der Studie von Strian u. Klicpera (1984) die endogen Depressiven unter allen Patientengruppen nach Selbst- und Fremdurteil die niedrigsten Angstwerte auf; unter der Behandlung kam es also gerade bei den endogen Depressiven zu einer deutlichen Angstreduktion.

Die Korrelation zwischen Angst und Depression war für die endogen-depressiven Patienten ebenso wie für die anderen Patientengruppen nach der Selbstbeurteilung sowohl vor als auch nach Therapie jeweils hoch, dagegen nach dem Fremdurteil auffallend niedrig. Auch Pöldinger (1971) fand bei seinen depressiven Patienten eine hohe Korrelation zwischen Angst und depressiver Verstimmung (jeweils nach dem Selbsturteil im MMPI). Nach der Selbstbeurteilung im Beck-Pichot-Fragebogen bestehen bei depressiven Patienten (in einem Drittel der Fälle handelt es sich um endogen Depressive) ebenfalls enge Beziehungen zwischen Angst und depressiver Verstimmung (Blaser 1967).

Zwischen dem Gesamtscore der Hamilton Anxiety Scale (HAMA; Hamilton 1959) und der Bech-Rafaelsen Melancholia-Scale (BRMES, Bech u. Rafaelsen 1980) fanden Gjerris et al. (1983) bei endogen-depressiven Patienten (nach ICD-8) eine hohe Korrelation.
Angstneurotischen und endogen-depressiven Patienten (ICD-8) wurden von Snaith et al. (1986) zwei Selbstbeurteilungsskalen vorgelegt: Die Leeds Scale for the Self Assessment of Anxiety mit den Items Panik, Agoraphobie, Herzklopfen, Schwindel, ängstliche Stimmung und psychische Spannung und die Leeds Scale for the Self Assessment of Depression mit den Items Traurigkeit, Energieverlust, Freudlosigkeit, Apathie, Einschlafstörungen und Suizidgedanken. Erwartungsgemäß zeigten die Ergebnisse der beiden Patientengruppen einen großen Überlappungsbereich; nur für eine Minderzahl endogen-depressiver Patienten wurden keine Symptome der Angstskala bzw. nur von wenigen angstneurotischen Patienten keine Symptome der Depressionsskala angegeben.

Auch der Beziehung zwischen Angst und Psychomotorik wurden einige empirische Untersuchungen gewidmet. Depressive Patienten, die nach klinischem Urteil als "ängstlich" eingestuft wurden, wiesen in der genannten Arbeit von Blaser (1967) eine ausgeprägtere psychomotorische Verlangsamung auf als "nicht-ängstliche" Depressive; zwischen Angst und vitaler Verlangsamung bestand eine höhere Korrelation als zwischen Angst und motorischer Unruhe. Pöldinger (1971) fand Angstsymptomatik bei agitiert Depressiven nur geringfügig häufiger als bei gehemmt Depressiven (77% versus 68% der Fälle).

Möglicherweise sind diese Beziehungen verlaufsabhängig; vor Therapiebeginn soll die Beziehung zwischen Agitiertheit und Angst besonders eng sein, zum Zeitpunkt der Klinikentlassung jedoch zwischen psychomotorischer Retardierung und Angst (Strian u. Klicpera 1984).

Zusammenfassend läßt sich feststellen: Die hier referierten Arbeiten sind meist einzelnen eng umschriebenen Aspekten des Themas der melancholischen Angst gewidmet. Desweiteren müssen die mitgeteilten Ergebnisse behutsam interpretiert werden. Wenn Ängste etwa bei endogen-depressiven Patienten seltener als bei neurotischen Patienten gefunden werden, so drückt sich darin möglicherweise weniger die tatsächliche Häufigkeit von Angsterleben aus als vielmehr die Neigung neurotischer Patienten, mehr über Befindlichkeitsstörungen zu klagen als melancholische Patienten. Wichtiger noch erscheint, daß die verschiedenen Patientengruppen (angstneurotische, depressiv-neurotische und melancholische Kranke) unter Angst etwas jeweils völlig Verschiedenes verstehen. Angst quantitativ zu messen erlaubt keinerlei Rückschlüsse auf den Grad der Beeinträchtigung und die Art der Erlebnisveränderung, welche durch das Geschehen "Angst" hervorgerufen werden. Was eine Angst- (und Depressions-) skala mißt, dürfte am meisten von dem verwendeten Testinstrumentarium, weniger von der Krankheit abhängen. Diese Einschränkung gilt auch in besonderem Maße für die beschriebene Korrelation zwischen Angst und Depression.

3.4 Untersuchungen mit multivariaten statistischen Methoden

Multivariate statistische Untersuchungen haben dank der Computertechnologie seit Ende der 50er Jahre rasche Verbreitung in der psychiatrischen Forschung gefunden, auch in der Psychopathologie der Melancholie.

Auf die Darstellung methodischer Einzelheiten muß an dieser Stelle verzichtet werden. Die methodischen Grundlagen dieser Verfahren wurden von Garside u. Roth (1978) ausführlich und kritisch im Hinblick auf Klassifikationsprobleme in der Psychiatrie erörtert. Die am häufigsten angewendeten Techniken sind die Faktorenanalyse (Zuordnung von Patientenmerkmalen zu hypothetischen Dimensionen = Faktoren) und Clusteranalyse (Aufteilung heterogener Patientengruppen in relativ homogene Untergruppen = Cluster anhand bestimmter Merkmale). Die Faktoren- und Clusteranalyse sind geeignet, Symptome bzw. Patienten anhand ihrer Ähnlichkeit/Verschiedenheit zu klassifizieren. Ein weiteres Verfahren, die Diskriminanzfunktionsanalyse, dient dagegen der optimalen Trennung von zwei oder mehr vorher identifizierten Gruppen oder Klassen.

Es soll im weiteren erörtert werden, ob multivariate statistische Untersuchungen Aufschlüsse über folgende Fragestellungen geben können:

1. Welchen Beitrag leisten das Symptom "Angst" oder ggf. bestimmte Angstformen/Angstthemen zur differentialdiagnostischen Abgrenzung der Melancholie von anderen psychiatrischen Erkrankungen?
2. Welche Bedeutung kommt dem Symptom "Angst" innerhalb eines ermittelten Faktors oder Clusters bzw. einer zuvor definierten Patientengruppe zu?

Ist Angst als ein Leitsymptom oder nur als akzessorisches Symptom einer psychiatrischen Erkrankung, etwa der Melancholie, zu kennzeichnen?

Eine der ersten multivariaten statistischen Untersuchungen (Hamilton u. White 1959) bedient sich zur Symptomerfassung des später Hamilton Rating Scale for Depression genannten Fremdbeurteilungsinstruments. Als ersten Faktor beschrieben die Autoren anhand einer heterogenen depressiven Patientenpopulation einen Depressionstyp mit hohen Ladungen (> .50) für depressive Stimmung, Schuldgefühle, Retardierung, Krankheitsuneinsichtigkeit und Suizidalität. Dieser Faktor (retarded depression) weist eine bemerkenswerte Ähnlichkeit mit der klassischen Beschreibung der endogenen Depression auf; psychische und somatische Angst gehören aber mit deutlich negativen Ladungen (- .37 bzw. -.40) nicht zu den typischen Merkmalen dieses Depressionstyps. Bei einem zweiten Faktor mit hohen Ladungen für gastrointestinale Beschwerden, Schlafstörungen und psychomotorische Agitiertheit (agitated depression) bestehen zwar positive, aber relativ niedrige Ladungen (.33 bzw. .25) für psychische und somatische Angst.

Eine weitere faktorenanalytische Studie von Carney et al. (1965) mit insgesamt 35 klinischen Items zeigt bei einer Patientengruppe von endogenen und neurotisch Depressiven eine negative Ladung der Symptome "Angst" und "Phobien" auf dem bipolaren Faktor I, d. h. diese beiden Symptome kennzeichnen den neurotischen Depressionspol; wegen ihrer hohen negativen Ladungen (- 69 bzw.- .44) lassen sie sich sogar als Leitsymptome der neurotischen Depression auffassen. Entsprechend fand das Symptom Angst Eingang in die von den genannten Autoren erstellte Newcastle-Scale: Angst wird demnach als Hinweis auf das Bestehen einer neurotischen Depression, gegen das Vorliegen einer endogenen Depression gewichtet.

Rosenthal u. Gudeman (1967) ermittelten in ihrer Population von weiblichen Patienten verschiedener Depressionsgruppen eine mäßige positive Ladung der Items psychische und somatische Angst (.37 und .23) auf dem Faktor, der die endogen-depressive Symptomatik beschreibt. Hordern (1965) fand schließlich sogar deutlich positive Ladungen für psychische und somatische Angst (nämlich . 65 bzw. .44) auf dem "endogenen Faktor"; nach dieser Untersuchung wäre also Angst als Leitsymptom der endogenen Depression anzusprechen.

Aus klinischer Sicht überzeugt keines der referierten Ergebnisse. Denn Angst ist zweifellos bei depressiven Patienten mit psychomotorischer Hemmung gleich häufig anzutreffen und kennzeichnet die Affektivität ebenso wie bei agitiert Depressiven (siehe Hamilton u. White 1959). Ebenfalls wenig einsichtig erscheint es, das Vorhandensein von Angst als Charakteristikum der neurotischen Depression anzusehen und der Melancholie abzusprechen (oder umgekehrt).

Die genannten faktorenanalytischen Arbeiten sind neben anderen Untersuchungen mit gleicher Fragestellung und Methodik in einer Übersichtsarbeit von Mendels u. Cochrane (1968) zusammengestellt. Eine neuere Übersicht wurde 1981 von Nelson u. Charney vorgelegt. Die Untersuchungen weisen in der Vielfalt und Widersprüchlichkeit ihrer Ergebnisse auf die grundsätzliche Problematik hin, die sich bei der Erfassung eines Merkmals wie Angst in multivariaten statistischen Untersuchungen ergibt: Zum einen sind methodische Unterschiede der einzelnen Arbeiten zu bedenken (Patientenselektion, Art der Befunderhebung und der Datenverarbeitung). Es wird auch offensichtlich, wie schwer sich Angst als Melancholiesymptom einer statistischen Auswertung zuführen läßt. Allein der bloße Nachweis von Angst ist mit größeren Schwierigkeiten verbunden als der anderer "objektiv" feststellbarer Symptome. Eine qualitative Differenzierung der Angst wurde unseres Wissens in keiner multivariaten statistischen Untersuchung vorgenommen, wenn man von der fragwürdigen Unterscheidung in somatische und psychische Angst sowie Angst und Phobie (siehe oben) absieht. So verwundert es auch nicht, daß der bloße Nachweis von Angst ohne weitergehende qualitative Kennzeichnung nicht zur Abgrenzung endogener und nichtendogener Depressionen beizutragen vermag: In 7 von 10 faktorenanalytischen Arbeiten betrug die Faktorenladung des Symptoms Angst zwischen + .29 und -.29, ließ sich also weder eindeutig einem endogenen noch einem nichtendogenen Faktor zuordnen (Nelson u. Charney 1981).

In multivariaten statistischen Untersuchungen wurde dagegen immerhin der Versuch unternommen, die qualitative Kennzeichnung der melancholischen Verstimmung zu berücksichtigen. Das Item "different quality of mood" hat in allen von Nelson u. Charney (1981) zusammengetragenen faktorenanalytischen Arbeiten eine deutlich positive Ladung auf dem "endogenen Faktor", in der Hälfte der Fälle > .50. Diese Befunde zeigen, daß bei geeigneter Anwendung durchaus auch ein verhältnismäßig schwierig zu erfassendes Symptom bei Verwendung multivariater statistischer Methodik zur Differenzierung verschiedener Depressionszustände beitragen kann.

Die aufgezeigten Schwierigkeiten ließen sich trotz zunehmend kritischem und differenziertem Umgang mit multivariaten statistischen Untersuchungen nicht befriedigend ausräumen, die Ergebnisse bleiben widersprüchlich. Von manchen Autoren wurde Angst neben anderen schwer zu erfassenden Symptomen überhaupt nicht als Item in die Untersuchung aufgenommen.

In zahlreichen Studien wird Angst nicht in Verbindung mit der endogenen Depression, sondern zur Kennzeichnung einer depressiv-neurotischen Untergruppe verwendet. In 6 von 10 clusteranalytischen Arbeiten, die Blashfield u. Morey (1979) zusammenstellten, fanden die Untersucher innerhalb ihrer heterogenen nichtmelancholischen Patientengruppen eine Form mit "ängstlicher Depression" (anxious cluster). Im übrigen gleichen die Befunde denen faktorenanalytischer Arbeiten weitgehend: Angstitems weisen wechselnde - teils positive, teils negative - Assoziationen oder auch überhaupt keine Verbindung mit dem jeweils bestehenden "endogenen" Patientencluster auf (siehe Nelson u. Charney 1981).

Erwähnenswert ist eine neuere clusteranalytische Untersuchung von Matussek et al. (1981 und 1982; siehe auch Matussek 1983): Innerhalb ihrer "endogen- depressiven Kerngruppe" fanden die Autoren bei einer 6-Cluster-Variante zum einen eine "somatische Depression" mit vorwiegender Hemmungssymptomatik, zum anderen eine "mentale Depression", die neben Schuld- und Minderwertigkeitsgefühlen sowie deutlicher Suizidgefahr durch das Auftreten starker Ängste gekennzeichnet ist. In Anlehnung an frühere Untersuchungen (Matussek et al. 1965) wurde dieses Depressionscluster auch als "ich-nahe, leibferne Depression" bezeichnet. In den übrigen Clustern, einschließlich endogen-neurotischer Mischcluster, kommt dem Symptom Angst kein vergleichbarer Stellenwert zu.

In diskriminanzfunktionsanalytischen Arbeiten trägt das Symptom Angst ausnahmslos nicht zur symptomatologischen Differenzierung von endogen und nichtendogen depressiven Patienten bei (Kendell 1968, Feinberg u. Carroll 1982 und 1983, Bhrolchain et al 1979). Aus den Ergebnissen einer dieser Studien (Feinberg u. Carroll 1982) wurde eine Diagnoseskala für Melancholie (sogenannter Michigan Discriminant Index) abgeleitet, in der das Symptom Angst folgerichtig nicht Verwendung findet. In einer Arbeit von Kendell u. Gourlay (1970) wurden Angstitems überhaupt nicht herangezogen.

Zusammenfassend sind die eingangs gestellten Fragen folgendermaßen zu beantworten:

1. Das Symptom "Angst" trägt nach den vorliegenden multivariaten statistischen Untersuchungen nicht zur differentialdiagnostischen Abgrenzung zwischen der Melancholie und anderen depressiven Erkrankungen bei.
2. Multivariate statistische Untersuchungen lassen wegen der erheblich divergierenden Ergebnisse keine verbindliche Aussage über die Stellung der Angst als Leit- oder akzessorisches Symptom der Melancholie zu.

Ähnlich wie dies für die melancholische Verstimmung gezeigt wurde, erscheint jedoch grundsätzlich eine zusätzliche qualitative Charakterisierung der Angst bei multivariaten statistischen Untersuchungen empfehlenswert.

C. Fragestellungen

Wir haben bereits einige kritische Überlegungen zu neueren systematischen, klinischen und multivariaten statistischen Untersuchungen über das Thema der melancholischen Angst angestellt. Grundsätzlich ist festzustellen: Mit dem Begriff "Angst" wird umgegangen, als ob er klar und eindeutig wäre. Es ist jedoch daran zu erinnern, daß körperliche und seelische Angst nirgends definiert sind. Wo eine solche Basis fehlt, müssen die jeweiligen Untersuchungsansätze unzulänglich bleiben.

Aber auch die älteren Arbeiten lassen zahlreiche Fragen offen: Psychopathologische und phänomenologische Untersuchungen haben wichtige Voraussetzungen für weitere Forschungen geschaffen, sie sind tief eingedrungen in die Problematik der melancholischen Angst. Jedoch sind sie zum Teil wenig empirisch, mehr deduktiv. Fragen der Datenerhebung und der Patientenauswahl bleiben ebenso ausgespart wie der unmittelbare Vergleich mit anderen psychiatrischen Krankheitsbildern. Phänomenologische Studien beruhen fast ausschließlich auf Beobachtungen an einzelnen Kranken, so daß nach der Verallgemeinerungsmöglichkeit und Verifizierung bei derartiger Vorgehensweise gefragt werden muß.

In dieser Forschungssituation versucht die vorliegende Untersuchung auf folgende Weise vorzugehen: Einerseits sollen Befunde erhoben werden, die sich einer Auswertung mit statistischen Methoden zuführen lassen, andererseits sollen die Patientenaussagen vor dem Hintergrund phänomenologischer Beiträge zum Thema erörtert werden.

Die Fragestellungen, nach denen die Ergebnisse der Studie (Kap. E) mitgeteilt werden, lauten:

Wie kommt in den Selbstschilderungen der Patienten die melancholische Angst zum Ausdruck (siehe Kap. E 1)? Im einzelnen: Wie häufig ist Angst bei melancholischen Patienten nachzuweisen? Wie drückt sich melancholische Angst körperlich aus? Welche Bedeutung hat die Angst für melancholische Wahnbildungen? Wie häufig lassen sich die im Interview zur Sprache gebrachten thematischen Ausgestaltungen der Angst nachweisen? Wie häufig ist melancholische Angst ohne einen Gegenstand der Beängstigung? Welche Angsterlebnisbereiche treten kombiniert auf bzw. schließen sich gegenseitig aus? Wie lauten die Angaben der Patienten ohne Angst?

Diese Fragestellungen betreffen ebenso neurotische, insbesondere neurotisch-depressive Patienten (siehe Kap. E 2).

Inwiefern werden die Ergebnisse beeinflußt durch den bisherigen Krankheitsverlauf (uni- oder bipolar, Früh- oder Spätdepression), Alter, Geschlecht und Schweregrad der Depression (siehe Kap. E 3)?

Welche differentialdiagnostische Bedeutung hat das Angsterleben bei depressiven Erkrankungen (siehe Kap. E 4)? Wie lauten die Ergebnisse bei Verwendung des DSM-III anstelle der ICD-9?

Welche Beziehung besteht zwischen dem Interviewbefund und der Selbstbeurteilung der Angst mittels eines Fragebogens (SAS; siehe Kap. E 5)?

D. Methoden

1 Patienten

1.1 Auswahl und Diagnosen

Untersucht wurden konsekutiv in die Klinik aufgenommene Patienten mit der vorläufigen (Aufnahme-) Diagnose einer depressiven Erkrankung (unabhängig von deren Ätiologie) und Zuordnung zu einer nicht-depressiven neurotischen Erkrankung oder Persönlichkeitsstörung. Patienten, die während des Untersuchungszeitraums mehrfach in die Klinik aufgenommen wurden, wurden nicht erneut interviewt. Nur 3 Patienten lehnten nach einem Vorgespräch eine Befragung ab (= 0,9%).

Die Auswertung des Interviews erfolgte unmittelbar nach der Patientenbefragung. Die endgültige und in der Krankenakte verschlüsselte Diagnose wurde stets von zwei Ärzten (in keinem Fall vom Untersucher) unabhängig voneinander gestellt. Danach wurden 14 Patienten von der weiteren Auswertung ausgeschlossen, die nicht die diagnostischen Einschlußkriterien der Studie erfüllten.

Bei den 322 in die Auswertung eingegangenen Patienten wurden die in Tabelle 3 a und b aufgeführten ICD9-Diagnosen gestellt (Diagnosenschlüssel und Glossar psychiatrischer Krankheiten 1980):

In der Gruppe der *melancholischen Patienten* (N = 160) überwiegen unipolare Verlaufsformen (ICD 296.1; N = 130); Früh- und Späterkrankungen (Erstmanifestation vor bzw. nach dem 45. Lebensjahr) sind etwa gleich häufig. Demgegenüber fällt der geringe Anteil von Melancholien aus bipolaren Verläufen (ICD 296.3; N = 21) auf. Es sind weiterhin 8 Patienten mit der Erstdiagnose "Schizoaffektive Psychose" (ICD 295.7) aufgeführt, die zum Zeitpunkt der Untersuchung eine ausschließlich depressive Symptomatik aufwiesen. Bei einem Patienten mit der Abschlußdiagnose ICD 296.5 (bipolare Psychose ohne Angabe über das vorliegende Zustandsbild) bestand zum Zeitpunkt des Interviews ebenfalls eine depressive Symptomatik.

Es ist zweifellos sinnvoll, auch Zweitdiagnosen zu dokumentieren. Dies ist in der untersuchten Stichprobe jedoch vermutlich nicht vollständig und regelmäßig durchgeführt worden. Wie aus Tabelle 3a hervorgeht, enthalten Zweitdiagnosen bei melancholischen Patienten am häufigsten Angaben über Persönlichkeitsstörungen (ICD 301). 7 Patienten, die als melancholisch diagnostiziert wurden, erfüllten außerdem die ICD-Kriterien einer neurotischen Erkrankung (in 5 Fällen: neurotische Depression); bei diesen Kranken trat zum Zeitpunkt der stationären Behandlung die neurotische gegenüber der melancholischen Krankheit im klinischen Erscheinungsbild in den Hintergrund.

Bei 2 weiteren Patienten wurde aufgrund "atypischer" Symptome in früheren Erkrankungsphasen als Zweitdiagnose eine schizoaffektive (ICD 295.7) bzw. eine atypische Psychose (ICD 295.8) dokumentiert.

In der Gruppe der *Patienten mit neurotischen und Persönlichkeitsstörungen* (N = 162) überwiegt als Erstdiagnose die neurotische Depression (ICD 300.4; N = 93).

Tabelle 3a. Diagnosen (nach ICD-9): Melancholische Patienten. M1= Unipolare Melancholie, Früherkrankung; M2= unipolare Melancholie, Späterkrankung; M3= Melancholie, bipolarer Verlauf; M4= schizoaffektive Psychose; M= Melancholie, Gesamt

Erstdiagnosen	M1	M2	M3	M4*	M
ICD	296.1	296.1	296.3	295.7	
N	68	62	21	8	160**
davon mit Zweitdiagnose	24	16	2	0	42
im einzelnen:**					
Persönlichkeitsstörungen (ICD 301)	6	10	-	-	16
psychische Störung nach Hirnschädigung (ICD 310)	2	4	1	-	7
(prä-)senile organische Psychose (ICD 290)	-	2	-	-	2
Suizidhandlungen (ICD 311)	7	-	1	-	8
Angstneurose*** (ICD 300.0)	2	-	-	-	2
Neurotische Depression*** (ICD 300.4)	5	-	-	-	5

* mit derzeit melancholischer Symptomatik
** weniger als zweimal verwendete Erst- und Zweitdiagnosen sind in der Tabelle nicht aufgeführt; siehe Text
*** Neurose als Zweitdiagnose siehe Text

Aufgrund diagnostischer Ungereimtheiten wurde bei 7 Patienten der Studie die Diagnose einer längerdauernden depressiven Reaktion (ICD 309.1) gestellt. Eine nachträgliche Durchsicht der Krankenblätter zeigte, daß sich diese Patienten im Hinblick auf Symptomatik, krankheitsauslösende Faktoren und psychodynamische Gesichtspunkte nicht von den nach ICD 300.4 klassifizierten Patienten unterscheiden. Sie wurden daher mit den neurotisch-depressiven Patienten in einer Gruppe zusammengefaßt.

Als "rein" neurotisch Depressive werden Patienten ohne eine Zweitdiagnose (bzw. mit zusätzlicher Verschlüsselung von ausschl. Suizidhandlungen) den übrigen neurotisch-depressiven Patienten gegenübergestellt (siehe Kap. E 2). Diese vorläufige Unterscheidung dient lediglich dem Zweck, die Homogenität der neurotisch-depressiven Stichprobe hinsichtlich der Untersuchungsergebnisse zu überprüfen.

Unter den anderen, d. h. nicht-depressiven Neuroseformen finden sich etwa zu gleichen Teilen angstneurotische (ICD 300.0; N=24) und konversionsneurotische (ICD 300.1; N=21) Erkrankungen, weniger häufig Zwangsneurosen (ICD 300.3; N=11). Die angstneurotischen Patienten wurden dabei mit einem herzphobischen (ICD 302.6) und einem phobischen (ICD 300.2) Patienten in einer Gruppe zusammengefaßt.

Weitere seltener verwendete Erstdiagnosen sind: Psychovegetatives Erschöpfungssyndrom (ICD 300.5), hypochondrische Neurose (ICD 300.7) und Persönlichkeitsstörungen (ICD 301).

Tabelle 3b. Diagnosen (nach ICD-9): Neurotische Patienten und Patienten mit Persönlichkeitsstörungen. N1= Neurotische Depression und depressive Reaktion*; N2= andere Neurosen und Persönlichkeitsstörungen; N= Neurosen und Persönlichkeitsstörungen, Gesamt

Erstdiagnosen ICD	N1 300.4/ 309.1*	N2 300 (außer 300.4)/301	N
N	93	69	162
davon mit Zweitdiagnosen im einzelnen:**	53	27	80
Persönlichkeitsstörungen (ICD 301)	29	18	47
Suizidhandlungen (ICD 311)	8	-	8
Alkoholabhängigkeit (ICD 303)	2	-	2
Medikamentenabhängigkeit (ICD 304)	1	1	2
Medikamentenmißbrauch (ICD 305)	6	3	9
Melancholie***	3	1	4

Teilstichproben der anderen Neurosen und Persönlichkeitsstörungen (N=69). AN= Angstneurose; KN= Konversionsneurose; ZN= Zwangsneurose; HN= hypochondrische Neurose; PE= psychovegetatives Erschöpfungssyndrom (Neurasthenie); PS= Persönlichkeitsstörungen

Erstdiagnosen ICD	AN 300.0/300.2	KN 300.1	ZN 300.3	HN 300.7	PE 300.5	PS 301
N	26	21	11	3	3	5
davon mit Zweitdiagnosen im einzelnen:**	12	11	0	0	3	1
Persönlichkeitsstörungen (ICD 301)	6	8	-	-	3	1
Medikamentenabhängigkeit (ICD 304)	1	-	-	-	-	-
Medikamentenmißbrauch (ICD 305)	2	1	-	-	-	-
Melancholie***	-	1	-	-	-	-

* siehe Text
** nur einmal verwendete Zweitdiagnosen sind in der Tabelle nicht aufgeführt; siehe Text
*** Melancholie als Zweitdiagnose; siehe Text

Doppelverschlüsselungen finden sich bei neurotischen Erkrankungen häufiger als in der Melancholie (in etwa der Hälfte der Fälle). Auch hier überwiegt unter den Zweitdiagnosen die Angabe einer Persönlichkeitsstörung (ICD 301). Gegenüber der Melancholie ist bei Neurosen das Vorliegen eines Medikamentenmißbrauchs (ICD 305) als Zweitdiagnose hervorzuheben.
Bei 4 (in 3 Fällen neurotisch-depressiven) Patienten stand die neurotische gegenüber einer ebenfalls bestehenden (und als Zweitdiagnose dokumentierten) melancholischen Erkrankung im Untersuchungszeitraum im Vordergrund. Da bei den Patienten mit der Doppeldiagnose: Melancholie und neurotische Depression die Problematik der Abgrenzung melancholischer und neurotischer Depressionszustände besonders deutlich hervortritt, werden die Befunde dieser Kranken ausführlich erörtert (Kap. E 4).
Bei jeweils einem Patienten wurden eine pädophile Neigung (ICD 302.2), eine Anorexia nervosa (ICD 307.1) sowie ein leichter Schwachsinn (ICD 317) als Zweitdiagnose verschlüsselt. Ebenfalls wurde vereinzelt (bei 2 neurotisch-depressiven und einem angstneurotischen Patienten) eine zweite Neurosediagnose gestellt.
In einigen Fällen wurde auch eine dritte, in Ausnahmefällen eine vierte ICD-Diagnose gestellt. Hierauf wird an dieser Stelle nicht weiter eingegangen.

Die diagnostisch-klassifikatorische Zuordnung erfolgt in dieser Arbeit mittels ICD. Es soll aber nicht versäumt werden, die Untersuchungsergebnisse auch anhand des DSM-III darzustellen; denn diese sehr gebräuchlichen Klassifikationssysteme weichen im Bereich depressiver Erkrankungen erheblich voneinander ab. Zu diesem Zweck überprüfte der Untersucher im Anschluß an das klinische Interview, ob die DSM-III-Kriterien der "major depressive episode", einer major depressive episode mit "Melancholie" oder mit "stimmungskongruenten psychotischen Merkmalen" erfüllt sind.

Eine Gegenüberstellung der beiden Diagnosensysteme ergibt (Tabelle 4): Zwar erfüllen alle bis auf einen melancholischen Patienten die Kriterien einer major depressive episode, der DSM-III-Diagnose einer major depressive episode mit "Melancholie" entsprechen aber nur 61 (=38,1%) der nach ICD als melancholisch klassifizierten Patienten. Erwartungsgemäß handelt es sich bei den 23 Patienten mit einer major depressive episode, die stimmungskongruente psychotische Merkmale aufwiesen, um melancholisch Kranke mit Wahnbildungen.

Tabelle 4. Beziehungen zwischen ICD-9- und DSM-III-Diagnosen bei depressiven Patienten

DSM-III- Diagnosen	Melancholie ICD 296 N=160	Neurot. Depression ICD 300.4 N=93
keine major depressive episode (MDE)	1	13
MDE	159	80
davon: MDE ohne "Melancholie"/ ohne stimmungskongruente psychotische Merkmale	75	78
MDE mit "Melancholie"	61	2
MDE mit stimmungskongruenten psychotischen Merkmalen	23	0

Von der Mehrzahl der neurotisch-depressiven Patienten (86,0%) werden die Kriterien einer major depressive episode erfüllt. Demgegenüber genügen 13 neurotisch-depressive Kranke nicht den Kriterien des DSM-III für eine major depressive episode, in zwei weiteren Fällen wurde die Diagnose einer major depressive episode mit "Melancholie" gestellt.

1.2 Basisdaten

Geschlecht, Alter und Schweregrad der Depression (nach Hamilton Depression Scale, HAMD, siehe Kap. D 2.3) sind in Tabelle 5 für die Patien-
ten(teil-)stichproben im einzelnen aufgeführt. Die nicht-depressiv neurotischen
Patienten sind als "andere Neurosen" (N = 69) zusammengefaßt. Besonders
hervorzuheben ist:
Die melancholischen Patienten sind erwartungsgemäß erheblich älter als die
neurotischen Vergleichsstichproben. Das Alter der Patienten mit einer Spätdepression liegt deutlich über dem der übrigen melancholischen Patienten.
Der Schweregrad der Depression (nach HAMD) ist bei den melancholischen höher als bei den neurotischen Patienten. Innerhalb der melancholischen
Stichproben sind die früh- und späterkrankten unipolar-depressiven Patienten
schwerer depressiv erkrankt als die Patienten mit bipolarer Verlaufsform und
mit schizoaffektiver Psychose.

Unter den neurotischen Patienten wiederum weisen die neurotisch Depressiven einen größeren
Schweregrad der Depression als die übrigen neurotischen Patienten auf. Da die HAMD jedoch
ausschließlich für depressive Patienten entwickelt wurde, sind Angaben über Hamilton-Depres-
sionswerte bei nicht-depressiv neurotisch Kranken nur mit Zurückhaltung zu interpretieren.

2 Untersuchungsinstrumente

Zur Erfassung des Angsterlebens verwendeten wir ein semistrukturiertes klinisches Interview, als weitere Untersuchungsinstrumente dienten zwei standardisierte und international verbreitete Skalen zur Selbstbeurteilung der Angst
(SAS) sowie zur Fremdbeurteilung der Depressionsschwere (HAMD).

2.1 Semistrukturiertes klinisches Interview

Um das semistrukturierte klinische Interview aufzubauen, wurden zunächst in
einer Voruntersuchung (Oktober 1984 - Februar 1985) mit insgesamt 30 Patienten (18 melancholische, 12 neurotische Patienten; Diagnosen jeweils nach
ICD 296 bzw. ICD 300) ausführliche Gespräche mit unterschiedlichem Struktu-
rierungsgrad geführt, die folgendes zum Zweck hatten:
Es wurden relevante Angstthemen anhand der Spontanäußerungen der Patienten gesammelt.
Es wurden verschiedene Gliederungskonzepte des Interviews erprobt.
Es konnte die Zweckmäßigkeit verschiedener für alle Interviews verbindli-
cher Formulierungen, insbesondere deren Anwendbarkeit bei Patienten unterschiedlicher Krankheitsschwere überprüft werden.
Die Vorgespräche gaben dem Untersucher die Möglichkeit, das schließlich
erarbeitete semistrukturierte Interview einzuüben. Ziel dieser Vorbereitungs-
phase war es, die strukturierten Anteile des Interviews inhaltlich ebenso wie
sprachlich in stets gleicher, d. h. reproduzierbarer Weise zu führen.

48

Tabelle 5. Basisdaten der Gesamtstichprobe (N = 322)

Erstdiagnose	ICD-9	N	Geschl. (M:F)	Alter (Jahre)	Schweregrad der Depression (HAMD)
Unipolare Melancholie:	296.1				
Früherkrankung (M1)		68	26:42	44,5 +/-12,9	23,9 +/-5,2
Späterkrankung (M2)		62	26:36	63,5 +/- 8,9	24,9 +/-5,5
Melancholie mit bipolarer Verlaufsform (M3)	296.3	21	8:13	45,6 +/-15,2	20,7 +/-5,5
Schizoaffektive Psychose (M4)	295.7	8	5: 3	41,6 +/- 7,8	20,4 +/-2,9
Melancholie, Gesamt (M)		**160***	**66:94**	**51,9 +/-14,8**	**23,7 +/-5,4**

* Ein Patient mit der ICD-Diagnose 296.5 ist in der Tabelle nicht aufgeführt

Neurotische Depression und depressive Reaktion (N1)	300.4 309.1	93	40:53	36,0 +/-12,4	18,8 +/-4,8
Andere Neurosen u. Persönlichkeitsstörungen (N2), davon:		69	28:41	36,0 +/-11,8	15,2 +/-4,9
Angstneurose und Phobie (AN)	300.0 300.2	26	2:14	33,0 +/-9,1	14,2 +/-4,4
Konversionsneurose (KN)	300.1	21	5:16	38,7 +/-13,0	13,9 +/-5,0
Zwangsneurose (ZN)	300.3	11	5: 6	32,4 +/-13,0	14,2 +/-4,4
Hypochondrische Neurose	300.7	3			
Psychovegetatives Erschöpfungssyndrom	300.5	3			
Persönlichkeitsstörungen	301	5			
Neurotische Patienten und Patienten mit Persönlichkeitsstörungen, Gesamt (N)		**162**	**68:94**	**36,0 +/-12,1**	**17,3 +/-5,2**

Signifikanzberechnungen (U-Test):

1. Alter
M > N,N1,N2: p < 0,001
M > M1: p < 0,001
M < M2: p < 0,001

M1 < M2: p < 0,001
M3 < M2: p < 0,001
M4 < M2: p < 0,001

2. Schweregrad der Depression
M > N,N1,N2: p < 0,001
M > M3: p < 0,05

N < N1: p < 0,05
N > N2: p < 0,01
N > AN: p < 0,01
N > KN: p < 0,01

M1 > M3: p < 0,05
M3 < M2: p < 0,01
M4 < M2: p < 0,05

N1 > N2: p < 0,01
N1 > AN: p < 0,01
N1 > KN: p < 0,01
N1 > ZN: p < 0,01

Bei der Entwicklung des Interviews wurde einerseits versucht, den vielge-
staltigen Erscheinungsweisen und Themen der Angst gerecht zu werden. Des
weiteren stand das Bemühen im Vordergrund, die Vorgehensweise bei der
Durchführung der Befragung so detailliert wie möglich festzulegen.

Das in der nachfolgenden Untersuchung verwendete semistrukturierte Interview läßt sich wie folgt beschreiben (siehe Tabelle 6).

Einleitung des Interviews:
Dem Patienten wird zunächst Ziel und Zweck der Untersuchung erläutert. Es
wird ihm dargelegt, es gehe darum, Aufschlüsse über etwaiges Angsterleben
während der gegenwärtigen psychischen Erkrankung zu gewinnen. Ein solches
Gespräch könne für den Kranken nützlich sein, weil es ihm die Möglichkeit
gebe, seine eventuell hierher gehörenden Empfindungen zum Ausdruck zu
bringen und mit Hilfe des Untersuchers zu ordnen. Aus der Sicht des Psychia-
ters komme es darauf an, psychische Erkrankungen anhand der Selbstschilderungen der Betroffenen besser zu verstehen.

Der Patient wird ausdrücklich darauf hingewiesen, daß auch das Nichtvorhandensein von Angstgefühlen für den Untersucher eine wertvolle Information
darstellt.

Schließlich wird der Begriff "Angst" ausführlich erläutert. Als allgemein verständliche Definition bietet der Untersucher dem Patienten an: "Angst ist ein
unangenehmes, quälendes Gefühl, das sich einstellt, wenn man sich Bedrohli-
chem, Unbekanntem gegenübergestellt und hilflos ausgeliefert fühlt" (Schulte
1961a). Diese Formulierung wird in Abhängigkeit vom Patienten mehrfach
wiederholt und in seinen einzelnen Teilaussagen inhaltlich erläutert. Es wird
dem Patienten auseinandergesetzt, daß das Wort "Angst" vom Untersucher und
Untersuchten im nachfolgenden Gespräch in gleichem Sinne verwendet werden
sollte, um Mißverständnissen zu begegnen. Daher wird etwaigen Fragen oder
Entgegnungen von seiten des Patienten größtmögliche Aufmerksamkeit eingeräumt. Bei der Mehrzahl der Patienten empfiehlt es sich, mehrere konkrete
Beispiele von Angst aus dem Alltagsleben zu schildern oder sich ggf. von dem
Patienten schildern zu lassen. Dabei ist vor allem folgende Unterscheidung
wichtig: Sorgen, denen der Patient durch entsprechende Handlungen oder ge-
dankliche Anstrengung entgegentreten kann versus Ängste, die nicht objektiv,
nach dem Urteil anderer begründet zu sein brauchen, die jedoch stets unmittelbar als quälend erlebt werden und denen gegenüber sich der Patient wehrlos
und ohnmächtig fühlt. Erst wenn der Patient anhand seiner Äußerungen deutlich zu erkennen gibt, daß eine befriedigende Annäherung an eine gemeinsame
Angstdefinition erzielt worden ist, beginnt der

Hauptteil des Interviews:
Der Patient wird zunächst gebeten, über Angstempfinden während der jetzigen
psychischen Erkrankung so ausführlich wie möglich zu berichten. Es sollen
Angstgefühle zur Sprache kommen, die der Patient spontan erinnert oder die
ihn derzeit unmittelbar bewegen. Dabei wird der Patient ermutigt, seine Gefühle möglichst genau zu beschreiben und anhand von Beispielen beängsti-

gende Situationen, Empfindungen oder Gedanken zu erläutern. Während dieses Interviewteils übt der Untersucher weitgehende Zurückhaltung. Er stellt lediglich Fragen wie: "Was für Empfindungen hatten Sie in dieser oder jener Situation? Wie haben Sie das erlebt?" Es kommen an dieser Stelle erfahrungsgemäß auch zahlreiche den Patienten belastende Gefühle zur Sprache, die augenscheinlich und auch nach der Einschätzung des Kranken nicht Angstempfindungen darstellen. Sofern der Patient sein Erleben eindeutig als beängstigend oder nicht-beängstigend, zum Beispiel traurig, wütend o. a. charakterisiert, so wird dies vom Untersucher kommentarlos vermerkt. Verwendet der Patient jedoch Angstwörter wie Furcht, Bangen, Schreck o.ä. (siehe Kap. B 1) oder geht aus den Schilderungen des Kranken der zugrundeliegende Affekt nicht eindeutig hervor bzw. sind seine Angaben widersprüchlich, so wird folgendes Vorgehen gewählt: Der Untersucher fragt den Patienten, ob sein Empfinden nach den oben dargestellten Gesichtspunkten als Angst bezeichnet werden könne. Die Entscheidung hierüber soll grundsätzlich vom Patienten gefällt werden.

Alle für die Thematik der Untersuchung möglicherweise relevanten Äußerungen des Patienten werden während des Gespräches in wörtlicher Form vom Untersucher notiert.

Erst nachdem von dem Patienten alle spontanen Angstgefühle und -erlebnisse vorgetragen sind, bringt der Untersucher weitere Beschwerden/Situationen zur Sprache, die bei psychischen Erkrankungen mit Angst einhergehen können.

Der Patient wird darauf hingewiesen, daß es sich dabei um grundsätzlich mögliche, aber keinesfalls bei jedem Patienten anzutreffende Ängste handelt. Treffen die angesprochenen Themen auf den Patienten zu - zum Beispiel Schuldgefühle, Mißtrauen, Zwangserscheinungen oder Unwirklichkeitserlebnisse - so wird (wie im vorangegangenen Interviewteil) ausdrücklich danach gefragt, wie diese Symptome subjektiv erlebt werden. In Zweifelsfällen wird der Patient wiederum gebeten, sein Empfinden als beängstigend oder nicht-beängstigend einzustufen.

Folgende Angstthemen werden - sofern sie noch nicht im bisherigen Verlauf des Interviews zur Sprache kamen - grundsätzlich bei jedem Patienten vollständig erfragt (dabei variiert die Reihenfolge der angesprochenen Themen je nach den Anknüpfungspunkten des vorangegangenen Gesprächsteils).

1. Schuldängste

Einleitend stellt der Untersucher fest, daß jeder bei kritischer Betrachtung eigene Fehler und Versäumnisse in der Vergangenheit entdeckt. Es gebe aber auch Menschen, die sich weit darüber hinausgehend mit dem Gedanken quälen, Schuld auf sich geladen bzw. schuldhaft versagt zu haben.

Wenn der Kranke letzteres einräumt, wird weiter nach dem subjektiven Erleben der Schuldempfindungen gefragt. Dem Patienten wird ggf. dargelegt, daß das Vorhandensein von Schuldgefühlen nicht unbedingt mit Schuldängsten gleichzusetzen sei. Bei Bejahung von Schuldängsten versucht der Untersucher, den Inhalten der Ängste im einzelnen nachzugehen. Da sich nach den Erfahrungen der Voruntersuchung die Patienten spontan zu den Folgen ihrer vermeintlichen Schuld nur selten äußern (können), spricht der Untersucher ggf. mögliche Schuld-Angst-Motive an: Angst vor Bestrafung, Angst vor persönlichem Ehrverlust, Angst vor den Folgen der vermeintlichen Schuld für andere. In diesem Zusammenhang wird auch ausdrücklich die Frage nach der Schuldinstanz gestellt. Sofern ein göttliches Wesen als Instanz angegeben wird, wird der Patient gefragt, ob er die Bezeichnung "Versündigungsangst" als zutreffend empfindet.

Tabelle 6. Semistrukturiertes Interview, Übersicht

Einleitung:	Fragestellung und Zweck der Untersuchung, Definition von Angst
Hauptteil:	A. Offene Fragen zum Angsterleben; spontane Patientenäußerungen
	B. Strukturierte Fragen zum Angsterleben. Die vom Untersucher vorgetragenen Themen betreffen: 1. Schuldängste
	2. Materiell-finanzielle Ängste (Verarmungsängste)
	3. Ängste vor körperlichen Krankheiten (hypochondrische Ängste)
	4. Ängste der psychischen Krankheit wegen
	5. Ängste vor Sterben/Tod/Suizid
	6. Versagens-, "Zukunfts"- und Katastrophenängste
	7. Alltagsängste
	8. Ängste in Verbindung mit Unwirklichkeitsgefühlen/ weltanschauliche (metaphysische) Ängste
	9. Partnerverlustängste
	10. Ängste in Verbindung mit Mißtrauen
	11. Ängste in Verbindung mit Zwangshandlungen oder Zwangsgedanken
	12. Phobien (situations- oder objektbezogene) Ängste
	13. Gegenstandslose Angst
	14. Körperliche Äußerungsformen/ Begleiterscheinungen der Ängste
Schlußteil:	Zusammenfassung und ggf. Korrekturen der bisherigen Interviewergebnisse. Offene Fragen nach zusätzlichen Ängsten (eventuell weitere spontane Patientenäußerungen)

2. Materiell-finanzielle Ängste (Verarmungsängste)

Der Kranke wird zunächst danach gefragt, ob er sich mit finanziellen Angelegenheiten und/oder Problemen der materiellen Existenzsicherung beschäftige. Werden diesbezügliche Sorgen bejaht, so erkundigt sich der Untersucher, ob der Patient es für möglich hält, den materiell-finanziellen Schwierigkeiten wirksam zu begegnen, wie er die weitere Entwicklung einschätzt. Hieran schließt sich die Frage an, ob die angeführten Sorgen als beängstigend erlebt werden.

3. Ängste vor körperlichen Krankheiten (hypochondrische Ängste)

Der Untersucher fragt, ob sich der Kranke in letzter Zeit häufiger Gedanken um seine körperliche Gesundheit mache. Der Patient wird gebeten, etwaige Befürchtungen so detailliert wie möglich zu beschreiben, etwa Art und Schwere der befürchteten oder vermeintlich schon eingetretenen Gesundheitsstörung oder Krankheit. Er wird insbesondere nach den möglichen Folgen der körperlichen Erkrankung oder Beeinträchtigung befragt ("Was könnte sich nach Ihrer Meinung aus dieser oder jener Störung entwickeln?"). Anhand dieser Fragen wird der Patient gebeten, seine Sorgen als beängstigend oder nicht-beängstigend einzustufen.

Bei den bisher dargestellten drei Themen wird zusätzlich gesondert vermerkt, ob die jeweiligen Vorstellungen wahnhaften Charakter aufweisen, unabhängig davon, ob die Schuld-, Verarmungs- oder hypochondrischen Inhalte als beängstigend empfunden werden oder nicht.
Eine klare Trennung von primär-unableitbaren und sekundär-verständlichen Ängsten/Wahnvorstellungen erweist sich als nahezu unmöglich. Nur wenn das Erleben des Patienten in eindeutigem Zusammenhang mit tatsächlich vorhandenen schwerwiegenden Belastungen (etwa einer diagnostizierten todbringenden Erkrankung) steht, wird dies gesondert vermerkt.

4. Ängste der psychischen Krankheit wegen

Der Patient wird gefragt, was er über seine derzeitige psychische Erkrankung denkt und empfindet. Sofern der Kranke Klagen vorträgt bzw. Sorgen äußert, erkundigt sich der Untersucher nach etwaigen Befürchtungen in Verbindung mit der Erkrankung. Werden Ängste bejaht, so versucht der Untersucher möglichst eingehend deren Inhalte zu erfragen. Wenn der Patient etwa die Angst äußert, es werde mit seiner Krankheit ein schlimmes Ende nehmen, fragt der Untersucher weiter, was denn nach Meinung des Patienten eintreten könnte.

5. Ängste vor Sterben/Tod/Suizid

Sofern unter 3. diese Thematik vom Patienten noch nicht angesprochen wurde, fragt der Untersucher, ob sich der Kranke mit Gedanken um Sterben und Tod beschäftigt. Da hierher gehörige Ängste allgemein weit verbreitet sind und grundsätzlich jeden Menschen betreffen, wird zusätzlich gefragt, ob eventuell früher schon vorhandene Befürchtungen bezüglich Sterben und Tod im Verlaufe der gegenwärtigen Erkrankung an Intensität zugenommen und ein quälendes Ausmaß erreicht haben. Ggf. empfiehlt es sich, auf die eingangs des Gespräches vorgeschlagene Angstdefinition erneut zurückzugreifen. Im weiteren wird nach dem Auftreten von ernsthaften lebensverneinenden Gedanken oder Suizidhandlungen im Zusammenhang mit der jetzigen Krankheit gefragt. Sofern der Patient dies bejaht, können weitere Fragen lauten: "Was haben Sie empfunden, als Sie sich mit Suizidgedanken beschäftigten... als Sie sich zur Suizidhandlung entschlossen... kurz vor dem Suizidversuch?" Sofern der Patient Angstempfinden angibt, fragt der Untersucher weiter nach den Gründen der Beängstigung. Da es dem Patienten erfahrungsgemäß schwerfällt, hierüber genauere Angaben zu machen, nennt der Untersucher ggf. mögliche Angstthemen: Angst vor den Folgen einer mißglückten Suizidhandlung, Angst vor unwiderbringlicher Selbstzerstörung (Todesangst), Angst vor Schmerzen (Angst vor dem Sterben), Angst vor einem Verlust der Selbstkontrolle (der Patient fürchtet, nicht mehr Herr seiner Sinne zu sein), Angst vor Schuld/Strafe.

6. Versagens-," Zukunfts"-, Katastrophenängste

a) Versagensängste: Der Untersucher fragt, was der Patient bei dem Gedanken an zukünftige Aufgaben und Belastungen empfindet, ob er sich ihnen grundsätzlich gewachsen fühlt. Die hier zu erörternden Versagensängste sollen sich auf den unmittelbaren oder mittelbaren Einfluß - und Verantwortungsbereich des Patienten beziehen. Ein Teil der vom Patienten vorgetragenen Befürchtungen betrifft erwartungsgemäß Ängste im Zusammenhang mit der jetzigen psychischen Erkrankung und wird dort vermerkt. Beschränkt sich der Patient auf allgemeine Angaben ("Ich weiß nicht, wie ich das alles schaffen soll"), geht der Untersucher wiederum den konkreten Inhalten der Versagensängste so detailliert wie möglich nach. In jedem Fall wird die Frage nach dem subjektiven Erleben, d. h. insbesondere nach dem Vorhandensein quälender Angstempfindungen, gestellt.

b) "Zukunftsängste": Der Patient wird gefragt, ob er sich Gedanken über zukünftige Ereignisse und Geschehnisse macht, die sich seinem persönlichen Einfluß - und Verantwortungsbereich entziehen. Hierzu können Sorgen um das eigene Schicksal oder das Wohl nahestehender Angehöriger und Freunde gehören. Wenn der Patient seine Befürchtungen in Form allgemeiner Zukunftsängste äußert ("Ich mache mir Gedanken, ob mir/ meinen Angehörigen etwas zustößt"), erkundigt sich der Untersucher weiter nach konkreten Inhalten der Besorgnis. Sofern sich die vorgetragenen Ängste eindeutig einer der übrigen Angstthemen zuordnen lassen, werden sie jeweils dort vermerkt. Außerdem fragt der Untersucher den Patienten nach etwaiger persönlicher Besorgnis oder Beängstigung um Umwelt-, militärische oder anderweitige Katastrophen (Katastrophenängste).

7. Alltagsängste

Hierher gehörende Ängste werden gesondert erfragt, da ein Teil der Patienten in den Vorgesprächen über das tägliche Leben betreffende Ängste berichteten, während sie die Frage nach Sorgen um die fernere Zukunft überzeugend verneinten. Manche beteuerten sogar, sie seien so sehr mit dem Hier und Jetzt beschäftigt, daß sie sich über ihre Zukunft überhaupt keine Gedanken machen könnten.

Die Patienten werden zunächst gefragt, wie sie alltägliche Aufgaben im Beruf/im Haushalt in den letzten Tagen (Wochen) erlebt haben. Anknüpfungspunkt ist vielfach auch der Tageslauf im Stationsleben der Klinik. Sofern die Kranken nicht spontan über die hier zu besprechenden Empfindungen berichten können, führt der Untersucher dem Patienten den Ablauf eines normalen, d.h. von besonderen Aufgaben und Belastungen freien Tages vor Augen ("Was empfinden Sie, wenn sie morgens wach werden? Wie kommen Sie mit dem Aufstehen, der Morgentoilette, dem Frühstück, eventuell der alltäglichen Arbeit zurecht?"). Gibt der Kranke an, er fühle sich durch kleine Anforderungen des Alltags überfordert o.ä., wird wiederum nach dem zugehörigen subjektiven Empfinden gefragt. Es hat sich in den Vorgesprächen gezeigt, daß manche gehemmt Depressive sich kaum oder nur unter Mühen zu irgendeiner Betätigung aufraffen können, ohne dies als beängstigend zu empfinden oder überhaupt erkennbar darunter zu leiden. Solche Kranken nehmen ihren Energieverlust und ihre Initiativelosigkeit teilnahmslos oder allenfalls traurig-resignierend zur Kenntnis. Nur wenn der Kranke sein Unvermögen als quälend erlebt und die Kennzeichnung seines zugehörigen Empfindens als eindeutig beängstigend bejaht, wird dies entsprechend vermerkt. In diesen Fällen fragt der Untersucher weiter, ob eine bewältigte Alltagsaufgabe mit einer Entlastung von Ängsten verbunden ist. Wird dies verneint, bittet der Untersucher den Patienten, weitere Einzelheiten des Tagesablaufes und die jeweils begleitenden Empfindungen zu schildern. Zeigt sich im weiteren Gespräch ein mehrfacher Wechsel der Angstobjektive, so wird dem Patienten die Frage vorgelegt, wie er sich dies erkläre. Nach den Erfahrungen der Voruntersuchung sind viele Kranke dazu in der Lage, sich im Gespräch von der Schilderung einzelner Anlässe der Angst zu lösen und grundsätzlichere Aussagen über die "Angst vor jeder Kleinigkeit" zu machen. Verharrt der Patient jedoch bei der Schilderung oder Aufzählung einzelner beängstigender Alltagssituationen, so wird dem Kranken vom Untersucher nicht eine Interpretation oder zusammenfassende Stellungnahme dargelegt bzw. angeboten.

8. Ängste in Verbindung mit Unwirklichkeitsgefühlen/weltanschauliche (metaphysische Ängste)

Der Patient wird gefragt, ob ihm bislang Vertrautes (Personen, eigener Körper, Natur, unbelebte Gegenstände) unwirklich oder verändert vorkomme. Sofern er dies bejaht und auf weiteres Befragen die begleitenden Empfindungen als beängstigend schildert, versucht der Untersucher, den Gründen dieser Beängstigung nachzugehen. Da es dem Patienten nach den Erfahrungen des Vorgespräches schwerfällt, sich hierzu zu äußern, führt der Untersucher ggf. mögliche Motive von Unwirklichkeitsängsten auf: Ängste, von natürlichen Empfindungen ausgeschlossen zu sein; Gefühl des Alleinseins; Angst, nicht verstanden zu werden. Hier können ggf. auch Ängste in Verbindung mit der psychischen Erkrankung nochmals zur Sprache kommen.

In einem weiteren Schritt fragt der Untersucher den Patienten nach weltanschaulichen (z.B. religiösen oder politischen) Bindungen. Bejahendenfalls erkundigt sich der Untersucher, ob sich die Einstellung des Patienten hierzu in letzter Zeit verändert habe (zum Beispiel das Zugehörigkeitsgefühl zu einer Glaubensgemeinschaft). Es schließt sich ggf. die Frage an, wie das gewandelte Verhältnis zu weltanschaulichen Themen (z. B. "Ich kann nicht mehr beten. Das sagt mir alles nichts mehr") erlebt wird. Auch hier kann es dem Patienten schwerfallen, sein Empfinden mit eigenen Worten zu beschreiben. Der Untersucher fragt daher zum Beispiel bei einem Verlust religiöser Bindungen nach einem Gefühl von Gottesferne. Wenn Ängste vom Patienten angegeben werden, fragt der Untersucher wiederum nach den Motiven dieser Beängstigung, soweit dies möglich ist.

9. Partnerverlustängste

Der Untersucher fragt, wie der Patient auf Trennungserlebnisse oder drohenden Verlust von wichtigen Bezugspersonen reagiert. Zur Veranschaulichung wird dem Patienten ggf. folgende Situation vor Augen geführt: Nehmen Sie an, Sie haben sich mit einem Freund/Partner zu einem Treffen verabredet. Was empfinden Sie, wenn der andere zu spät kommt oder sich überhaupt nicht an die Vereinbarungen hält? Schildert der Patient an dieser Stelle etwa die Befürchtung, nicht geschätzt/geliebt bzw. alleingelassen zu werden, erkundigt sich der Untersucher eingehender danach, inwieweit eine solche Situation als bedrohlich erlebt wird und als beängstigend zu bezeichnen ist.

Es ist im Interview nicht möglich zu beurteilen, ob und wieweit Partnerverlustängste tatsächlich begründet sind (etwa bei anhaltenden schweren Ehezerwürfnissen) oder nicht. Der Untersucher geht daher entsprechenden Äußerungen des Patienten nicht im einzelnen nach. Wenn der Patient noch unter dem Eindruck einer zurückliegenden Trennung/eines Partnerverlustes steht, werden Partnerverlustängste nur vermerkt, wenn sie während der gegenwärtigen Erkrankung bestanden haben oder noch bestehen. Ängste, die sich auf den Tod/Unfall eines Angehörigen oder Freundes beziehen usw. werden unter 6. vermerkt.

10. Ängste in Verbindung mit Mißtrauen

Der Patient wird zunächst gefragt, ob er seit Beginn der jetzigen Krankheit mißtrauischer geworden sei als früher. Wird dies bejaht, erkundigt sich der Untersucher danach, ob der Patient das Gefühl habe, andere redeten über ihn oder führten etwas gegen ihn im Schilde. Der Untersucher exploriert auch ausführlich nach etwaigen wahnhaften Beziehungs-, Verfolgungs- und Bestrafungsideen. Es wird das Ausmaß der Beeinträchtigung und das subjektive Erleben der jeweiligen Vorstellungen im einzelnen erfragt. In jedem Falle wird der Frage nach etwaiger Beängstigung nachgegangen.

11. Ängste in Verbindung mit Zwangshandlungen oder Zwangsgedanken

Der Patient wird über das Vorliegen von Zwangshandlungen oder -gedanken befragt. Um (pathologische) Zwänge von bloßen Gewohnheiten oder Ritualen abzugrenzen, empfiehlt es sich, Beispiele wie Kontroll-, Zähl- und Waschzwang aufzuführen. Falls Zwänge vorhanden sind, erkundigt sich der Untersucher ausdrücklich nach den Empfindungen des Patienten einerseits, wenn er seinen Zwangsimpulsen oder Zwangsgedanken nachgeht, andererseits, wenn er sie unterdrückt oder zu unterdrücken versucht. Es wird im einzelnen mit dem Patienten erörtert, ob die zugehörigen Gefühle von beängstigendem Charakter sind. Desweiteren werden die konkreten Inhalte von etwaigen Ängsten so detailliert wie möglich erfragt.

12. Phobien (situations- oder objektbezogene Ängste)

Der Untersucher fragt, ob bestimmte Gegenstände, Farben, Tiere oder konkrete äußere Anlässe und Situationen wie Fahrstuhl-, Autofahren, enge oder weite Plätze bzw. Menschenansammlungen als unangenehm, ggf. als beängstigend erlebt werden. Wird dies vom Patienten bejaht, erkundigt sich der Untersucher, was der Patient im einzelnen in dieser oder jener Situation befürchtet oder welche Gefahr nach seiner Meinung von einem konkreten Objekt ausgehe. Fürchtet sich der Patient zum Beispiel davor, in einer Menschenansammlung von anderen verhöhnt oder ausgelacht zu werden, so fragt der Untersucher weiter nach Mißtrauen, Beziehungsideen und so weiter (wie unter 10.). Gibt der Patient etwa an, er befürchte, auf weiten Plätzen zu stürzen, ohnmächtig zu werden, sterben zu müssen, so stellt der Untersucher weitere Fragen entsprechend dem Interviewthema 3 (hypochondrische Ängste) oder 5 (Angst vor Sterben/Tod). Auf diese Weise versucht der Untersucher, das den äußerlich faßbaren Phobien zugrundeliegende Angsterleben und damit Inhalt und Motiv der Beängstigung möglichst eingehend zu erfassen, soweit der Patient dies in einem nicht-tiefenpsychologisch ausgerichteten Interview bewußt wahrnehmen und aussprechen kann.

13. Gegenstandslose Angst

Nach den Erfahrungen der Vorgespräche geben zwar viele Patienten zunächst spontan an, sie wüßten nicht, wovor sie sich ängstigen. Wenn man sie aber bittet, Situationen zu schildern, in denen Ängste auftreten, oder wenn nach den die Ängste begleitenden Gedanken gefragt wird, treten in der Mehrzahl der Fälle Angstobjekte zutage. Die Patienten geben vielfach an, ihre Ängste seien zwar auf diese oder jene Situation, ein bestimmtes Thema usw. gerichtet, seien aber ganz und gar unsinnig und nicht begründet. Diesen Sachverhalt meinen viele Kranke, wenn sie sagen, die Angst sei nicht konkret. Es schien uns für das vorliegende Interview nicht sinnvoll, solche Ängste von vornherein als gegenstandslos zu klassifizieren und auf weitere Fragen zu verzichten. Zu viele wichtige Informationen würden auf diese Weise verlorengehen. Vielmehr wurde, wie oben beschrieben, möglichst versucht, die Ängste nach ihren Begleitumständen und ihrer inhaltlichen Ausgestaltung zu erfassen. Die Patienten wurden aber, wo dies möglich und sinnvoll erschien - zum Beispiel bei der Erörterung von Alltagsängsten (Thema 7) - ermutigt, sich zur Frage des Wechsels und der Austauschbarkeit von Angstobjekten zu äußern. Auf diese Weise wurde versucht, authentische Aussagen von seiten des Patienten zum Problem der Beziehung zwischen gegenständlicher und gegenstandsloser Angst zu gewinnen.

Sofern die Patienten ihre Ängste in den vorangegangenen Interviewteilen nicht explizit als gegenstandslos bezeichnet hatten, wird dem Patient bedeutet, daß die bisher zur Sprache gekommenen Ängste sich jeweils auf etwas Konkretes beziehen, d. h. schon rein sprachlich als "Angst vor..." ein Objekt haben. Ggf. wird dem Patienten dies anhand von Beispielen erläutert. Der Untersucher fragt jetzt, ob der Patient in letzter Zeit auch ein allgemeines Gefühl von Beklommenheit und Angst erlebt habe, ohne daß diese Empfindung von einem konkreten Gedanken an eine mögliche Quelle der Beängstigung begleitet war. Wird dies bejaht, so fragt der Untersucher weiter, wodurch sich das beschriebene Gefühl als Angst zu erkennen gab. Der Patient wird angeregt, sein Empfinden einschließlich der körperlichen Äußerungsformen ausführlich zu beschreiben. An dieser Stelle wird nochmals der Frage nachgegangen, ob das dargestellte Empfinden tatsächlich nach den einleitend bezeichneten Kriterien als beängstigend anzusprechen ist oder nicht.

In einem weiteren Schritt werden vom Untersucher Fragen zur Beziehung der aufgeführten gegenstandslosen und konkreten Ängste gestellt:

a) Wie verhalten sich die beiden Angstformen in ihrer zeitlichen Abfolge zueinander? Bestehen gegenständliche und gegenstandslose Ängste gleichzeitig, unabhängig voneinander, oder geht die eine Angstform aus der anderen hervor?

b) Welche der beiden Angstformen empfinden Sie als unangenehmer, quälender? Der Patient wird gebeten, seine Auffassung zu begründen.

14. Körperliche Äußerungsformen / Begleiterscheinungen der Ängste

Dem Patienten wird bedeutet, daß im bisherigen Gespräch vorwiegend Gefühle und Gedanken in Verbindung mit Ängsten zur Sprache kamen. Angstgefühle seien aber auch häufig von körperlichen Empfindungen begleitet bzw. drücken sich darin aus. Ggf. bittet der Untersucher den Patienten, sich eine beängstigende Situation zu vergegenwärtigen.

Ergänzend zu den Angaben des Patienten fragt der Untersucher, ob die vorgetragenen körperlichen Erscheinungen diffus im ganzen Körper und/oder lokalisiert an bestimmten Körperstellen oder Körperregionen empfunden werden.

Schlußteil des Interviews:

Der Untersucher betont, es gehe im Interview darum, das Angstempfinden des Patienten möglichst vollständig zu erfassen. Der Patient wird ausdrücklich gebeten, darüber nachzudenken, ob alle für ihn wichtigen Bereiche möglicher Beängstigung zur Sprache gekommen sind. Führt der Patient weitere Themen auf, werden sie wiederum auf ihren Erlebnischarakter hin befragt, eventuell bereits erörterten Angsterlebnisbereichen (jeweils im Einvernehmen mit dem Patienten) zugeordnet oder ggf. gesondert vermerkt.

Abschließend liest der Untersucher dem Patienten die zusammengetragenen wörtlichen Aussagen über Angsterleben nach den vorliegenden schriftlichen Notizen vor. Der Patient wird gebeten, das Erleben ungenau widerspiegelnde Formulierungen zu korrigieren. Durch nochmalige Konfrontation mit seinen Interviewaussagen wird dem Patienten darüber hinaus die Gelegenheit gegeben, seine Angaben zum subjektiven Erleben der verschiedenen Angstthemen nochmals vergleichend zu überprüfen. Auf diese Weise kann der Patient zunächst als nicht beängstigend geschilderten Äußerungen den Charakter von Angst zusprechen und umgekehrt.

Die Gesamtgesprächsdauer beträgt durchschnittlich 45 Minuten, ausnahmsweise 60 Minuten und länger, selten weniger als 30 Minuten. Bei Patienten mit einer schweren depressiven Erkrankung sind mehrfache Explorationen (zu Beginn der stationären Behandlung und während der beginnenden Rekonvaleszenzphase) erforderlich.

Die Angaben der Patienten im semistrukturierten klinischen Interview wurden zum Zwecke einer computergesteuerten Auswertung codiert. Die Verschlüsselung der Ergebnisse ist im Anhang ausführlich dargestellt.

Die Antworten auf die Frage nach den Inhalten von Suizid- und Unwirklichkeitsängsten sowie nach den Folgen ihrer vermeintlichen Schuld wurden - wie oben dargestellt - vom Untersucher vorstrukturiert. Im übrigen wurden die spontanen Angaben der Patienten zu den Inhalten der im Interview zur Sprache gebrachten Ängste gesammelt und in bis zu 9 Antwortgruppen gegliedert. Auch Mehrfachnennungen wurden bei der Verschlüsselung der Daten berücksichtigt. Der gleichwohl hiermit verbundenen Reduktion der Aussagenvielfalt wird dadurch begegnet, daß neben der statistischen Auswertung des Interviews zahlreiche Patientenangaben im Wortlaut wiedergegeben werden.

In Ergänzung der vom Untersucher erfragten Ängste gaben die Patienten andere Ängste an, die sich als Bindungs- und (nicht zwanghafte) Kontrollverlustängste zusammenfassen ließen (siehe Kap. E 1.15 und 2.15).

Mehrfachcodierungen von Patientenaussagen: Sofern bei der Erörterung eines Angsterlebnisbereiches auch andere Ängste zur Sprache kamen, wurden diese ebenfalls verschlüsselt, auch wenn deren Vorhandensein im vorangegangenen Gespräch verneint worden war. So werden im Zusammenhang mit situations- und gegenstandsbezogenen Ängsten häufig hypochondrische Ängste, aber auch Ängste in Verbindung mit Mißtrauen und Bindungsängste geäußert. Weitere Beispiele betreffen hypochondrische Ängste, die erst bei der Erörterung der Frage nach Todesängsten zur Sprache kamen oder Schuldängste im Zusammenhang mit der Angabe von Suizidängsten.

2.2 Self-Rating Anxiety Scale

In Ergänzung zum semistrukturierten klinischen Interview wurde die Self-Rating Anxiety Scale (SAS, Zung 1971) verwendet. Es handelt sich um ein international verbreitetes Instrument zur Selbstbeurteilung der Angst. Die SAS ist in ihrer Anwendung nicht auf ängstlich-neurotische Patienten eingeschränkt; sie ist allgemein bei Erwachsenen mit Angstsymptomatik indiziert. Die Skala weist eine befriedigende Korrelation mit dem inhaltlich gleich konzipierten Fremdbeurteilungsinstrument, der Anxiety Status Inventory (ASI, Zung 1971), auf ($r = 0,66$; Zung 1974).

Die SAS enthält 20 Angstitems, von denen 5 affektiv (psychisch) und 15 somatisch sind.

Die ersten 3 Items: "Ich fühle mich nervöser und ängstlicher als sonst" - "Ich fürchte mich ohne jeden Grund" - "Ich rege mich leicht auf oder bekomme das Gefühl, in Panik zu geraten" nehmen ausdrücklich Bezug auf Angsterleben, während bei den übrigen Aussagen der Skala ein Zusammenhang mit Angstempfindungen nicht unmittelbar hergestellt wird (z.B. "Ich muß häufiger als sonst Wasser lassen").
Die schriftliche Anleitung für die Patienten lautet: In diesem Fragebogen finden Sie 20 Feststellungen über Ihr Befinden. Bitte lesen Sie jede Aussage sorgfältig durch und entscheiden Sie, wie Sie sich während der letzten 7 Tage gefühlt haben. Entscheiden Sie, welche der folgenden Aussagen für Sie zutrifft: "selten oder nie", "manchmal", "oft" oder "meistens oder immer". Kreuzen Sie bitte das entsprechende Kästchen an! Bitte beantworten Sie alle Fragen!

Die Skala wurde vom Patienten jeweils in Anwesenheit des Untersuchers ausgefüllt. Sie liegt in deutscher Übersetzung vor (CIPS 1977).

2.3 Hamilton Depression Scale

Die Hamilton Depression Scale (HAMD, Hamilton 1960) wurde als gebräuch-
lichste Fremdbeurteilungsskala zur quantitativen Erfassung der Depressivität
angewendet. Dies diente dem Zweck, die Beziehung zwischen der Angst und
dem Schweregrad der Depression zu untersuchen.

Die HAMD weist eine günstige Korrelation mit einer globalen Depressions-
einschätzung auf (Übersicht bei Hedlund u. Vieweg 1979). Sie wurde in der 21-
Item-Version mit jeweils 3- bzw. 5stufiger Item-Bewertung verwendet (CIPS
1977). Folgende psychische Symptome werden erfaßt:

Depressive Stimmung, Schuldgefühle, Suizid(neigung), Beeinträchtigung bei der Arbeit und sonstigen Tätigkeiten, depressive Hemmung bzw. Erregung, Hypochondrie, Krankheitseinsicht, Tages-
schwankungen der Befindlichkeit sowie Depersonalisation/Derealisation (Unwirklichkeitsgefühle,
nihilistische Ideen), paranoide und Zwangssymptome. Desweiteren werden Vorhandensein und
Ausprägung psychischer und somatischer Äußerungsformen von Angst ermittelt. Weitere somatische Symptome der HAMD sind:
Ein- und Durchschlafstörungen, Schlafstörungen am Morgen, gastrointestinale und allgemeine
körperliche Symptome (Vitalsymptome) sowie Genitalsymptome und Gewichtsverlust.

Folgende *statistische Auswertungsverfahren* kamen zur Anwendung:

- X^2- Test nach Fisher (Kontingenztafel)
- X^2- Anpassungstest (zum Vergleich von ermittelten und erwarteten Häufig-
keiten von Merkmalskombinationen)
- Pearson' (r) Korrelationskoeffizient
- T-Test für unverbundene Patientenstichproben

Die verwendeten multivariaten statistischen Untersuchungsintrumente waren
Faktorenanalyse (Varimax-Rotationsverfahren) und lineare Diskriminanzfunktionsanalyse nach Mahalanobis.

E. Ergebnisse

1 Die Angst in der Melancholie

Wenn wir nachfolgend die Angst in der Melancholie und in der Neurose erörtern, so verwenden wir Begriffe wie Themen, Inhalte, Formen bzw. Äußerungsformen der Angst. Derartige Umschreibungsversuche sind jedoch unzureichend: Inhaltliche/thematische Ausgestaltung der Angst meint nur eine Seite des zugrundeliegenden Phänomens Angst. Auch die Beschreibung von (Äußerungs-)formen der Angst führt weg vom Zentrum der Angst. Im Mittelpunkt der vorliegenden Arbeit soll vielmehr das Angsterleben selbst stehen, auch wenn dies sprachlich vielfach nur mittelbar zum Ausdruck kommt.

Von den 160 untersuchten melancholischen Patienten gaben 154 (96,2%) an, unter Angst zu leiden. Alle von uns vermuteten Kategorien/Themen der Angst kamen in der Melancholie vor. Die Häufigkeitsverteilung gibt Tabelle 7 an, im einzelnen:

1.1 Schuldängste

Insgesamt gaben 94 melancholische Patienten (58,8% der melancholischen Gesamtstichprobe) spontan oder auf Befragen Schuldempfindungen an. Von diesen schilderten 59 (36,9% der melancholischen) Patienten das Gefühl, Schuld auf sich geladen zu haben, als quälend und beängstigend (Tabelle 8). Von diesen 59 Patienten mit Schuldängsten äußerten 19 die Schuld so, daß von einem Schuldwahn gesprochen werden muß. Bei dieser ausgeprägtesten Form des Schulderlebens sind die Wahnkriterien der absoluten Gewißheit und Unkorrigierbarkeit erfüllt.

Bei 12 melancholischen Patienten war das Schulderleben auf eine göttliche Schuldinstanz gerichtet; diese Versündigungsvorstellungen traten in keinem Fall ohne begleitendes Angsterleben auf. Von diesen Melancholischen mit Versündigungsangst ließ sich in 7 Fällen eine wahnhafte Ausgestaltung des Versündigungserlebens (Versündigungswahn) nachweisen.

56 (von 59) Patienten gaben einen konkreten Inhalt bzw. konkrete Inhalte der Schuldängste (vergangenheitsbezogen) an. Hierzu gehören alle Patienten mit Schuldwahn und Versündigungsvorstellungen. Wie aus Tabelle 8 zu ersehen, betrafen die Schuldängste in der Mehrzahl der Fälle den unmittelbaren zwischenmenschlichen Bereich (1).

Einige Beispiele:
"Wenn ich wach werde, morgens früh, geht das schon los. Was hast du verkehrt gemacht? Wenn einer schlecht gelaunt ist, denke ich, es liegt an mir, da habe ich Qualen wegen."

Beispiele für andere Schuldängste sind:

Auf Pflichten, nicht auf konkrete Menschen bezogen (2): "Was könnte dabei herauskommen, wenn die feststellen, was ich falsch gemacht habe?" (Schuldängste, bezogen auf berufliche Tätigkeit als Bankkaufmann).

Tabelle 7. Ängste bei melancholischen Patienten (N = 160) - Übersicht

		N	%
1.	Schuldängste	59	36,9
2.	Verarmungsängste	48	30,0
3.	Hypochondrische Ängste	53	33,1
4.	Ängste der psychischen Krankheit wegen	106	66,2
5.	Ängste vor dem Sterben	10	6,3
	Todesängste	21	13,1
	Suizidängste	56	35,0
6.	Versagensängste	79	49,4
	Zukunftsängste	13	8,1
	Katastrophenängste	6	3,7
7.	Alltagsängste	90	56,2
8.	Unwirklichkeitsängste	26	16,2
	Metaphysische Ängste	14	8,7
	Nichtigkeitsängste	4	2,5
9.	Partnerverlustängste	22	13,7
	Ängste vor dem Alleinsein	9	5,6
10.	Ängste in Verb. mit Mißtrauen	41	25,6
11.	Ängste in Verb. mit Zwängen	5	3,1
12.	Situationsbez. Ängste	9	5,6
	Objektbez. Ängste	0	0
13.	Gegenstandslose Angst	40	25,0
14.	Körperliche Angstäußerungen	135	84,4
	a) lokalisiert	105	65,6
	b) diffus	88	55,0
15.	Bindungsängste	0	0
	Kontrollverlustängste	2	1,2

Suizidales Verhalten (3): "Ich hätte vielleicht anders handeln sollen... Gottesferne, weil ich Schuld auf mich geladen habe, daß ich nicht mehr ein noch aus wußte und nachher die Tabletten genommen habe. (auf Nachfrage) Da kriege ich Angst, wenn ich denke, was ich gemacht habe."
Andere Verfehlungen (4): "Ich habe richtig Angst, daß ich früher onaniert habe... Ich kann das nicht als normal empfinden."
Schuldig am jetzigen Zustand (5) und (1): "Ich fühle mich schuldig vor unserem Herrgott. Es war falsch, daß ich meine Familie im Stich gelassen habe..., daß ich hierher gekommen bin. Ich gehöre hier gar nicht hin. Ich muß arbeiten..., ja, ich fühle mich sündig vor meinem Herrgott... Das quält mich" (Versündigungswahn).

Zum Teil betrafen die Schuldängste mehrere Themen:

(1) und (5): "Ich mache mir zum Vorwurf, daß ich mich in alles hineingesteigert habe. Da habe ich mir alles selber zuzuschreiben. Ich bin da ganz allein Schuld dran, das quält mich... Die Familie hätte mich so nötig gebraucht" (Schuldwahn).

(1) und (4): "Ich bin mit Skrupeln geplagt... Habe Angst, daß ich in der Altenstube was falsch gemacht habe. Es ist diese Angst, daß ich nicht ehrlich bin. Das sind alles Gewissensängste... Als wenn ich mein Leben gar nicht in Ordnung bringen kann. Als wenn mir keiner die Schuld abnehmen könnte. Wenn ich eine entblößte Figur sehe oder einen zweideutigen Witz höre, dann denke ich, du hast gesündigt, wenn ich dahingucke... Das Angstgefühl ist immer Schuld und Sünde. Als wenn da eine zweite Stimme wäre, die mich drangsalieren will. Wenn ich nichts mehr habe, irgendetwas finde ich immer, was ich falsch gemacht habe."

(2) und (5): "Angst, daß ich in der Entwicklung stehengeblieben bin..., daß die Zeit mich überrollt hat. Ich denke dabei an fest umrissene Ereignisse... Ich hatte die Chance der Weiterentwicklung und habe sie aus einem fahrlässigen Gefühl heraus nicht ergriffen... Ich habe mich gegenüber Gott versündigt... Angst, daß ich mich in eine Krankheit geflüchtet habe, weil ich mit dem Leben nicht fertigwerde" (Versündigungswahn).

Tabelle 8. Schuldängste bei melancholischen Patienten (N = 160)

	N	%
Schuldängste[a]	59 (19)[d]	36,9 (11,3)[d]
davon: Versündigungsängste[a]	12 (7)[e]	7,5 (4,4)[e]
konkreter Schuldinhalt[b]	56	94,9
allgemeine Schuldängste[b]	3	5,1
Inhalt der Ängste (vergangenheitsbezogen):[b,c]		
im zwischenmenschlichen Bereich	30	50,8
auf Pflichten in Gesellschaft und Beruf bezogen	13	22,0
wegen suizidalen Verhaltens	4	6,8
wegen anderer Verfehlungen gegenüber	9	15,8
Ansprüchen an die eigene Person		
schuldig sein am jetzigen Zustand	13	22,0
Befürchtete Folgen der Schuld (zukunftsbezogen):[b,c]		
persönlicher Ehrverlust, Gewissensqualen	11	18,6
Bestrafung	9	15,3
Folgen der vermeintlichen Schuld für andere	15	25,4
nicht wiedergutmachen können	7	11,9
keine Angabe	17	28,8

[a] Prozent der ges. Patientenstichprobe
[b] Prozent der Patienten mit Schuldängsten
[c] Mehrfachnennungen möglich
[d] in Klammern: Schuldwahn
[e] in Klammern: Versündigungswahn

Bei 3 Patienten ließ sich kein konkreter Inhalt der Schuldängste ermitteln:

"Man hat Sachen gesagt, die kann man nicht aus der Welt schaffen... Angst, daß man nicht rauskommt aus dem, was man gemacht hat... Ich kann nicht sagen, wo ich etwas bewußt falsch gemacht habe."

"Ich habe das Gefühl, du hast was falsch gemacht... Ich werde das nicht los."

"Ich meine immer, ich bin nicht richtig. Ich müßte allen sagen, daß ich ganz schlecht bin."

Die Inhalte der Schuldängste bei Patienten mit und ohne wahnhafte Schuld-
gewißheit weichen nicht erheblich voneinander ab. Allenfalls ist anzumerken,
daß die Ängste, für den jetzigen Zustand verantwortlich zu sein, bei Patienten
mit Schuldwahn häufiger als bei Kranken ohne Schuldwahnbildungen vorhanden sind.

42 Patienten machten Angaben über die befürchteten Folgen ihrer
vermeintlichen Schuld (zukunftsbezogen; Tabelle 8, unterer Teil).

Beispiele:
Persönlicher Ehrverlust, Gewissensqualen: "Es ist falsch, daß ich das jetzt nicht kann... Das ist ty-
pisch für mich... So wie jetzt, daß ich nichts kann, so war das immer schon. Ich habe nur früher
nicht so daran gedacht. Das quält mich wohl am meisten."
Bestrafung: "Ich denke, ich hätte mich mehr anstrengen müssen... Das hätte ich vermeiden können.
Rechne mir als Schuld an, daß ich Beziehungen zu Frauen hatte... Ich habe die Einsamkeit der
Frauen ausgenutzt... Angst vor Strafe Gottes (nicht wahnhafte Versündigungsängste)."

Bei 5 von 9 Patienten mit Bestrafungsängsten lag eine Versündigungsthematik vor:

Schuldfolgen für andere: "Ich hätte vielleicht manchen Kameraden retten können, wenn ich im
Krieg zum Sanitäter ausgebildet worden wäre. Das geht mir immer wieder durch den Kopf. Im
Krankenhaus sind Menschen umgekommen, ganz in meiner Nähe... (Schuldwahn)."
Nicht wiedergutmachen können: "Ich hätte nicht versagen dürfen... Ich habe es nicht geschafft in
meinem Beruf. Da mache ich mir Vorwürfe... Ob ich das wiedergutmachen kann?"

Ein schuldhaftes Vergehen im Vorfeld der Erkrankung ließ sich bei keinem
melancholischen Patienten mit Schuldängsten zweifelsfrei nachweisen.

1.2 Verarmungsängste

Von 48 melancholischen Patienten (=30,0%) wurden Verarmungsängste angegeben. Bei 12 Patienten von ihnen (=7,5% der melancholisch Kranken insgesamt) bestanden Verarmungsideen von wahnhafter Gewißheit.

In 44 Fällen nannten die Patienten konkrete Inhalte der Verarmungsideen
(siehe Tabelle 9); wahnhafte Verarmungsideen gingen stets mit konkreten
Angstinhalten einher.

Beispiele:
Verlust des Vermögens (1): "... Daß wir das Haus verkaufen müssen. Wie sollen sich die finanziellen Verhältnisse verändern?... Daß wir aus X wegziehen müssen... Daß wir nichts mehr zum Le-
ben haben" (Verarmungswahn).
Verlust der beruflichen Existenz, des Einkommens (2): "Daß alles total zusammenbricht bei mir.
Wenn ich zu lange raus bin, wird das Gehalt gekürzt. Man kann mich einfach entlassen, das ist doch
möglich nach einer gewissen Zeit."
Krankenhauskosten (3): "Ich muß immer wieder darüber nachdenken, ob die Krankenversicherung
die vielen Kosten bezahlt, ich bin ja selbst Schuld dran" (Verarmungswahn).
Schulden, Geldmangel (4): "Angst, daß ich mal was bezahlen muß und dann kein Geld mehr da ist."

Beispiel für mehrere Themen der Verarmungsängste sind:

(1) und (3): "Ich habe Angst, daß wir den Hof nicht behalten können... Daß ich die Rechnung von
der Kasse nicht bezahlen kann" (Verarmungswahn).

(1) und (4): "... Daß wir unser Haus verkauft haben. Habe Angst, daß das Geld so schnell weggeht... Ich hab überhaupt kein Bargeld in der Klinik."

Bei weiteren 4 Patienten war kein konkreter Inhalt der Verarmungsängste festzustellen.

Beispiele:
"Angst vor finanziellem Ruin. Das sind ganz vage Ängste. Das kann eigentlich nicht sein. Ich denke, wenn es so weitergeht mit mir, dann ist irgendwann Schluß."
"Meine Frau sagt, wir kommen finanziell schon zurecht. Aber ich kann mich dabei nicht beruhigen... Man will ja auch mit anderen mithalten."

Tabelle 9. Verarmungsängste bei melancholischen Patienten (N = 160)

	N	%
Verarmungsängste[a]	48 (12)[d]	30,0 (7,5)[d]
konkreter Verarmungsinhalt[b]	44	91,7
allgemeine Verarmungsängste[b]	4	8,3
Inhalt der Ängste:[b,c]		
Verlust des Vermögens, des Besitzes	13	27,1
Verlust der beruflichen Existenz, des Einkommens	10	20,8
Krankenhauskosten nicht bezahlen können	11	22,9
Schulden, Geldmangel	17	35,4

[a] Prozent der ges. Patientenstichprobe
[b] Prozent der Pat. mit Verarmungsängsten
[c] Mehrfachnennungen möglich
[d] in Klammern: Verarmungswahn

Bei melancholischen Patienten wahnhafter Gewißheit des Verarmungserlebens finden sich häufiger als bei Kranken ohne Verarmungswahn die Themen: Verlust des Vermögens, Besitzes und die Angst, die Krankenhauskosten nicht aufbringen zu können. Bei Patienten ohne wahnhafte Verarmungsgewißheit betreffen die Inhalte der Verarmungsängste häufiger Schulden und Geldmangel.
Bei 3 Patienten (ohne Wahnbildungen) ließ sich ein realer Hintergrund der Verarmungsängste feststellen.

1.3 Hypochondrische Ängste

80 melancholische Patienten (50,0% der melancholischen Gesamtstichprobe) gaben hypochondrische Befürchtungen im weiteren Sinne an. Von diesen berichteten 53 (= 33,1% der melancholischen) Patienten über hypochondrisches Angsterleben (Tabelle 10).
In 9 Fällen waren die hypochondrischen Ängste von wahnhaftem Charakter.

46 Patienten äußerten ausschließlich Ängste vor konkreten körperlichen Leiden/Krankheiten; hierzu gehörten alle Patienten mit hypochondrischen Wahnideen. Am häufigsten wurden Ängste vor Krebs- und Herz-Kreislauf-Leiden genannt.

Beispiele:
Krebs (1): "Daß ich vielleicht Krebs kriegen könnte oder sowas."
Herz-Kreislauf-Leiden (2): "Ich denke immer, ich habe eine Embolie oder so etwas, daß das Herz plötzlich aussetzt und dann Feierabend ist."
Magen-Darm-Leiden (3): "Ich meine, daß was mit dem Unterleib nicht mehr in Ordnung ist, daß es mit dem ganzen Darm nicht mehr funktioniert. Ich denke, ob man dann wohl eine Vergiftung kriegt" (hypochondrischer Wahn).
Infektions-, Geschlechtskrankheit (4) und (1): "Ich bin fest davon überzeugt, daß ich an Syphilis und an Krebs erkrankt bin. Es kann auch ein Lungen- und Hautkrebs sein... Man hat mir schon die Gebärmutter entfernt. Das war ein Vorstadium von Krebs... Ich beobachte meinen Körper ganz genau" (hypochondrischer Wahn).
Ersticken (5): "Diese Platzangst in engen, kleinen Räumen... so ein Gefühl, keine Luft mehr zu kriegen."
Zusammenbrechen, Bewußtloswerden (6): "... Daß ich nicht mehr kann, daß ich einfach zusammenklappe."
Nicht mehr laufen können (7): "Es beunruhigt mich, daß ich nicht so beweglich bin... Ich fürchte, daß es immer schlimmer wird mit dem Laufen."
(1) und (2): "Ich habe Angst, daß etwas passiert... Daß der Kreislauf zusammenbricht... Ich komme nicht davon los, daß ich Krebs habe."
Bei den anderen Störungen (siehe Tabelle 10) handelt es sich um Ängste vor Zahnleiden (zweimal), Zuckerkrankheit (einmal), Folgen einer Verätzung (realer Hintergrund, einmal), Blindwerden (zweimal), Miktionsstörungen (einmal) und Pfeifen im Kopf (einmal). Ein Patient äußerte neben Magen-Darm-Beschwerden multiple Befürchtungen:
"Zur Zeit würde ich sagen, daß meine Nieren versagen... Daß Magen und Darm nicht mehr richtig arbeiten... Auch bei den Augen habe ich das Gefühl, daß sie sich verändert haben."

3 Patienten schilderten hypochondrische Ängste ohne konkreten Inhalt.

Beispiele:
"Ich mache mir Sorgen um dieses und jenes Organ..., aber ich weiß wohl, daß es nicht um ein bestimmtes Organ dabei geht."
"Bisher war ich immer gesund..., ob das so bleibt?"

Von 4 weiteren Patienten wurden nebeneinander sowohl allgemeine als auch konkrete hypochondrische Ängste geäußert.

Beispiele:
"Das Gefühl, du gehörst auch zu den Krebskranken... Krankheiten überhaupt, auch die meiner Frau, die hat Asthma."
"Angst davor, sterben zu müssen, vor einem langen Siechtum, daß es nicht besser wird... Daß sich eine körperliche Krankheit auf die Depression aufpropft... Das schlimmste ist ein Krebs mit langem Siechtum, weil ich manchmal so schwach bin... Ob diese trizyklischen Medikamente Krebs erzeugen?"

In Anbetracht der relativen Seltenheit hypochondrischer Wahnbildungen läßt sich aus der gesonderten Berechnung für die wahnhaft-hypochondrischen Patienten nicht viel ableiten. Allenfalls ist bei den Wahnhaft- Hypochondrischen die Magen- Darm- Lokalisation und auch die Befürchtung einer Vergiftung häufiger als bei den hypochondrisch gestimmten Melancholiekranken ohne wahnhafte hypochondrische Überzeugung.

Tabelle 10. Hypochondrische Ängste bei melancholischen Patienten (N = 160)

	N	%
Hypochondrische Ängste[a]	53(9)[d]	33,1(5,6)[d]
konkreter Inhalt der hypochondrischen Ängste[b]	46	86,8
allgemeine hypochondrische Ängste[b]	3	5,7
konkrete und allgemeine hypochondrische Ängste[b]	4	7,5
befürchtetes körperliches Leiden:[b,c]		
Krebs	10	18,9
Herz-Kreislauf-Leiden	12	22,9
Magen-Darm-Leiden	9	17,0
Infektions-, Geschlechtskrankheit	3	5,7
Ersticken, keine Luft bekommen	2	3,8
Zusammenbrechen, bewußtlos werden	5	9,4
nicht mehr laufen können	7	13,2
andere Störung, anderes Leiden	9	17,0
befürchtete Folgen des körperlichen Leidens:[b,c]		
Schmerzen	2	3,8
Vergiftung	2	3,8
Invalidität	2	3,8
langes Leiden	1	1,9
Sterben, Tod	15	28,3
keine Besserung	12	22,6
man an findet mich nicht	1	1,9
keine Angabe	23	43,5

[a] Prozent der ges. Patientenstichprobe
[b] Prozent der Patienten mit hypochondrischen Ängsten
[c] Mehrfachnennungen möglich
[d] in Klammern: Hypochondrischer Wahn

Über die befürchteten Folgen des vermeintlichen körperlichen Leidens machten 30 Patienten verwertbare Angaben. Am häufigsten wurden ausdrücklich Ängste vor Sterben und Tod genannt (N = 15), desweiteren Ängste vor einer ausbleibenden Besserung des körperlichen Leidens (N = 13).

Beispiele:
Schmerzen in Verbindung mit Ängsten vor dem Sterben: "Ich denke immer, ich kriege Schmerzen und kann nicht mehr... Denke an Krebs. Ob ich wohl sterben muß?.. Daß das dann schnell geht."
Vergiftung: "Meine Blase, die ist nicht in Ordnung, da sind Bakterien drin... Ich meine immer, das geht auf den ganzen Körper über, als ob das alles vergiftet wäre, von innen her" (hypochondrischer Wahn).
Invalidität, Angewiesenheit auf andere: "Ich habe Grauen Star, und das wird und wird nicht besser. Ich kann gar nicht mehr lesen und schreiben, geschweige denn handarbeiten. Was wird, wenn ich meinen Beruf nicht mehr ausüben kann? Ich habe wahnsinnige Angst, wie es überhaupt weitergehen soll. Ich weiß nicht, wie ich da herauskommen soll. Es dreht sich alles um das Sehen. Ich komme mir so nutzlos vor. Jetzt kann ich gar nichts mehr machen."
Sterben/Tod: "Ich weiß nicht, was hinter der Gewichtsabnahme steckt... Das bedrückt mich sehr..., macht mir auch Angst. Ob das so schlimm wird, daß ich irgendwann nicht mehr bin... Denke an Krebstod."

Keine Besserung: "Angst, daß ich nie wieder gesund werde... Daß ich mich mit der Zahngeschichte abfinden muß... Die Zähne und das Psychische, das ist ein Topf... Die Zähne stehen im Zentrum meines Lebens."

Man findet mich nicht: "Daß ich wieder diese Herzanfälle kriege, und es ist niemand da, der mir hilft. Mir klopft den ganzen Tag das Herz wer weiß wie... Angst, daß ich plötzlich versage und irgendwo liege."

Bei 5 Patienten (ohne Wahnbildungen) ließ sich ein realer Hintergrund der hypochondrischen Ängste feststellen, nämlich eine ernsthafte körperliche Erkrankung.

1.4 Ängste der psychischen Krankheit wegen

106 (= 66,2%) der melancholischen Patienten äußerten Angstempfindungen, die ihre derzeitige psychische Krankheit zum Inhalt hatten. Die vorgetragenen Ängste betrafen sowohl den gegenwärtigen Zustand (N = 34) als auch den weiteren Verlauf (N = 93) der Krankheit.

Die auf den gegenwärtigen Krankheitszustand gerichteten Angstinhalte sind in Tabelle 11 aufgeführt. Die Mehrzahl der Patienten litt unter Ängsten, nicht mehr richtig denken zu können bzw. Angst vor Vergeßlichkeit.

"Mein Verstand oder was. Die Gedanken sind immer weg, es ist alles weg."

Beispiele für andere Angstinhalte sind:

Kontaktverarmung: "Ich kann ja nur über die Krankheit sprechen, ich kann gar keinen richtigen Kontakt zu jemandem aufnehmen."

Verlangsamung, Hemmung: "Ich bin manchmal ganz aufgeregt über meine Langsamkeit."

Schlaflosigkeit: "Ob ich je wieder so schlafen kann, wie ich früher geschlafen habe. Das ist irgendwie beängstigend, daß man noch nicht gefunden hat, was es ist, daß man mit der Behandlung nicht den Kern trifft... Tagsüber ist schon die Angst da: Kannst du heute nacht schlafen?"

Man sieht mir meine Krankheit an: "Wenn ich irgendwo hin muß, dann habe ich das wochenlang in den Knochen... Angst vor den Menschen, daß man mir das ansieht, daß ich depressiv bin."

67 Patienten gaben - in meist stereotypen Wendungen - Ängste an, sie könnten sich nicht vorstellen, daß sich die Krankheit bessere, daß sie wieder wie früher werden.

Beispiele:

"Ich habe Angst, daß ich aus der Krankheit nicht mehr herauskomme... Ich denke, diesmal packst du es nicht... Angst, daß ich nicht mehr so werde wie früher."

"Ich weiß nicht, wie das vorbeigehen soll."

"Die Hauptangst ist, daß ich nicht wieder gesund werde."

"Es ist die Angst: Kann dir geholfen werden.? Gehst du genauso wieder nach Hause, wie du gekommen bist?"

"Daß da was zurückbleibt, daß ich es nicht wieder loswerde."

"Ich bin nicht mehr dieselbe wie früher. Ich ruhe nicht in mir, kann nicht lachen, kann nicht weinen. Daß ich nicht mehr die Alte werde, die ich früher mal war. Angst, daß ich da nicht mehr rauskomme, weil das schon so lange her ist."

Andere auf den Verlauf der jetzigen Krankheit gerichtete Ängste siehe in der Tabelle 11.

Beispiele:
Dauert lange: "Angst, daß es so lange dauert, bis ich wieder nach Hause komme."
Kommt wieder: "Ich denke, das kommt immer wieder."
Verschlechterung/Langzeitbehandlung: "Angst, daß man mir nicht helfen kann..., daß es so weit kommt, daß ich in eine Anstalt rein muß."
"Ich habe den Eindruck, daß das einen schlechten Ausgang nimmt, daß ich ein Pflegefall werde oder irgendetwas."

Tabelle 11. Ängste der psychischen Krankheit wegen bei melancholischen Patienten (N = 160)

	N	%
Ängste der psychischen Krankheit wegen:[a]	106	66,2
Inhalt der Ängste:[b,c]		
a) den gegenwärtigen Zustand betreffend:	34	32,1
nicht mehr richtig denken können, Vergeßlichkeit	15	14,2
Kontaktverarmung	9	8,5
Verlangsamung, Hemmung	4	3,8
Schlaflosigkeit	4	3,8
man sieht mir meine Krankheit an	1	0,9
keine konkrete Angabe	1	0,9
b) den weiteren Krankheitsverlauf betreffend:	93	87,7
keine Besserung, nicht mehr wie früher werden	67	63,2
dauert lange	8	7,5
kommt (immer) wieder	6	5,7
Verschlechterung, Langzeithospitalisierung	16	15,1
Gefängnis	1	0,9
verrückt werden, den Verstand verlieren	15	14,2
Versagen (in unmittelbarem Zusammenhang mit der Krankheit)	9	8,5

[a] Prozent der gesamten Patientenstichprobe
[b] Prozent der Patienten mit Ängsten der psychischen Krankheit wegen
[c] Mehrfachnennungen möglich

Gefängnis/Gummizelle: "Ich habe Angst: jetzt kommst du noch eine Zelle weiter, dann noch eine Zelle..., dann kommst du in die Gummizelle.
Verrückt werden: "... Daß ich den Verstand verliere, das stelle ich mir schrecklich vor."
"Die psychische Krankheit ängstigt mich schon, daß man hinterher immer rappeliger und verrückter wird."
Versagen und Ausbleiben der Besserung: "Ich habe Angst, daß ich diesmal nicht da durchkomme, daß ich nicht mehr normal werde. Ich denke, ich kann nie wieder den Haushalt führen, ich kann ja auch nicht ewig hier im Krankenhaus bleiben."

1.5 Ängste vor Sterben und Tod - Ängste in Verbindung mit suizidalen Gedanken und Handlungen (Suizidängste)

Angst vor Sterben und Tod und andererseits Angst vor Suizid bilden zwar formal-logisch einen Gegensatz, zwischen dem von außen und von innen drohenden Tod ist aber in der Krankheit der Gegensatz vielfach aufgehoben. Daher werden diese Angstthemen gemeinsam erörtert (desweiteren siehe Diskussion).

Ängste vor Sterben und Tod stehen zum einen im Zusammenhang mit hypo-chondrischen Ängsten(N = 15).

4 Patienten (siehe Tabelle 12) geben ausdrücklich Ängste vor dem Prozeß des Sterbens an.

Beispiele:
"Daß es mit mir qualvoll zu Ende geht."
"Ob ich wohl sterben muß?... Daß das dann schnell geht."
"Ängste vor dem Immer- Älter- Werden... Vor dem Tod oder besser: Vor dem Sterben, daß das ein langes Ende nimmt."

Mit der Bezeichnung "Todesangst", Angst, daß es "bald vorbei" oder "bald Schluß" ist (N = 11) dürfte jedoch weit häufiger die Angst vor dem Sterben als vor dem Zustand des Totseins gemeint sein.

Beispiele:
"Wenn das so weitergeht, was soll dann anderes daraus werden, als daß es bald vorbei ist?"
"Das mit dem Herzen, das ist wie eine Todesangst, daß ich denke, jetzt ist es vorbei."
"Das ist eine richtige Todesangst, daß ich immer mehr abmagere."

Eine unbestimmte, allgemeine Todesangst und Angst vor dem Sterben, unabhängig von hypochondrischen Befürchtungen und suizidalen Gedanken wurde von insgesamt 7 Patienten geäußert.

Beispiele für allgemeine Todesängste:
"Angst vor dem Tod, weil der Tod so schrecklich ist."
"Ich habe Angst, daß das Leben vorbei ist... Daß ich nicht mehr aufwache."
"Man hat Angst, daß man elend umkommen muß."

Beispiele für allgemeine Sterbensängste:
"Ich habe Angst vor einem qualvollen Sterben. Wer gibt mir dann die Hand? Ich habe Angst, daß ich dann alleine bin. Ich habe nicht Angst vor dem Tod."

In den Äußerungen von zwei melancholischen Patienten drückt sich im Ge-gensatz zu den beschriebenen Todesängsten eine Todessehnsucht aus:

"Ich habe schon oft gedacht, wenn du mal schon tot wärst."
"Ich denke immer, ich schaffe das alles nicht... Wärst du man schon tot."

Bei 9 Patienten standen Ängste vor Sterben und Tod im Zusammenhang mit suizidalen Gedanken oder Handlungen.

Beispiele:
"Ich habe eigentlich Angst vor dem Tode... Das war der letzte Ausweg, das Herz ging ganz schnell dabei."
"Wie ich so kurz davorstand, da habe ich Angst gehabt, daß es schmerzhaft ist."

Ängste in Verbindung mit suizidalen Gedanken und Handlungen wurden von 56 Patienten (= 34,0% der melancholischen Patienten) angegeben. Ängste vor einem Verlust der Selbstkontrolle gaben die meisten dieser Patienten (N = 40) als Inhalt ihrer Suizidängste an.

Beispiele:

"Daß ich mir was antue, daß ich so weit die Kontrolle verliere, daß ich gar nicht mehr fähig bin, das Richtige zu machen. Ängste vor allem, vor mir selbst... Wenn ich mein Gesicht verunstalte, dann erschreckt mich das, daß ich das überhaupt mache und daß ich da nicht viel von merke."

"Ich habe manchmal Phasen am Tage, wo ich meine, ich müßte mir was antun. Vielleicht ist das nur, weil ich zu unsicher bin... Ich steigere mich da zu weit rein."

"Wahnsinnige Ängste, überhaupt an so etwas zu denken, aus der unsagbaren Not heraus, die jeder Tag beschert, aus einer verzweifelten Situation, so eine Idee."

Beispiele für die übrigen Inhalte von Suizidängsten sind:

Ängste vor mißglückter Suizidhandlung (2): "Ich denke manchmal, es wäre das beste, wenn ich nicht mehr wär. Aber da habe ich auch Angst davor, daß ich mir was antue und es klappt nicht oder so."

(2) und Angst vor dem Sterben: "Man will das und man will das nicht... Daß es nicht klappt, daß es weh tut."

(2) und Todesängste: "Man weiß ja nicht, was nach dem Tode kommt..., vielleicht hat man einen Hirnschaden."

Im Zusammenhang mit suizidalem Verhalten wurden auch Ängste vor Schuld/Strafe genannt. Hier sind zum einen Patienten aufgeführt, die wegen einer Suizidhandlung unter der Angst leiden, Schuld auf sich geladen zu haben (N = 4).

Beispiele:

"Und vor 3 Jahren, als ich mir was angetan habe, da bin ich alles selbst dran Schuld... Daß ich mir was angetan habe, da komme ich nicht von los" (Schuldwahn).

"Ich muß immer denken, daß ich den Selbstmordversuch gemacht habe... Ich fühle mich da schuldig... Vor allem vor meiner Familie."

"Als ich mir was angetan habe, habe ich vorher gedacht: Du darfst das nicht tun. Als es dann soweit war, habe ich ehrlich gesagt gar nichts mehr gedacht."

Zum anderen ängstigen sich die Kranken davor, im Falle einer Suizidhandlung schuldig zu werden (vor allem gegenüber Angehörigen).

Beispiele:

"Daß die Kinder später mal sagen, unser Vater hat Selbstmord gemacht."

"Ich habe Angst, mir etwas anzutun, weil mein Sohn das nicht verkraften würde."

In Verbindung mit Kontrollverlustängsten: "...Ängste vor einem Suizid, daß ich die Kontrolle über mich verliere... Daß ich so etwas meiner Familie nicht antun darf."

Die Ambivalenz gegenüber einer Suizidhandlung drückt sich in folgenden Formulierungen aus:

"Sollst du dir was antun, dann habe ich auch wieder Angst davor, weil ich doch leben will."

"Das war so ein Ringen: Sollst du oder sollst du nicht. Ich dachte immer: Du kannst ja nichts mehr, aber die Krankheit war doch wohl stärker, und dann ist es passiert."

"Manchmal denke ich, wenn du dir was antust, was ist dann?...Manchmal denke ich, dann hast du es hinter dir, aber ich habe auch Angst bei solchen Sachen."

"Das ist Angst vorm Leben und Angst vorm Tod."

Einige Patienten geben ausdrücklich an, keine Ängste in Verbindung mit Suizidgedanken zu haben:

"Wenn Schluß wäre, das wäre das beste."

"Wenn ich es nicht mehr aushalten kann, dann denke ich: Wenn Schluß wäre..."

"Wenn ich an Selbstmord denke, das ist alles gefühllos. Ich habe gar keine Antriebskraft" (Ängste ebenfalls verneint).

In 13 Fällen ließen sich Suizidhandlungen im Vorfeld der jetzigen Erkrankung nachweisen; 11 dieser melancholischen Patienten äußerten Suizidängste, von den beiden anderen Patienten werden Suizidängste auf Befragen verneint:

"Mich umzubringen, das schien mir der einzige Ausweg. Ich weiß nicht, ob ich da Angst davor hatte... Als ich das machte und kurz davor bestimmt nicht."

"Als ich mir was antun wollte, hat der Verstand ganz ausgesetzt, ich habe in dem Moment gar keine Ängste gehabt... Ich habe gedacht: Das machst du jetzt und dann ist endlich Schluß."

Tabelle 12. Ängste vor Sterben und Tod - Ängste in Verbindung mit suizidalen Gedanken und Handlungen (Suizidängste) bei melancholischen Patienten (N = 160)

	N	%
Ängste vor dem Sterben[a]	10	6,3
Ängste vor dem Sterben im Zusammenhang mit:[b]		
hypochondrischen Ängsten	4	40,0
suizidalem Verhalten	4	40,0
Ängste vor dem Sterben, allgemein	2	20,0
Ängste vor dem Tod[a]	21	13,1
Ängste vor dem Tod im Zusammenhang mit:[b]		
hypochondrischen Ängsten	11	52,4
suizidalem Verhalten	5	23,8
Ängste vor dem Tod, allgemein	5	23,8
Suizidängste[a]	56	35,0
Inhalt der Ängste:[b,c]		
Verlust der Selbstkontrolle	40	71,4
mißglückte Suizidhandlung	5	8,9
(qualvolles) Sterben	4	7,1
unwiederbringliche Selbstzerstörung	5	8,
Schuld/Strafe	1	17,9
keine Angabe	1	1,8

[a]Prozent der gesamten Patientenstichprobe
[b]Prozent der Patienten mit Sterbens-, Todes- bzw. Suizidängsten
[c]Mehrfachnennungen möglich

1.6 Versagens-, "Zukunfts"- und Katastrophenängste

79 (= 49,4%) der melancholischen Patienten gaben Ängste vor Versagen in ihrem persönlichen Einfluß- und Verantwortungsbereich an. 38 Patienten äußerten konkrete Inhalte ihrer *Versagensängste* (siehe Tabelle 13). Die Mehrzahl der Ängste richtete sich auf Pflichten in Gesellschaft und Beruf/Haushalt, weniger auf konkrete Menschen.

Beispiele:
Versagen im zwischenmenschlichen Bereich (1): "Da habe ich die Kinder angefleht: Helft mir doch. Was soll nur werden? Was wird mit deinem Mann, was wird aus deinem Enkelkind, wenn du nicht mehr kannst?"

"Diese Ängste und Nöte kommen immer wieder... Daß ich meinen Kindern später mal zur Last fallen muß... Ich meine immer, die leiden mehr unter meinem Befinden als ich."

"Ich glaube, nicht den Kindern gerecht zu werden, daß sie nicht das kriegen, was sie brauchen. Den Kindern fehlt die emotionale Zuwendung... Mein Verhalten ist durch nichts gerechtfertigt... Es fehlt die Ausstrahlung auf die Kinder. Die Vorstellung, wie ich das wieder ins Lot kriegen soll, macht mir Angst."

Versagen im Beruf/Haushalt (2): "Ich denke, wenn ich jetzt wieder woandershin versetzt werde; schaffe ich das Pensum, was man mir vorsetzt?"

"... Daß ich mir etwas nicht zutraue... Ich sollte Unterricht erteilen. Man denkt ja immer weiter und dann denkt man: Gott will einen überhaupt nicht mehr." (In Verbindung mit Versündigungswahn).

"Angst, daß ich meine Pflichten nicht erfüllen kann... Angst, mich um eine Stelle zu bemühen."

"Angst, in den beruflichen Aufgaben zu scheitern... Daß ich durchfalle, daß der Chef sagt: "Sie taugen ja nichts."...Angst, wieder zu versagen wie neulich, wo eine Visite abgebrochen werden mußte, daß ich nicht genug Kraft habe, daß ich es einfach nicht schaffe."

"Angst, daß ich mir zuviel aufgehalst habe...Das ist mir dauernd durch den Kopf gegangen: Das ist eine zu große Aufgabe, die du da übernommen hast... Daß es für mich kein Zurück gibt... Angst, daß ich da nicht mehr raus kam... Ich habe immer gedacht, was in der Zukunft ist. Dazu kam die Angst, damit nicht fertigzuwerden" (betr. Bauvorhaben).

(1) und (2): "Ich denke viel an die Zukunft: Wie soll ich mit meiner Freundin in X zurechtkommen? Ich habe immer Angst, die Leute merken, daß ich nichts kann. Ich weiß gar nicht, wie ich im Beruf zurechtkommen soll."

"Ich bekam Angst, daß ich unsicher werden würde, daß ich es nicht verkraften würde, alle Probleme meiner Schwester mitzutragen und zu verkraften. Dann kam nachher die Angst, schaffst du jetzt die Arbeit, sind die Schüler zufrieden mit dir? Es hat mich gequält, ob ich auch Ordnung schaffen kann für den Fall, wenn ein Nachfolger meine Arbeit machen soll."

"Ich denke z.B. an die Zukunft... An meinen Beruf, daß ich damit nicht fertigwerde. Oder, wenn ich mit Leuten zusammen bin, denke ich, ich kann mich nicht auf andere konzentrieren, weil ich viel zu sehr mit mir selbst beschäftigt bin."

Von 21 Patienten wurden ausschließlich allgemeine Versagensängste ("Versagen in allem") ohne konkreten Inhalt geklagt.

Beispiele:
"Angst zu versagen... Ich denke nicht an etwas Besonderes dabei."

"Ich habe so eine Lebensangst, das ist: Vor allem. Ich habe immer Angst, daß ich es nicht schaffe, daß ich den Erwartungen nicht gerecht werde."

"Ich habe Angst, daß ich es nicht mehr schaffe. Du bist zu nichts mehr zu gebrauchen, denke ich manches Mal."

"Angst, daß ich mit den Problemen, die auf mich zukommen, nicht fertigwerde. Ich habe Angst, zu handeln, weil ich glaube, was ich tue, ist falsch."

"Es ist immer die Angst da, daß ich etwas nicht schaffe. Ich habe immer das Gefühl, es ist alles mißlungen."

"Angst, ich schaffe das nicht, weil ich einfach keine Kraft habe..."

Bei 20 Patienten bestehen allgemeine und konkrete Versagensängste nebeneinander.

Beispiele:
"Angst, mit dem Leben nicht fertigzuwerden... Die Ängste sind allgemein und werden durch bestimmte Ereignisse ausgelöst."

"Angst, daß ich mein Geschäft nicht bewältige. Das wird mehr, je näher die Sommersaison rückt. Daß ich nicht zu einer Einladung gehen kann... Daß ich nichts schaffe."

"Angst, daß ich alles nicht mehr schaffe... Mit der Hausarbeit und im Garten."

"Zukunftsängste" (außerhalb des persönlichen Einfluß- und Verantwortungsbereiches) wurden nur von 13 (=8,1%) der melancholischen Patienten geäußert. 8 Patienten gaben konkrete Angstinhalte an. Als konkrete Zukunftsängste wurden hier solche Ängste zusammengefaßt, die sich auf eine bestimmte Person beziehen (meistens Angehörige), wenngleich häufiger allgemeine Ängste vor einem Mißgeschick (daß jemandem etwas passiert) als vor konkreten Ereignissen (Unfall, Krankheit) geäußert wurden.

Beispiele:
"Angst, daß es meinen Kindern nicht gut geht... Daß etwas eintreten könnte, ich weiß auch nicht was."

Tabelle 13. Versagens-, "Zukunfts"- und Katastrophenängste bei melancholischen Patienten (N = 160)

	N	%
Versagensängste[a]	79	49,4
konkreter Inhalt der Versagensängste[b]	38	48,1
allgemeine Versagensängste[b]	21	26,6
konkrete und allgemeine Versagensängste[b]	20	25,3
Inhalt der Ängste:[b,c] im zwischenmenschlichen Bereich	20	25,3
auf Pflichten in Gesellschaft und Beruf bezogen	52	65,8
"Zukunftsängste"[a]	13	8,1
konkreter Inhalt der Zukunftsängste[b]	8	61,5
allgemeine Zukunftsängste[b]	2	15,4
konkrete und allgemeine Zukunftsängste[b]	3	23,1
Inhalt der Ängste:[b,c] Unfall	2	15,4
Krankheit	1	7,7
anderes Mißgeschick	9	69,2
betroffene Person:[b,c] selbst	3	23,1
Angehörige	10	76,9
Katastrophenängste[a]	6	3,6

[a] Prozent der gesamten Patientenstichprobe
[b] Prozent der Patienten mit Versagens-, "Zukunfts"- bzw. Katastrophenängsten
[c] Mehrfachnennungen möglich

"Man denkt immer, könnte dir was passieren auf der Straße?"
"Ich habe immer Angst, wenn ich über die Straße gehe, daß mir was passiert... Oder wenn ich einen Rettungshubschrauber sehe, daß ja nichts mit meiner Tochter passiert."

Zwei weitere Patienten schilderten ausschließlich allgemeine Zukunftsängste.

"Zukunftsängste, wie es weitergehen soll... Da ist alles mit eingeschlossen."
"Daß etwas passieren könnte."

Bei den Patienten mit sowohl konkreten als auch allgemeinen Zukunftsängsten zeigt sich, wie ein diffuses auf die Zukunft gerichtetes Angstempfinden in wechselnden Angstthemen ihren Ausdruck findet.

Beispiele:
"Ich habe Angstgefühle ganz allgemein: Wenn meine Tochter spät nach Hause kommt..., wenn die Katze nachts draußen läuft, daß sie großen Schaden anrichtet... Mein ältester Sohn, daß der in kriminelle Kreise kommt."
"Ich habe immer Angst, daß irgendetwas passiert; wenn mein Mann mich besuchen kommt, daß was passiert, oder wenn ich mit dem Auto fahre."

6 Patienten (= 3,8% der melancholischen Gesamtstichprobe) gaben Ängste vor Katastrophen an .

Beispiele:
"Daß etwas Entsetzliches passieren könnte... Ein Knall oder so etwas."
"Angst, daß das bald losgeht mit den Bomben, dann ist ja niemand mehr sicher."
"Wenn ich schon von einer Katastrophe höre... Da kann ich mich gar nicht mit befassen."
"Die allgemeine Weltlage... Was da passieren kann... Das finde ich sehr beängstigend."

1.7 Alltagsängste

Alltagsängste sind im Gegensatz zu Versagensängsten auf die unmittelbar bevorstehende Zukunft gerichtet und beziehen sich stets auf Vertrautes, auf das von besonderen Belastungen freie alltägliche Leben. Auf die Problematik der Abgrenzung zwischen Alltags- und Versagensängsten werden wir bei der Diskussion der Ergebnisse ausführlich eingehen.

Alltagsängste wurden von 90 (= 56,2%) der melancholischen Patienten, angegeben. Diese Ängste stellen damit nach körperlichen Angstäußerungen und Ängsten der psychischen Krankheit wegen den häufigsten Inhalt der Beängstigung bei melancholischen Patienten dar. Nur 8 Patienten (= 8,9%) berichteten ausschließlich über konkrete beängstigende Alltagssituationen (Tabelle 14).

Beispiele:
"Ängste, daß ich jetzt einen Tagesplan ausfüllen muß, das fällt mir so schwer... Ob ich das Aufbleiben nachts schaffe (gemeint ist: Wachtherapie)."
"Auch gegen das Waschen und Anziehen sehe ich an..."
"Wenn ich Tischdienst habe, denke ich, das haut nicht hin."

Die Mehrzahl der Patienten (N = 82, d.h. 91,1% der Patienten mit Alltagsängsten) schilderte demgegenüber ihre Ängste als allgemein, d.h. auf alles, auf tausend Kleinigkeiten, auf jeden neuen Tag gerichtet (wenngleich die Pati-

enten vielfach ihr Angsterleben anhand konkreter Alltagssituationen zu veranschaulichen suchten).

Die Angaben der Patienten über die Inhalte der Alltagsängste sind bemerkenswert gleichförmig und monoton: Es ist stets die "Angst, es nicht zu schaffen" oder die "Angst, nicht fertigzuwerden" (Thema 1). Einige Patientenäußerungen mögen dies weiter veranschaulichen:

"Angst insgesamt vor diesem Zustand, weil ich es nicht schaffe, allein in die Stadt zu gehen... Keine
Lust... Wie eine Blockade... Daß ich das nicht packe... Das kann alles mögliche sein. Es hängt mir
alles wie Blei an den Händen... Es steht wie ein Berg vor mir, und ich kann es einfach nicht... Angst,
etwas nicht fertigzukriegen."
"Ich habe jeden Abend den Willen, etwas zu schaffen, und morgens geht es nicht."
"Angstgefühle, die kommen über einen, da bin ich nicht Herr drüber... Ich nehme alles so schwer...,
ich denke mir immer, schaffst du das?... Gegen den Spaziergang habe ich mich auch aufgebäumt...
Hauptsache, sie lassen dich in Ruhe."
"Angst, daß alles, was auf mich zukommt - und wenn es eine Kleinigkeit ist - daß ich damit nicht
fertigwerde oder daß ich es nicht richtig mache."
"Morgens, wenn ich aufstehe, sehe ich den Tag vor mir liegen. Dann kommt die Angst, daß ich das
alles nicht schaffe, mit dem Essenkochen... Die Kinder müssen zur Schule usw."
"Die Ängste vor dem Tag wecken mich. Der erste Gedanke ist: Was kommt auf mich zu? Ich habe
Angst, daß ich zu spät zum Frühstück komme. Daß ich alle möglichen Kleinigkeiten nicht schaffe.
Die Ängste begleiten mich den ganzen Tag. Das eine ist abgeschlossen, dann kommt schon das
Neue auf mich zu."
"Ich habe ständig Angst, ich werde nicht fertig... Daß was schiefgeht. Ich denke immer, daß ir-
gendetwas dazwischen kommt... Ich bin dann ganz durcheinander... Angst, das schaffst du nicht."
"Jede Anstrengung finde ich belastend... Das verstärkt meine Ängste. Die Schwierigkeiten stehen
wie ein Berg vor mir... Ich kann nichts daran ändern. Ich quäle mich durch den Tag. Ich kann
nichts."

Tabelle 14. Alltagsängste bei melancholischen Patienten (N = 160)

	N	%
Alltagsängste[a]	90	56,2
konkreter Inhalt der Alltagsängste[b]	8	8,9
"Angst vor allem"[b]	82	91,1
Inwiefern ist der Alltag beängstigend?[b,c]		
Angst,es nicht zu schaffen (1)	75	83,3
Erwartungsängste (2)	7	7,8
Angst vor Entscheidungsunfähigkeit (3)	12	13,3
Angst vor Veränderungen, vor Neuem (4)	3	3,3
in Verbindung mit Fremdheitsgefühlen (5)	2	2,2
keine Angabe	10	11,1
davon Kombinationsformen:[b]		
(1) und (2)	4	4,4
(1) und (3)	10	11,1
(1) und (4)	3	3,3
(1) und (5)	2	2,2

[a] Prozent der gesamten Patientenstichprobe
[b] Prozent der Patienten mit Alltagsängsten
[c] Mehrfachnennungen möglich

Die Austauschbarkeit und Beliebigkeit dieser Alltagsängste kommt eindrucksvoll in folgenden Worten zum Ausdruck:

"Man liegt halt wach im Bett und denkt, macht man alles pünktlich und sofort. Es ist, als wenn man sich ständig Ängste aufbaut. Das ist ein unerschöpfliches Reservat von Ängsten: Wenn das eine weg ist, kommt das nächste angetanzt. Was kommt, ist nicht danach sortiert, was wirklich wichtig ist."

75 Patienten (= 83,3%) brachten die Ängste, den Alltag nicht zu schaffen (allein oder in Kombination mit anderen Angstinhalten) unmittelbar in ihren Formulierungen zum Ausdruck (Thema 1). Bei 10 weiteren Patienten liegen keine ausdrücklichen Äußerungen über die Inhalte der Alltagsängste vor, es darf aber angenommen werden, daß auch in diesen Fällen dem Angsterleben das Nicht-. Schaffen und Nicht-. Bewältigen des Alltags zugrunde liegt.

"Angst ist immer da... Ich bin ständig am Grübeln, sobald irgendetwas ist."
"Ich habe vor fast allem Angst... Habe immer vor irgendetwas Angst. Wenn die eine Angst vorbei ist, kommt die nächste."
"Wenn ich morgens wach werde, habe ich Angst vor dem ganzen Tag an sich... Am liebsten verkrieche ich mich ins Bett."

3 Patienten gaben ausschließlich eine Erwartungsangst an (Thema 2):

"Wenn ich wach werde, habe ich Angst vor dem Aufstehen. Ich habe Angst, weil ich nicht weiß, was kommt auf mich zu?"
"Angst, was kommt morgen."
"Wenn ich morgens wach werde, habe ich schon wieder Angst: Was kommt als nächstes? Wenn was fertig ist, ist das nicht vorbei. Vor irgendetwas habe ich dann wieder Angst."

Bei zwei weiteren melancholischen Patienten stand die Unfähigkeit, sich zu entscheiden (Thema 3) im Vordergrund ihres Angsterlebens:

"...Daß ich nicht mehr wußte, was ich kochen sollte, da hatte ich Angst vor."
"Die Entscheidung, machst du das jetzt so oder so, auch in kleinen Dingen, die macht mich unruhig."

Aber auch bei den letztgenannten Patientenschilderungen ist die Angst vor dem Versagen und Nichtschaffen im Alltag stets unausgesprochen gegenwärtig. Bei 4 Patienten gehen Erwartungsängste, bei 10 Patienten Ängste vor Entscheidungsunfähigkeit ausdrücklich mit der Angst einher, den Alltag nicht zu schaffen.

Beispiele:
Thema 1 und Thema 2: "Ich habe Angst vor jedem neuen Tag. Ich weiß nicht, was auf mich zukommt, ob ich damit zurechtkomme."
Thema 1 und Thema 3: "Wenn ich schon aufstehen will, habe ich Angst, daß ich das nicht bewältigen kann. Bis ich mich entschlossen habe, mir die Haare zu machen. Da habe ich richtig Angst vor."
"Dann stehe ich vor etwas, überlege 10mal hin und her, dann denke ich, ich schaffe das nicht... Das fängt morgens schon an und hört abends auf. Vor Kleinigkeiten schrecke ich automatisch zurück."

Drei Patienten beklagen ausdrücklich eine Angst vor Veränderungen und vor Neuem (Thema 4); dieses Angstempfinden steht inhaltlich der oben beschriebenen Erwartungsangst nahe. Zwei Patienten gaben ein Fremdheitsgefühl (Thema 5) in Verbindung mit alltäglichen Situationen und Aufgaben an. Diese Angstinhalte sind jeweils mit der Angst, den Alltag nicht zu bewältigen, verknüpft.

Beispiele:
Thema 1 und Thema 4: Ich bin so unsicher geworden, daß ich immer denke: Du schaffst nichts mehr. Wenn ich irgendwas Neues machen soll, bricht mir der Schweiß aus... Ich habe immer Angst, ich mach was nicht richtig."
Thema 1 und Thema 5: "Immer wenn Aufgaben auf mich zukommen, weiß ich nicht, wie ich das machen soll... Da können zig Sachen liegen, ich kann meiner Tochter nichts anziehen... Ich kann gar nichts mehr... Wie schaffst Du das, wenn Du dich wäschst? Ich weiß nicht, wieviel ich meinem Kind zu essen geben soll. Ich denke immer, wie stehen andere auf, wie machen sie dies oder das."
"Angst davor zu kochen... ich konnte zum Schluß überhaupt nichts mehr machen... Es hat mich geängstigt, daß ich es meinem Mann und meinem Sohn nicht mehr schön machen konnte. Ich weiß gar nicht mehr, wie das alles geht. Das ist alles fremd, ganz weit weg..."

1.8 Unwirklichkeitsängste, metaphysische Ängste, Nichtigkeits- (nihilistische) Ängste

Diese Gruppe von Ängsten nimmt ihren Ausgangspunkt von Unwirklichkeitsempfindungen.

Wir verwenden an dieser Stelle bevorzugt den Begriff Unwirklichkeitsgefühle (bzw. -ängste), weil er wiederholt von den Patienten benutzt wurde; er versteht sich als synonym für die im psychopathologischen Schrifttum gebräuchlicheren Termini Entfremdung (-serscheinungen) und Depersonalisation/ Derealisation.
Unwirklichkeitsängste stehen zum einen in enger Verbindung zu metaphysischen Ängsten: Die Infragestellung weltanschaulich-religiöser Bindungen und Fremdheitsgefühle gegenüber den lebensweltlichen Bezügen können sich wechselseitig bedingen. Im Interview werden diese Themen daher auch vom Untersucher im gleichen Zusammenhang zur Sprache gebracht (Kap. D 2).
Nihilistisches Angst- (Wahn-) erleben ist hier aufgeführt, weil es als stärkste Ausprägungsform von Depersonalisations- und Derealisationserleben aus beängstigendem Fremdheits- und Leereempfinden hervorgeht.

Angaben über Unwirklichkeitsgefühle wurden auf Befragen von 51 melancholischen Patienten (=31,9%) gemacht. Von diesen bezeichneten wiederum 26 (=16,2% der melancholischen Gesamtstichprobe) ihr Unwirklichkeitserleben als beängstigend (Tabelle 15).

Typische Formulierungen der Patienten mit nichtbeängstigendem Unwirklichkeitserleben sind: Sie hätten kein Interesse mehr, alles sei weg, sie erlebten sich als Sonderfall, alles sei ihnen fremd, anders, es schleppe sich alles hin. Die Patienten klagen über ihr Gleichgültigsein, Verstocktsein, sie seien für nichts mehr zu begeistern. "Ich stoße alles Schöne in der Welt zurück." "Man hat keine Gefühle mehr." Die Patienten klagen, sie könnten mit nichts etwas anfangen, nähmen keinen Anteil mehr an ihrer Umgebung. "Rundherum nehme ich nichts wahr, ich fühle mich irgendwie ganz einsam... Das finde ich ganz traurig."
Unwirklichkeitsgefühle beziehen die eigene Person mit ein: "Ich bin so komisch zu mir selbst." "Ich bin mir manchmal selbst fremd... das macht mich ratlos." Auch der eigene Körper wird verändert wahrgenommen bzw. das Gefühl der Fremdheit körperlich erlebt. "Mir ist so komisch im Kopf, als ob alles leer ist... " Oder: "Ich empfinde meinen Körper nicht mehr als vertraut."
Die Patienten geben spontan oder auf Befragen an, sie erlebten ihre hierher gehörenden Empfindungen nicht als beängstigend, vielmehr seien ihre Unwirklichkeitsgefühle von Traurigkeit und Ratlosigkeit begleitet, oder sie könnten überhaupt keine rechten Empfindungen aufbringen: "Man denkt darüber gar nicht nach." Ein Patient erlebt seine Unwirklichkeitsgefühle deswegen nicht als beängstigend, weil die Beziehung zu seiner Umwelt noch nicht abgerissen ist: "Mir ist alles so

fremd... Ich kann es gar nicht sagen. (auf Nachfrage) Ich kann andere aber noch verstehen, insofern lebe ich nicht in einer anderen Welt."

Die 26 Patienten mit *Ängsten im Zusammenhang mit Unwirklichkeitserleben* befragten wir im einzelnen nach möglichen Inhalten/Themen ihrer Beängstigung (siehe Tabelle 15)
Über beängstigende Fremdheitsgefühle bzw. ein Gefühl der Leere klagten 22 Patienten (=84,6% der Patienten mit Unwirklichkeitsängsten). In 7 Fällen wurden diese Ängste allein, d.h. nicht in Verbindung mit Ängsten vor dem Verlust mitmenschlicher Beziehungen genannt.

"Ich habe so ein dumpfes Gefühl im Kopf, daß ich denke, ich bin nicht mehr normal... Ich muß immer denken, alles ist gar nicht wirklich, alles erscheint mir fremd, als ob es gar nicht echt wäre... Da kriege ich richtig Angst, ob das so bleibt."
"Alles ist so komisch... Ich muß an so seltsame Dinge denken... Warum gibt es überhaupt Menschen? Das ist so seltsam, daß ich Angst davor kriege... Ich kann damit nichts anfangen."
"Wenn ich mich im Spiegel sehe, erschrecke ich, weil ich nichts mit mir anzufangen weiß."
"Ich kenne mich gar nicht wieder, gegenüber früher bin ich ganz anders. Früher konnte ich noch alles, das ist beängstigend: Ich weiß nicht mehr, wer ich bin."

Bei 3 dieser Patienten stand neben Fremdheitsgefühlen ein beängstigendes Empfinden von Leere und Empfindungslosigkeit im Vordergrund:

"Es ist alles so tot in mir... Es ist alles anders, ich glaube immer, das kann doch nicht wahr sein. Ich bin nicht mit dem Herzen dabei. Aus dem Inneren heraus kommt nichts mehr."
"Ich fühle mich verlassen von mir selbst... Dann kommt wieder die große Leere... Alles um mich ist unwirklich."
"... Dieses Seelenlose, das erschreckt einen so... Das Seelische ist abgestorben, da ist nur noch die Hülle."

Bei 4 Patienten stand das Gefühl der Unfähigkeit zu mitmenschlichen Kontakten im Vordergrund, wenngleich auch in diesen Fällen der Angst ein Gefühl des Fremd- und Andersseins zugrundeliegt.

"Ich gehöre da gar nicht zu... so ein Isolationsgefühl..."
"Abgeschnittensein. (auf Nachfrage) Das ist etwas Bedrohliches, weil ich da irgendwie mit allein bin."
"Ich denke, ich habe keine Beziehung mehr zu meinen Kindern, ich drehe mich um meine eigene Achse. Das Gefühl dabei ist beängstigend, daß ich von den anderen so weit weg bin."
"Meine Kinder sind mir fremd... Es ist keine Beziehung da. Das empfinde ich als schlimm. So eine Angst, das dürfte nicht sein."
"Meine Frau ist in so weiter Ferne, ich kann gar nicht mehr zu ihr herankommen. Ich habe Angst, daß ich ihr verlorengehe. Ich bin ihr so entrückt."

Die Mehrzahl der Patienten mit Unwirklichkeitsängsten (N=15) gaben neben beängstigenden Fremdheits- bzw. Leeregefühlen auch Ängste an, von mitmenschlichen Beziehungen ausgeschlossen zu sein:

"Manchmal ist mir, als wenn alles taub wäre... Als ob ich gar nicht voll da bin. Gefühl, als ob ich nicht in der Realität bin, wie benommen. Ich habe keine richtige Beziehung zu den anderen, weil ich mir selbst über mich nicht im klaren bin... Als wenn ich nicht dazu gehöre. Das macht mir Angst."
"Ich habe irgendeine Distanz zu den Dingen, die mir vertraut sind: Das ist auch zwischen mir und meiner Frau und den Kindern. Sie sind mir alle entwachsen. Ich fühle mich allein. Es ist die Angst, daß ich weg von allem bin."

"Ich bin mir selbst fremd, als gehörte ich nicht dazu, als stünde ich außen, als wäre ich nicht richtig dabei."

"Es ist alles irgendwie verändert, aber ich weiß auch nicht wie. Mit mir kann sowieso keiner was anfangen. Da kriege ich richtige Angst..."

"Das Leben in der Umgebung lief wie ein Film ab. Ich bin zwar mitten drin, aber doch nicht mit dieser Umwelt. Ich kam mir vor, als wenn ich für andere fremd war... Wegen meines anderen Verhaltens... Weil ich so passiv blieb."

"Es ist alles so weit weg, als wenn sich alles neben mir herbewegt... Das macht mir dann wieder Angst... Ich denke immer, mit mir ist etwas nicht in Ordnung. Man ist so abgekapselt."

"Ich bin innerlich ein Krüppel, ein Torso. Es ist, als wenn ich keinen Anteil am Leben draußen habe, als wenn das Leben nicht mehr zu mir gehört. Ich finde das beängstigend, weil ich damit so allein bin."

"Ich habe Angst, anders zu sein als die anderen, ich bin irgendwie allein."

"Zwischen mir und den anderen, da ist eine Wand dazwischen..., die anderen können sich freuen, ich kann gar nichts."

"Wenn ich mir meinen Mann und meine Kinder anschaue, habe ich Angst, daß sie mir fremd sind... Ich fühle mich dann ganz allein, und die mir lieb und teuer sind, die sind ganz weit weg."

"Ich weiß nicht, worum es im Leben geht..., alle anderen gehen ihren Weg, und ich komme nicht klar... die Gefühle haben sich verändert. Für mich ist das schon beängstigend, ich traue mir nichts mehr zu... habe mich von den anderen entfernt... habe mir noch nie so viele Gedanken über das Leben gemacht."

Tabelle 15. Unwirklichkeitsängste, metaphysische und Nichtigkeitsängste bei melancholischen Patienten (N = 160)

	N	%
Unwirklichkeitsängste[a]	26	16,2
Bereiche der Ängste:[b,c]		
Fremdheitsgefühle, Leere, Empfindungslosigkeit	22	84,6
Gefühl der Unfähigkeit zu mitmenschlichen Kontakten	19	73,1
Metaphysische Ängste[a]	14	8,7
Nichtigkeits- (nihilistische) Ängste[a]	4	2,5
Nihilistischer Wahn[a]	3	1,8

[a] Prozent der gesamten Patientenstichprobe
[b] Prozent der Patienten mit Unwirklichkeits-, metaphysischen bzw. Nichtigkeitsängsten
[c] Mehrfachnennungen möglich

Von 3 dieser Patienten wurden wiederum auch Ängste vor Leere/Empfindungslosigkeit ausdrücklich genannt:

"Ich erlebe mich irgendwie gar nicht... Ich habe gar keinen Bezug zu allem... Wenn mein Mann kommt, das ist unwirklich. Alles ist weit weg... Ich merke gar nichts... Habe keinen Hunger... Keinen Durst. Ich kann mir gar nicht mehr vorstellen, daß ich eine Tochter habe... Jeder ist für sich allein... Ich kann mit meiner Familie zusammensein, trotzdem ist jeder allein."

"Dieses Gefühl der Leere, das ist eine panische Angst. Angst vor sich selbst, Angst vor diesem Gefühl der Leere... Das ist beängstigend, weil es wahnsinnig unangenehm ist... Immer das Gefühl, damit allein zu sein, nicht mehr verstanden zu werden. Das ist kein normales Angstgefühl..., dieses Gefühl, nichts Gemeinsames um sich zu haben... Gefühl, in einem leeren Raum zu stehen, nichts anfangen zu können. Alles ist weit entrückt. Es ist alles nicht zu beschreiben."

"Ich bin mir selbst fremd... Bin so leer... Versuche mich zu erinnern, in mein altes Leben zurückzufinden. Nachdem ich die Stelle als Lehrerin nicht bekommen habe, ist eine Tür zugeschlagen. Ich sage immer: Hättest du, würdest du... Und finde nicht mehr zurück. Ich habe keine Gefühle mehr für andere... Das macht mich traurig, aber es ist auch bedrohlich, weil ich von allem so weit weg bin."

Unter *metaphysischen Ängsten* werden hier solche Ängste zusammengefaßt, die aus der Infragestellung religiös-weltanschaulicher Bindungen hervorgehen. Von 14 melancholischen Patienten (= 8,7%) wurden hierher gehörende Ängste bejaht.

In 9 Fällen standen die metaphysischen Ängste in unmittelbarem Zusammenhang mit beängstigenden Versündigungsideen. Die Beziehung zu wahnhaften Versündigungsideen ist besonders eng: Von 7 Patienten mit Versündigungswahn gaben 5 ebenfalls metaphysische Ängste an:

"Alles, was mit Religion zu tun hat, ist für mich ganz verschwunden. Damit habe ich gar nichts mehr zu tun..., das habe ich alles verspielt."
"Der Herrgott wird mich strafen, für mich gibt es kein Zurück... Das quält mich am meisten."
"Ich fühle eine Gottesferne, das liegt an meiner Schuld... Daraus kommt die Distanz zu Gott."
"Wenn mein Herrgott mir nicht verzeiht, dann bin ich ganz weit weg von allem Religiösen, vielleicht ist er jetzt schon nicht mehr da für mich."
"Ich meine, in der Hölle zu sein... Gott will einen überhaupt nicht mehr."

Bei zwei weiteren Patienten mit Versündigungswahn, die metaphysische Ängste verneinten, klingt Ratlosigkeit bzw. der Mut der Verzweiflung an:

"Was soll ich dazu sagen?"
"Ich bin Gott sehr fern, aber er will mich auf den rechten Weg zurückführen."

Von 5 Patienten mit Versündigungsängsten schilderten 4 auch metaphysische Ängste:

"Von Gott fühle ich mich ganz weit weg, als ob der mich gar nicht mehr haben will."
Angst, daß Gott mich straft."
"Gottesferne, weil ich Schuld auf mich geladen habe."
"Angst, von Gott verlassen zu sein. Warum hat es gerade mich erwischt."

Eine Patientin schilderte ihr zugehöriges Empfinden nicht als beängstigend:

"Ich denke immer, ich spüre den Herrgott gar nicht... Das ist deprimierend."

Bei 5 weiteren Patienten lassen sich die metaphysischen Ängste unmittelbar auf ihr Unwirklichkeitserleben zurückführen (3 von ihnen gaben Unwirklichkeitsängste, 2 nichtbeängstigende Unwirklichkeitsgefühle an).

Beispiele:
"Religiöse Bindungen sind total verlorengegangen, das ist für mich beängstigend... Wenn ich sterbe, daß es dann für mich kein Weiterleben gibt."
"Das ist ein totaler Zwiespalt, eine totale Verlassenheit, andererseits das Wissen, daß Gott mich nicht verlassen hat, ohne das richtig zu empfinden."
"Es ist kein Kontakt mehr nach oben, das empfinde ich als schlimm, das quält mich schon."

Das in der Melancholie häufig anzutreffende Gefühl, daß "nichts mehr geht", findet Ausdruck in zahlreichen Angstthemen: Der eigenen Schuld nichts entgegensetzen zu können, nichts mehr zum Leben zu haben, nichts gegen die

Krankheit unternehmen zu können und so fort. Übergänge zu *nihilistischem Angsterleben* sind fließend. Eine nihilistische oder Nichtigkeitsangst ließ sich jedoch nur bei 4 (= 2,5%) der melancholischen Patienten nachweisen. Bei 3 Patienten waren die nihilistischen Ängste auf ein ausgeprägtes melancholisches Wahnerleben zurückzuführen (nihilistischer Wahn).

"Ich kann nicht mehr riechen..., das Riechepithel ist geschwunden" (hypochondrischer Wahn).
"Wenn ich vor dem Kleiderschrank stehe, denke ich: das gehört ja gar nicht dir. Du hast das ja gar nicht verdient. Du hast überhaupt nichts mehr anzuziehen. Das Telefon nach Hause, das geht nicht. Ich weiß nicht, was mit der Nummer ist. Die können mich zu Hause nicht erreichen" (Versündigungs- und Verarmungswahn).
"... muß nach Luft schnappen... meine, die Luft wäre leer... (Schuldwahn).

Ein Patient mit quälenden Unwirklichkeitsempfindungen gab an:

"Angst vor mir selbst, daß ich hier sitze... Daß es mich überhaupt gibt. Ich spüre nichts, und trotzdem sitze ich hier. Ich habe gar keinen Gedanken mehr, was ich mal mit meiner Tochter gemacht habe... Ich überlege, was habe ich für Spiele mit ihr gespielt, daß ich überhaupt ein Kind habe, das ist alles weg."

1.9 Partnerverlustängste, Ängste vor dem Alleinsein

Partnerverlustängste gaben 22 (= 13,7%) der melancholischen Patienten an. Diese Ängste standen stets im Zusammenhang mit dem Erleben des eigenen Unvermögens und der Krankheit (Tabelle 16).

Tabelle 16. Partnerverlustängste und Ängste vor dem Alleinsein bei melancholischen Patienten (N = 160)

	N	%
Partnerverlustängste[a]	22	13,7
im einzelen: Angst,[b]		
durch eigenes Unvermögen, die Krankheit zur Trennung beizutragen	21	95,5
durch Kritik etc. eine Trennung zu provozieren	0	0
vom Partner hintergangen zu werden (Mißtrauen)	0	0
keine Angabe	1	4,5
Ängste vor dem Alleinsein[b]	9	5,6
Inhalt der Ängste:[b]		
man meidet mich, will nichts mit mir zu tun haben	1	11,1
ich bin unnütz, habe keine Aufgabe	1	11,1
ich komme ohne Hilfe nicht zurecht	3	33,3
keine Angabe	4	44,4

[a] Prozent der gesamten Patientenstichprobe
[b] Prozent der Patienten mit Partnerverlustängsten bzw. Ängsten vor dem Alleinsein

Beispiele:
"Ängste, daß meine Bekannte mich verläßt, weil es hoffnungslos um mich steht."
"Angst, mit anderen nicht mehr zurechtzukommen, weil einem nichts mehr einfällt. Ständige Angst, daß mein Freund mich verläßt."
"Ich mache mir Sorgen, daß ich meinen Sohn verliere..., der versteht das nicht mit meiner Krankheit. Wenn ich daran denke, kriege ich es mit der Angst zu tun."
"Angst, daß ich aufgrund meines Verhaltens meine Frau verliere."
"Ich denke manchmal, ich habe es verdient, daß meine Mutter mich verläßt."
"Wenn das so weitergeht, denke ich, daß mein Mann die Nase voll hat, weil ich ihm immer dasselbe sage und weil er alles zu Hause tun muß."
"Ich bin für meinen Mann keine vollwertige Person mehr. Ich habe einfach Angst, daß er mich eines Tages verläßt. Ich sehe ja nur noch meine Probleme, ich kann ihm gar nicht mehr helfen... nicht mal richtig zuhören."

Die hier ebenfalls zu besprechenden *Ängste vor dem Alleinsein* weisen enge inhaltliche Beziehungen zu Partnerverlustängsten auf. Aber nur bei 2 der insgesamt 9 Patienten mit Ängsten vor dem Alleinsein lassen sich Partnerverlustängste gleichzeitig feststellen (Tabelle 16, unten):

"Wenn ich allein bin, kann ich es nicht aushalten. Ich habe Angst, verlassen zu werden... Daß ich allein auf der Welt dastehe."
"Ich habe oft das Gefühl, andere könnten sich von mir distanzieren. Dahinter steckt letztendlich die Angst, alleine dazustehen."

Einige Patienten vermögen durchaus eine deutliche Trennlinie zwischen den genannten Angsterlebnisbereichen zu ziehen:

"Es ist nicht die Angst vor dem Alleinsein, sondern vor dem Verlassensein."

Über die Inhalte der Ängste vor dem Alleinsein machten 4 Patienten verwertbare Angaben. In 3 Fällen standen die Ängste im Vordergrund, ohne fremde Hilfe nicht zurechtzukommen.

Beispiel:
"Dieser Gedanke, daß man allein dasteht, wenn mein Mann mal nicht mehr ist, der ist beängstigend. Ich weiß nicht, wie ich dann fertigwerden soll."

Eine Patientin schilderte eine Angst davor, keine Aufgabe mehr zu haben:

"Angst, irgendwann alleine dazustehen und niemanden zu haben, der mich braucht."

1.10 Ängste in Verbindung mit Beziehungs-, Verfolgungs- und Bestrafungserleben (Mißtrauen)

Wenn im folgenden von Mißtrauen die Rede ist, so muß einleitend betont werden: Was Melancholische hierzu sagen, ist zumindest teilweise etwas anderes als Mißtrauen im üblichen Sinne. Wenn die Kranken mutmaßen, ihre Mitmenschen stellten sich gegen sie und versuchten, ihnen Schaden zuzufügen, so kommt als Grund für derartiges melancholisches Beziehungserleben vielfach das Gefühl eigenen Unvermögens und Versagens in den Schilderungen der Patienten zum Ausdruck. Ebenso läßt sich wahnhaft ausgestaltetes Verfolgungs-

und Bestrafungserleben auf das melancholische Erleben des Nicht-Könnens und Nicht-Genügens zurückzuführen.

41 Patienten (=25,6% der melancholischen Gesamtstichprobe) äußerten Ängste in Verbindung mit Beziehungserleben, die meisten von ihnen ohne wahnhafte Gewißheit (N=34). Die Inhalte dieser Ängste sind in Tabelle 17 aufgeführt. In der Mehrzahl (N=30) befürchteten die Patienten, es würde bzw. könnte schlecht über sie geredet werden.

Beispiele:
"Ich habe Angst, daß andere mich ins Lächerliche ziehen... Wenn ich mit anderen zusammen bin, denke ich, das schaffst du nicht."
"Angst vor der Firma, was die sagen werden... und was ich dann sagen soll... Was mögen die anderen wohl über mich denken, wenn ich was falsch mache."
"Das ist bemerkt worden, daß ich nicht genügend getan habe und daß ich so komisch bin... Darüber haben die Leute geredet."
"Über die geringste Kleinigkeit rege ich mich auf. Ich bin überhaupt überempfindlich geworden, ich kann kein schiefes Wort vertragen... Daß die anderen sich schämen müssen, weil ich damals im Krankenhaus X war. Ich meine, die Leute sehen mir an, daß ich verweint bin. Angst vor den anderen Leuten... möchte mich wieder richtig unter den Leuten bewegen können."

Nur wenige dieser Patienten fürchten sich darüber hinaus vor gegen sie gerichtete Handlungen:

Man nutzt mich aus, man betrügt mich: "Ich muß oft denken, daß ich hintergangen worden bin... von meiner Frau und meiner Tochter, ohne daß ich das gemerkt habe... Ich weiß auch nicht, warum."
Man will meine Existenz zerstören, mir etwas antun: "Die halten alle zusammen, und ich stehe dazwischen... Angst, daß die anderen mir etwas Böses antun wollen."
Man beschattet mich, läuft hinter mir her: "Ich denke manchmal, die Leute laufen nur vorbei, um mich zu beobachten."

Tabelle 17. Ängste in Verbindung mit Beziehungs-,Verfolgungs-und Bestrafungserleben bei melancholischen Patienten (N=160)

	N	%
Ängste in Verbindung mit Beziehungs-, Verfolgungs- und Bestrafungserleben[a]	41	25,6
Wahnhaftes Verfolgungs- und Bestrafungserleben:[a]	7	4,4
Inhalt der Ängste:[b,c]		
man redet schlecht über mich	30	73,2
man nutzt mich aus, betrügt mich	1	2,4
man will meine Existenz zerstören, mich schlagen, mir etwas antun	3	7,3
man beschattet mich, läuft hinter mit her	3	7,3
man weiß über mich Bescheid	3	7,3
Dinge beziehen sich auf mich	4	9,8
keine Angabe	0	0

[a] Prozent der gesamten Patientenstichprobe
[b] Prozent der Patienten mit Ängsten in Verbindung mit Beziehungs-, Verfolgungs- und Bestrafungserleben
[c] Mehrfachnennungen möglich

In 7 Fällen (4,3% der melancholischen Patienten) bestand während der jetzigen Erkrankungsphase Verfolgungs- und Bestrafungserleben von wahnhafter Ausprägung.

Diagnostisch handelt es sich bei diesen Patienten ausschließlich um früherkrankte Melancholische (ICD 269.1); die 8 Patienten mit der Erstdiagnose: Schizoaffektive Psychose (ICD 295.7) wiesen in keinem Fall eine paranoide Wahnbildung auf.

Zu den Angstinhalten der Patienten mit wahnhaftem Verfolgungs- und Bestrafungserleben:

Beispiele:
Man beschattet mich, läuft hinter mir her: "Kontaktarmutsängste... Bin am liebsten allein. Ich meinte, daß jeder hinter mir herlief. Ich weiß nicht, warum. Mir will keiner etwas" (rückblickend).
Man weiß über mich Bescheid, Dinge beziehen sich auf mich: "Jeder im Dorf weiß alles über mich... es sind schon Fernsehsendungen auf mich gemünzt."
Dinge beziehen sich auf mich: "Früher war alles gleichgültiger... Jetzt ist es genauer... Das kann zum Schluß auch zweideutig sein... Daß es gegen mich gemünzt ist."

Diese wahnhaften Ängste bestanden jeweils in Verbindung mit anderen beängstigenden melancholischen Wahnthemen und ließen sich jeweils aus der melancholischen Gestimmtheit der Patienten ableiten (stimmungskongruenter Wahn). Auch hieraus ist ersichtlich, daß Mißtrauen im Erlebnisgefüge melancholischer Patienten eine andere Stellung einnimmt, als bei anderen psychischen Erkrankungen, etwa der Schizophrenie.

Dennoch soll hier der Frage nachgegangen werden, ob sich die Melancholiekranken mit dieser Art wahnhafter Thematik auch in ihrem übrigen Angsterleben von den anderen Melancholischen unterscheiden. Hierzu wurden alle Ängste, die in dieser Untersuchung erfragt wurden, in den beiden genannten Gruppen einander gegenübergestellt (nicht tabellarisch aufgeführt). Dabei lassen sich nur wenige statistisch zu sichernde Unterschiede nachweisen: Das häufige Auftreten von Schuldängsten bei Patienten mit wahnhaftem Verfolgungs- und Bestrafungserleben unterstreicht die enge Beziehung zwischen den hier erörterten Angstinhalten und beängstigendem Schulderleben.

1.11 Ängste in Verbindung mit Zwängen

Ängste in Verbindung mit Zwängen wurden von 5 (=3,1%) der melancholischen Patienten angegeben.

Bei 2 Patienten standen die Ängste im Zusammenhang mit Zwangsgedanken/ Zwangsimpulsen:

"Angst, daß ich meinen Kindern etwas antue... Oder daß ich jemanden beschimpfe... Das ist wie ein Zwang... Ich will das gar nicht."
"Ich muß mir böse Wörter ausdenken und meine dann, daß andere mir das ablesen können."

In 3 Fällen handelte es sich um Zwangshandlungen:

Kontrollzwänge: "Ich muß immer wieder die Fenster zumachen... Muß nachsehen, ob der Gashahn zu ist... Das muß 100% alles richtig sein. Sonst kriege ich ganz schreckliche Angst, daß es nicht richtig ist."
Zählzwänge: "Ich muß immer die Fliesen zählen, wenn ich über den Flur gehe... Aber wenn ich damit aufhöre, habe ich keine Angst."

Bei einer Patientin mit ausgeprägtem Schulderleben bestand ein als ich-fremd erlebtes zwanghaftes Bedürfnis, sich selbst schwerer Vergehen zu bezichtigen:

"Ich hatte so einen seltsamen Zwang, meinem Mann zu erzählen, ich wäre fremdgegangen... Oder ich habe gesagt, daß ich etwas gestohlen habe. Ich wollte mich selbst fertigmachen."

1.12 Situationsbezogene Ängste

Angaben über situationsbezogene Ängste machten 9 Patienten (=5,6% der melancholisch Kranken). 5 Patienten äußerten Ängste im Zusammenhang mit Menschenansammlungen.

Beispiele:
"Wenn viele Leute da sind, und ich muß mich lange anstellen, dann bricht mir der Schweiß aus."
"Wenn viele Menschen auf einem Haufen sind, dann kommt so eine unbestimmte Angst."

Bei einem Patienten traten die Ängste in Zusammenhang mit dem Autofahren, bei einem anderen mit Fahrstuhlfahren auf:

"Angst vor schnellem Autofahren... Ich weiß gar nicht, was es ist, wovor ich dabei Angst habe... Es ist ein Unheimlichkeitsgefühl".
"Mein Gott, wenn der Fahrstuhl mal stecken bleibt."

Zwei weitere Patienten schilderten die Situation des Alleinseins als beängstigend:

"Angst vor dem Alleinsein... Wenn ich abends so allein sitze, dann überkommt es mich."
"Das Alleinsein, und keiner ist da. Das kann ich nicht erklären, wovor ich dann Angst habe."

Ein Patient schilderte neben der Angst vor Menschenansammlungen weitere beängstigende Situationen:

"Angst vor dem Fernsehen, wenn dramatische Musik kommt, oder wenn eine Sirene heult."

Nach den Inhalten der situationsbezogenen Ängste befragt, machten 4 Patienten verwertbare Angaben: Neben hypochondrischen Themen (N=2) ließ sich in zwei Fällen (krankheitsbedingtes) Beziehungserleben nachweisen.

Beispiel:
"... Platzangst, Angst, unter Menschen zu sein... Daß man mir ansieht, wie es mit mir steht."

1.13 Gegenstandslose Angst

Gegenstandslose Angst wurde weit häufiger, und zwar von 40 Patienten angegeben (=25,0%). Typische Angstäußerungen sind:

"Die Angst ist einfach da, die kommt, und ich weiß nicht, woher."
"Das überkommt mich manchmal wie ein Schicksalsschlag, wie das Wetter... Es ist so eine unbestimmte Angst, sie hat manchmal keinen Inhalt... Wenn ich versuche zu überlegen: Warum hast du jetzt Angst? Dann kann ich es oft nicht konkretisieren. Es erleichtert mich nur kurz, wenn ich finde, daß ich keine Angst zu haben brauche."

"Eine Grundangst ist ständig vorhanden... so ein flaues Gefühl in der Magengrube... Auch wenn akut nichts anliegt, eine innere ängstliche Einstellung ist einfach da."
"Ich bekomme schon Angst, wenn ich morgens die Vögel zwitschern höre... Ich weiß aber nicht, was es ist."
"Es ist da so ein hintergründiges Angstgefühl... Ich weiß nicht genau, wovor... Ein lähmendes Irgendwas...Irgendwie gibt es da kein Entkommen raus..."

Welche Beziehungen bestehen zwischen gegenstandsloser und gegenständlicher Angst? 10 Patienten gaben an, ihre gegenstandslose Angst sei unabhängig von anderen konkreten Ängsten, es handele sich um zwei deutlich voneinander verschiedene Angsterlebnisbereiche.

Beispiele:
"Manchmal kommt die Angst einfach so... Ich denke dann an nichts Besonderes... Das kommt und hat nichts mit anderen Ängsten zu tun."
"Die Angst ist einfach da, wenn ich über etwas nachdenke, aber auch, wenn ich an gar nichts denke. Das sind zwei getrennte Sachen, das hängt nicht miteinander zusammen."
"Auf der Höhe der Depression kommt die blanke, unbegreifliche Angst. Das ist das Allerschwerste... Da kann man nicht entweichen. Jede faßbare Angst kann man ausklammern. Diese Ängste treten unabhängig voneinander auf."

9 Patienten äußerten, gegenstandslose und gegenständliche Angst stünden in wechselnder Beziehung zueinander, d.h. bestünden teils unabhängig voneinander, teils gehe die eine aus der anderen Angst hervor.

Beispiele:
"Die Ängste sind immer da, ganz gleich, ob ich was tue oder ob ich über etwas grübele... Das ist das Schlimmste daran, daß man nicht weiß: Wo hast du jetzt Angst vor? Es kann sein, ich finde keinen Grund, oder ich finde irgendetwas, davor habe ich dann Angst."

Tabelle 18. Gegenstandslose Angst bei melancholischen Patienten (N = 160)

	N	%
Gegenstandslose Angst[a]	40	25,0
Beziehung zwischen gegenstandsloser und gegenständlicher Angst:[b]		
unabhängig, keine Beziehung	10	25,0
wechselnde Beziehung	9	22,5
Übergang von gegenstandsloser in gegenständliche Angst	13	32,5
gleichzeitiges Bestehen, nicht voneinander zu trennen	5	12,5
keine Angabe	3	7,5
Welche Angst ist unangenehmer?[b]		
gegenstandslose Angst (1)	21	52,5
gegenständliche Angst (2)	4	10,0
gleich unangenehm: (1) = (2)	14	35,0
keine Angabe	1	2,5

[a] Prozent der gesamten Patientenstichprobe
[b] Prozent der Patienten mit gegenstandsloser Angst

"Wenn ich aufwache, überschwemmt mich eine Angstwelle... Danach erst kommt eine konkrete Angst; manchmal geht das unbestimmte Angstgefühl auch weg, und es kommt keine Angst danach."

"Manchmal habe ich Angst, und ich weiß nicht wovor... Diese Angst ist ungefähr genauso quälend wie die anderen Ängste. Manchmal kommt und geht diese diffuse Angst einfach, manchmal entwickelt sich daraus dann eine andere Angst... Das ist meist die Angst vor mir selbst."

Bei 13 Patienten fand sich stets ein Übergang von gegenstandsloser in gegenständliche Angst.

Beispiele:
"Wenn ich wach werde, geht das los... Ich weiß erst gar nicht, wovor hast du denn jetzt Angst? Wenn ich dann richtig wach bin, fallen mir 1000 Sachen ein."

"Ich denke oft an gar nichts... Dieses Unbestimmte ist das Schlimmste daran. Das kann manchmal ein paar Stunden so gehen. Wenn ich was Bestimmtes tun soll... oder wenn ich an irgendwas erinnert werde, geht diese allgemeine Angst weg."

"Die Angst steigt so auf, und dann ist sie da. Ich weiß gar nicht, warum. Wenn ich dann anfange mit dem Grübeln, denke ich, du mußt dies machen oder das, dann kommen die anderen Ängste."

5 Patienten erlebten gegenstandslose und gegenständliche Angst als nicht zu trennende bzw. gleichzeitig bestehende Angsterlebnisbereiche.

Beispiele:
"Wenn die Angst hochkommt, beziehe ich alles mögliche mit ein. Alles, was ich denke, erregt dann bei mir Angst... Manchmal denke ich auch an nichts und alles, das ist dann wohl dasselbe und ist gleichzeitig da."

"Wenn die Angst kommt, denke ich immer an das Nächstliegende, daß ich das nicht schaffe... Es ist ganz egal, was es ist. Ob ich an was denke oder nicht, das ist ziemlich dasselbe, das wechselt sich so ab."

"Die Angst ist da ohne einen Gedanken... Ich habe keine Vorstellung, wovor ich Angst habe. Ich kann auch gar nicht sagen, ob das nicht alles dasselbe ist, das geht alles ineinander über."

3 Patienten machten keine Aussagen über die Beziehung zwischen gegenständlicher und gegenstandsloser Angst.

21 Patienten gaben an, gegenstandslose Angst sei schwerer zu ertragen als gegenständliche Angst.

Beispiele:
"Das Schlimme ist, ich kann gar nichts dagegen tun. Ich weiß gar nicht, was das ist."

"Wenn ich dann etwas finde, wo ich sagen kann, das ist es, dann ist es beinahe besser... Das Schlimmste ist, wenn ich gar nicht sagen kann: Das ist es."

"Die Einzelangst ist besser, irgendwie konkreter... Da kann man mehr gegen angehen."

14 Patienten erlebten beide Angstformen als gleichermaßen quälend. 4 Patienten schilderten gegenstandslose Angst im Vergleich mit gegenständlicher Angst als weniger unangenehm.

Beispiele:
"Die Angst, die ich habe, sucht sich was... Zuerst ist die Angst da, dann denke ich: Ist alles in Ordnung? Hast du alles richtig gemacht? Wenn ich was gefunden habe, ist es fast noch schlimmer, als wenn ich gar nicht weiß, was es ist."

"Diese Angst, wenn ich an nichts denke... Dann ist da nur diese Unruhe... Das ist aber angenehmer, als wenn ich über was grübele."

1.14 Körperliche Äußerungsformen der Angst

Angst wird allgemein den Gefühlen oder Affekten zugerechnet, also als seelisches Phänomen gewertet. Diese Sichtweise ist aber unvollständig. Angst wird in der Regel auch körperlich erlebt. Dies gilt auch für Melancholiekranke. So gaben 84,4% (N = 135) der melancholischen Patienten ein körperliches Empfinden von Angst an (Tabelle 19).

Zahlreiche Patienten brachten in ihren Schilderungen sehr deutlich die enge Verbindung zwischen körperlichen Angstäußerungen und den sie quälenden Angstinhalten zum Ausdruck: Die körperlichen Empfindungen werden vielfach ausdrücklich mit der Angst gleichgesetzt.

Beispiele:
"Die Angst und das Hitzegefühl, das kommt so zusammen... Es wird dann glühend heiß im ganzen Körper. Alles schwimmt vor den Augen... Ich habe keine Kraft in den Beinen."
"Ich werde morgens wach mit so einem Druck im Kopf... Das ist das Erste morgens... Es hat mit der Angst zu tun."
"Aus dem Gedanken, es nicht zu schaffen, kommt die Angst... Die Angst wird dann zum körperlichen Problem."
"Dieses Beben am Körper und die Angst: Du bist ein Versager, das ist dasselbe... Das gehört zusammen."
"Schweißausbrüche... Herzrasen... Das ist eindeutig Angst."
"Die Angst macht mir Schmerzen, die schlägt mir auf den Oberbauch... Diese Schmerzen kommen immer nur in Verbindung mit der Angst."
"Die Angst und daß der Kopf zusitzt, das ist eins."
"Die Angst ist da durch dieses Unruhegefühl."

Bei einigen Patienten ist eine Unsicherheit in der Einschätzung ihrer körperlichen Empfindungen feststellbar.

Beispiele:
"Ich habe da so eine innere Unruhe... Ich weiß nicht, ob das Angst ist."
"Die Angst, die ich habe, das ist vielleicht die Unruhe, die ich habe, dieser Bewegungsdrang."

Zum größeren Teil werden diese körperlich empfundenen Ängste in bestimmte Körperregionen lokalisiert (N = 105), etwas seltener bleiben sie diffus auf den ganzen Leib bezogen (N = 88). Häufig gaben die Patienten sowohl ein lokalisiertes als auch ein diffuses körperliches Angstempfinden an (N = 58). Demgegenüber wurden die Ängste von 47 Patienten ausschließlich als diffus beschrieben. Für diese beiden Ausprägungsformen der körperlich empfundenen Angst und für die Übergänge werden nun Beispiele zu bringen sein.

a) Unter den *lokalisierten Angstempfindungen* fällt die Häufigkeit der Lokalisation: Brust, einschließlich Herz (81,9%) auf. Am häufigsten wurde ein Druckgefühl über der Brust (32,4%) und Herzrasen/Herzpochen (37,1% der lokalisierten Angstempfindungen) angegeben. Demgegenüber treten andere Lokalisationen in den Hintergrund (siehe Tabelle 19): Die Extremitäten (meist Hände bzw. Finger), der Leib, der Kopf und der Magen werden mit einer Häufigkeit von je ca. 10 bis 20% genannt. Auch andere, weniger auf ein bestimmtes Organ bzw. einen bestimmten Körperteil, wenn auch nicht diffuse körperliche Angstempfindungen, sind von untergeordneter Bedeutung. Erwähnt seien Übelkeit, Unwohlsein, Würgen, Brechreiz mit 6,8% und Luftnot, Gefühl zu ersticken mit 5,8% der lokalisierten Angstempfindungen.

Die lokalisierten Angstempfindungen erscheinen gleichwohl in einigen Fällen vage oder wechselhaft und unbeständig.

Beispiele:
"Ich spüre das unmittelbar körperlich... Es ist ein dunkles, dumpfes Gefühl. Die Angst sitzt in einem drin (Patient ballt die Faust wie zu einem Stein über der Brust). Ich meine, das sitzt hauptsächlich in der Brust, ich kann aber nicht genau sagen, wo es ist.
"Das ist auch so eine Unruhe in den Beinen und im ganzen Leib so ein Ziehen, man kann nicht sagen, das ist da und da."

b) Unter den *diffusen körperlichen Angstempfindungen* ist am häufigsten die Angabe von allgemeiner Unruhe/Aufgewühltsein (siehe Tabelle 19). Auch wurde von vielen Patienten Schweißausbruch/Schwitzen diffus am ganzen Körper erlebt.

Beispiele für diffuses körperliches Angstempfinden:
"Unruhe... So eine Mattigkeit. Das hängt wohl mit der Angst zusammen."
"Körperlich... so eine allgemeine Anspannung... Ich kann gar nicht sagen, wo und wie."
"Das ist schlecht zu beschreiben... Ich werde so innerlich ganz aufgewühlt und unruhig, wenn ich anfange zu grübeln."
Das diffuse Empfinden von Mattigkeit und Kraftlosigkeit (depressive Vitalsymptomatik) wird von der Mehrzahl der betroffenen Patienten als nicht in Verbindung mit ihrer Angst stehend aufgefaßt. 6 Patienten gaben jedoch ausdrücklich an, ihre diffus empfundene Kraftlosigkeit sei körperlicher Ausdruck ihrer Angst.

Beispiele:
"Es ist ein bleiernes Gefühl um die Augen, als ob die Augen nicht aufgehen... Die Kraftlosigkeit und die Angst, daß ich nichts mehr schaffe, das gehört zusammen."
"... Das ist so eine körperliche Belastung... Allgemeine Mattigkeit, wenn ich diese Angst habe, ganz egal, wovor ich jetzt Angst habe."
"Ich bin so schlapp... Es zieht sich so zusammen (Pat. weist auf den Leib)... Ich bin so unruhig."
"Man hat einfach eine innere Unruhe, so ein Unwohlsein im Magen, die Beine sind müde und schlapp... Das ist eigentlich überall im ganzen Körper, diese Unruhe."

c) *Lokalisierte und diffuse Angstempfindungen*: Das zunächst lokalisierte Angstempfinden kann sich zu einem diffusen körperlichen Angsterleben ausweiten:

"Am Tage X fing es an, in der Herzgegend zu kribbeln... Ein gleißendes Gefühl. Ich war nervlich gelähmt, als ob das ganze Gehirn gelähmt wäre. Ich war richtig erstarrt... Das gleißende Gefühl, diese Hitze und die Lähmung, die breiteten sich über den ganzen Körper aus."
"Unbehagen in der Magengegend... Schnelles Herzklopfen. Ich habe beim Aufwachen diese innere Unruhe und Angst... Das breitet sich im ganzen Körper aus."

Beispiele für das Nebeneinanderbestehen lokalisierbarer und nicht lokalisierbarer körperlicher Angstäußerungen sind:

"Immer wenn die Ängste auftreten, habe ich ein Schlagen in der Brust... Dann vibriert der ganze Körper. Das ist diffus überall und in der Brust. Ich kann aber nicht genau sagen, wo."
"Es ist so ein Druckgefühl in der Brust, wenn die Angst kommt... Die Angst erdrückt mich ja total... Die Beschwerden kommen von innen. Das Drückende ist im ganzen Körper und in der Brust."
"Wenn diese schreckliche Angst kommt, bekomme ich Herzklopfen, der Schweiß bricht mir aus. Das ist ganz allgemein... und dann natürlich in der Brust."
"Permanente brennende Stelle in meinem Inneren... Wie körperliche Schmerzen. Es springt in verschiedene Gegenden... In den Rücken, in die Beine, in die Brust."

Tabelle 19. Körperliche Angstäußerungen bei melancholischen Patienten (N = 160)

	N	%
Körperliche Angstäußerungen[a]	135	84,4
lokalisiertes körperl. Angstempfinden[a]	105	65,6
Lokalisation und Art der körperl. Empfindung:[b,c]		
Brust/ Druck	34	32,4
Brust bzw. Herz/ Schlagen	39	37,1
Brust/ andere Empfindungsqualitäten	13	12,4
Brust, insgesamt	*86*	*81,9*
Kopf/ Druck	4	3,8
Kopf/ Schmerzen	3	2,9
Kopf/ andere Empfindungsqualitäten	3	2,9
Kopf, insgesamt	*10*	*9,5*
Magen/ Druck	6	5,7
Magen/ andere Empfindungsqualitäten	4	3,8
Magen, insgesamt	*10*	*9,5*
Leib/ Druck	5	4,8
Leib/ Unruhe	4	3,8
Leib/ andere Empfindungsqualitäten	4	3,8
Leib, insgesamt	*13*	*12,4*
Händezittern	6	5,8
Extremitäten/ Unruhe	5	4,8
Händeschwitzen	1	1,0
Extremitäten/ andere Empfindungsqualitäten	6	5,8
Extremitäten, insgesamt	*18*	*17,5*
Augen/ Druck	1	1,0
Hals/ Kloßgefühl	5	4,8
Rücken/ Unruhe	1	1,0
andere lokal. körperliche Angstempfindungen:[b,c]		
Übelkeit, Unwohlsein, Brechreiz, Würgen	7	6,8
Luftnot, Gefühl zu ersticken	6	5,8
Verdauungsstörungen	1	1,0
Mundtrockenheit	4	3,9
Stottern, Stimme versagt	1	1,0
Schwindel, Leeregefühl im Kopf	4	3,9
diffuses körperliches Angstempfinden[a]	88	55,0
Art der körperlichen Empfindung:[b,c]		
Beklemmungsgefühl	5	5,7
Schmerz, Brennen	3	3,4
Mattigkeit, Abgeschlagenheit	6	6,8
Verspannung, Versteifung	11	12,5
Hitzegefühl, Schüttelfrost	7	8,0
Unruhe, Aufgewühltsein	42	47,7
Kribbeln, Parästhesien	5	5,7
Beben, Vibrieren, Zittern	12	13,6
Schwitzen	26	29,5

[a]Prozent der gesamten Patientenstichprobe
[b]Prozent der Patienten mit lokalisierten bzw. diffusen Angstäußerungen
[c]Mehrfachnennungen möglich

1.15 Bindungs- und Kontrollverlustängste

Wir haben bereits darauf hingewiesen, daß sich die nicht aktiv vom Untersucher erfragten Angstthemen als Bindungs- und Kontrollverlustängste zusammenfassen ließen. Bei der Interpretation dieser ergänzenden Angaben zum Angsterleben (insbesondere ihrer Häufigkeit) ist somit zu berücksichtigen, daß nur die spontanen Patientenäußerungen zu den hier zu erörternden Angstthemen in die Auswertung eingingen.

Mit *Bindungsangst* ist die Angst der Kranken gemeint, sich emotional an einen Menschen zu binden. Angsterleben dieser Art fanden wir bemerkenswerterweise bei keinem der 160 melancholischen Patienten. Sie werden bei den Neurosepatienten zu besprechen sein (Kap. E 2.15).

Als *Kontrollverlustängste* fassen wir Ängste vor einem Verlust der Gefühlskontrolle zusammen. Bei den neurotischen Patienten (siehe dort) haben diese Ängste meist emotionale Entgleisungen in Form aggressiver Verhaltensweisen gegenüber nahestehenden Mitmenschen zum Inhalt. Derartiges Angsterleben läßt sich bei keinem melancholischen Patienten zweifelsfrei nachweisen. Bei einem Patienten deuten sich Kontrollverlustängste im Zusammenhang mit einer hypochondrischen Thematik an:

"..Daß ich nicht mehr kann... daß ich einfach zusammenklappe. Habe nicht darüber nachgedacht... Will nicht darüber nachdenken, was dann passieren könnte. Da ist wohl die Angst, daß ich nicht mehr Herr über meine Gedanken und Gefühle bin, wenn ich zusammenkippe."

Ein weiterer Patient schilderte Aggressionen gegenüber seiner Ehefrau, um seine krankheitsbedingten Ängste vor dem Verrücktwerden zu veranschaulichen:

"Neulich hatte ich auf einmal den Drang, ich müßte meine Frau umbringen, manchmal habe ich Angst, verrückt zu werden."

Exkurs: Das Zeiterleben in der Melancholie

Von den 160 melancholischen Patienten berichteten 8 (=5%) über ein verändertes Erleben der Zeit. Es handelt sich um Spontanangaben. Ausdrückliche Fragen nach dem Zeiterleben wurden im Interview nicht gestellt. Zum einen liegt dieses Thema etwas außerhalb der Fragestellung dieser Arbeit. Andererseits: Was man hier "exploriert", besagt nicht viel, weil die Patienten gerade diese Erlebnisweise offenbar besonders schlecht in Worte fassen können. Man ist daher auf die spontanen Äußerungen derjenigen angewiesen, die dieses Erleben sozusagen innerlich bestimmt und die die Abwandlung ihres Zeiterlebens dann auch in Worte fassen können. Die Angaben dieser Patienten lauten im einzelnen:

"Allein bin ich einfach der Zeit ausgesetzt. Ich weiß nicht, was ich machen soll... Jetzt kann ich die Zeit nicht mehr füllen. Wenn ich gesund bin, ist die Zeit frei gewählt, das ist jetzt anders."
"... Daß alles in einem Stillstand verharrt, daß es nicht weitergeht... Ich habe das Gefühl, das Leben um mich geht weiter, nur bei mir geht es nicht weiter."

"... Kein Gefühl für das Zeitmaß... Daß man meint, man braucht länger für die Dinge als sonst... Ich gucke dann immer auf die Uhr. Die Zeit vergeht langsam, trotzdem denkt man aus dem Augenblick heraus, du schaffst es nicht."
"Daß das nicht weitergeht... Ich komme nicht vorwärts... Daß die Zeit nicht weitergeht und ich nicht weiterkomme."
"Ich habe das Gefühl, die Uhr geht nicht weiter... Das ist eine furchtbare Ungewißheit und Unruhe."
"Diese Langeweile, daß die Zeit nie vorbeigeht... Daß man nur so rumhockt."
"Ich habe keinen Antrieb irgendwie... Angst vor der nächsten Minute, die Stunden gehen nicht vorbei. Angst, daß ich den Tag überstehe."
"Der Tag ist so lang... Ich weiß nicht, was ich machen soll."

Die Äußerungen dieser Patienten stehen jeweils in mehr oder weniger ausdrücklichem inhaltlichen Zusammenhang mit Ängsten vor dem Alltagsleben und/oder vor zukünftigen Aufgaben und Belastungen. Ein Patient schildert besonders anschaulich das Beängstigende des sich vor ihm ausdehnenden Tages:

"Was soll ich jetzt machen?... Ich bin bange, aufzustehen... Daß ich den Tag nicht überstehe... Daß ich nicht an heute abend komme. Auf einmal war die Angst da, einen Morgen. Ich habe immer Angst vor allem. Ich habe keinem was zuleide getan... Auf einmal war alles da... Wenn ich spazierengehe, habe ich schon Angst, daß ich wiederkomme, und ich weiß nicht, was ich tun soll. Was soll ich nur machen den ganzen Morgen? Wenn der letzte Schluck Kaffee getrunken ist, hat man schon wieder Angst vor den nächsten Minuten. Man kann ja nichts machen... Ich weiß ja nichts. Ich fühle, daß ich vor einem Berg stehe, und ich kann nicht drüber."

Weiterhin klagen die Hälfte (N = 4) dieser Patienten über Ängste im Zusammenhang mit Unwirklichkeitsgefühlen. Wenn ein elementares, allem Handeln, Denken und Fühlen zugrundeliegendes Phänomen wie die Zeit als verändert wahrgenommen wird, überrascht es nicht, wenn die Patienten ein beängstigendes Gefühl der Fremdheit gegenüber sich selbst und ihrer Umgebung empfinden. Dies drückt ein Patient mit folgenden Worten aus:

"Ich will in meine Heimat... Verstehen Sie das, wollen Sie nicht auch in Ihre Heimat?"

Zwei weitere melancholische Patienten äußern zwar nicht ausdrücklich, die Zeit stehe still, sondern es (das Leben) gehe nicht mehr weiter.

"Daß es nicht vorwärts, sondern rückwärts geht, das ist es."
"Daß das Leben irgendwie überhaupt nicht weitergeht für uns."

Das Versperrtsein der Zukunft bringen 2 Patienten mit folgenden Worten zum Ausdruck (vgl. auch allgemeine Zukunftsängste):

"Ich glaube nicht, daß das anders wird... ich kann gar nicht weiterdenken bis nächste Woche."
"Für mich ist gar keine Zukunft mehr drin."

Die Abwandlung des Zeiterlebens ist bei neurotischen Patienten gegenüber Melancholischen praktisch bedeutungslos. Nur 2 (von 160) neurotisch Kranke machten hierzu spontane Angaben. Ein konversionsneurotischer Patient mit massiven Versagens- und Zukunftsängsten sowie Ängsten vor alltäglichen Aufgaben äußerte:

"Ich habe kein Gefühl für die Zeit. Ich muß das jetzt aushalten, aber die langsame Zeit, daß alles so langsam geht, das ist was Gleichförmiges. Da habe ich keine Angst."

Es erscheint bemerkenswert, daß bei diesem Patienten anläßlich früherer Behandlungen andernorts eine bipolare Affekterkrankung wegen erheblicher (phasischer?) Stimmungsschwankungen differentialdiagnostisch erörtert worden war.

Eine neurotisch-depressive Patientin mit starken auf die psychische Krankheit gerichteten und allgemeinen Versagensängsten gab an:

"... Angst vor der Zeit, ich kriege die Zeit nicht kaputt."

1.16 Beziehungen zwischen den Ängsten in der Melancholie

Schuld- und Verarmungsängste treten bei 27 melancholischen Patienten gemeinsam auf ((signifikant gegenüber der erwarteten Kombinationshäufigkeit (18) erhöht; X2 - Anpassungstest)); entsprechend korrelieren diese beiden Ängste hochsignifikant miteinander ($r=0,26$; $p< 0,001$). Im übrigen bestehen zwischen den "klassischen" Angstthemen der Melancholischen weniger enge Beziehungen. Auch das gemeinsame Auftreten von Schuld-, Verarmungs- und hypochondrischen Ängsten (bei 9 melancholischen Patienten) weicht nur unwesentlich von der erwarteten Kombinationshäufigkeit dieser 3 Ängste (6 Fälle) ab.

Zwischen Alltags- und gegenstandslosen Ängsten besteht eine schwache, aber signifikante Korrelation ($r=0,19$; $p=0,008$; in 29 Fällen kombiniert, Erwartungswert: 23 Fälle). Im übrigen weisen Alltagsängste keine überzufällig häufige Koinzidenz mit anderen Ängsten auf; auch Alltags- und Versagensängste treten nicht überzufällig häufig gemeinsam auf.

Gegenstandslose Angst tritt besonders selten in Verbindung mit Schuldängsten ($r=$ minus 0,20; $p=0,005$, 8 statt zu erwartender 15 Fälle), demgegenüber überzufällig häufig in Kombination mit situationsgebundenen Ängsten auf ($r=0,17$; $p=0,015$; 5 statt zu erwartender 2 Fälle).

Körperliche Angstäußerungen stehen mit keinem der übrigen Angsterlebnisbereiche überzufällig häufig oder selten in Verbindung. Erwartungsgemäß besteht eine enge Beziehung zwischen hypochondrischen und Todesängsten ($r=0,3163$; $p<0,001$); diese Ängste treten bei 15 melancholischen Patienten gemeinsam auf (Erwartungswert: 7 Fälle).

Weiterhin sind folgende Kombinationen von Ängsten zu erwähnen:

Metaphysische Ängste in Verbindung mit Unwirklichkeitsängsten ($r=0,22$; $p=0,002$; 6 statt zu erwarteter 2 Fälle) sowie die Kombination von metaphysischen Ängsten und Schuldängsten (siehe Kap. E 1.8, $r=0,22$; $p=0,002$; 10 statt zu erwarteter 5 Fälle).

Partnerverlustängste in Kombination mit Ängsten der psychischen Krankheit wegen ($r=0,21$; $p=0,004$).

1.17 Melancholische Patienten ohne Angst

Von den 160 untersuchten Patienten gaben nur 6 (=3,8%) an, nicht unter Angst zu leiden. Es handelt sich um 4 unipolar Melancholische (ICD 296.1) und 2 Melancholische mit bipolarem Verlauf (ICD 296.3). Im einzelnen lauteten die Angaben dieser Patienten:

28-jährige Patientin: "Ich kann nicht glauben, daß es wieder besser wird. Ich habe mich damit schon fast abgefunden (auf Nachfrage nach begleitendem Empfinden: Resignation)... Ich stehe eine Stunde vor dem Kleiderschrank und weiß nicht, was ich anziehen soll... Wie wirst du das jemals wieder schaffen? (Gefühl der Unentschlossenheit). Ich bin in allem gleichgültig... verstockt. Früher konnte ich mich für eine Blume begeistern, heute juckt mich das nicht mehr (Gleichgültigkeitsgefühle)."

25-jähriger Patient: "Ich denke, dies und das hast du falsch gemacht. Das kannst du nicht mehr gut machen (Angstgefühle verneint)... Ich denke: Du kannst ja kaum noch etwas... Es ist ein Gefühl von Ohnmacht, daß sich nichts daran ändern kann."

Eine 25-jährige Patientin gab an, sie beschäftige sich überhaupt nicht - weder mit noch ohne begleitendes Angstempfinden - mit den angesprochenen Themen/ Erlebnisbereichen.

38-jährige Patientin: "Es ist alles so leer, so innerlich langweilig... Das ist auch irgendwie fremd, aber ich habe keine Angst, vielleicht ist das ja was Trauriges."

39-jähriger Patient: "Ich mache mir Gedanken, ob ich das Haus bezahlen kann (Ängste verneint)... Daß ich nicht wieder gesund werde (auf Nachfrage)... Das ist mehr trauriges Nachdenken. Ich denke oft, daß ich meine Arbeit nicht mehr schaffe (Ängste ebenfalls verneint)".

Besonders eindrucksvoll sind die Aussagen eines 52-jährigen Patienten:

"Das ist ja gerade das Komische, daß ich keine Angst habe. Im Geschäftlichen habe ich in den letzten Jahren versagt, da bin ich selbst Schuld dran. Ich habe genug finanzielle Sorgen wegen der Arbeitsstelle... Ich denke daran und rege mich nicht darüber auf. Ich denke daran, wie schlimm das ist, und es berührt mich trotzdem nicht. Mein Denken und meine Gedanken sind kaputt. Wahrscheinlich habe ich durch das starke Rauchen etwas kaputtgemacht in meinem Gehirn. (Frage nach Versagensängsten)... Das kann man nicht sagen, weil ich da nur sitze. Ich bin ohne irgendwelche Regungen, deswegen habe ich auch keine Angst davor, daß bei mir alles tot ist. (Frage nach weltanschaulichen Bindungen). Das berührt mich auch alles nicht. Wenn meine Frau sich nicht mehr für mich interessieren würde, das wäre mir fast egal, das ist die Kälte, die ich habe."

Bei den zitierten Patienten, die diagnostisch als sicher melancholisch einzustufen sind, war die depressive Verstimmung zum Zeitpunkt der Untersuchung nicht weniger ausgeprägt als bei den übrigen Melancholischen. Wir werden noch zu erörtern haben (Kap. F 5), welche Beziehungen zwischen allen Empfindungsqualitäten (einschl. Angst) betreffender Gefühllosigkeit und melancholischer Angst bestehen.

Kapitelzusammenfassung

154 der 160 untersuchten melancholischen Patienten gaben im Interview an, unter Ängsten zu leiden.

Die "klassischen" melancholischen Angstthemen Schuld, Verarmung und Hypochondrie wurden von den Melancholischen mit einer Häufigkeit von jeweils etwa einem Drittel der Fälle angegeben. Sie treten nicht überzufällig häufig gemeinsam auf. Es überwiegen deutlich konkrete gegenüber allgemeinen Angstthemen. Beängstigendes Schulderleben ist häufiger (N = 19) als Verarmungs- und hypochondrische Angst (N = 12 bzw. 9) wahnhaft ausgestaltet. Die Themen der Beängstigung weichen bei Melancholischen mit und ohne wahnhafte Gewißheit nicht erheblich voneinander ab. Die Inhalte der Schuldängste betreffen überwiegend den unmittelbaren zwischenmenschlichen Bereich, aber auch Pflichten in Gesellschaft und Beruf. Bei 12 von 59 Melancholischen waren die Schuldängste auf eine göttliche Schuldinstanz gerichtet (Versündigungserleben). Unter den hypochondrischen Themen wurden am häufigsten Ängste vor Krebs- und vor Herz- und Kreislauf-Leiden genannt.

Unter den thematisch ausgestalteten Ängsten ist die Angst der psychischen Krankheit wegen am häufigsten (etwa 2/3 der Fälle). Die Mehrzahl der Ängste richtete sich auf den weiteren Krankheitsverlauf; so äußerten 67 Melancholische, sie könnten sich nicht vorstellen, jemals wieder gesund zu werden.

Ängste vor dem Sterben und vor dem Tod lassen sich nach den Interviewbefunden nur unzureichend voneinander trennen. Sie stehen meist in Verbindung mit hypochondrischen Ängsten, seltener sind sie allgemein und unbestimmt. Zwischen der Angst vor dem von außen und von innen drohenden Tod (durch Suizid) bestehen enge Verbindungen. Ängste in Verbindung mit suizidalen Gedanken und Handlungen haben meistens einen Verlust der Selbstkontrolle zum Inhalt.

Die Angst vor einem Versagen im persönlichen Einfluß- und Verantwortungsbereich (meist auf Beruf und Gesellschaft bezogen) wird von der Hälfte der melancholischen Patienten angegeben. Dagegen traten Zukunfts- und Katastrophenängste, die außerhalb des Verantwortungsbereiches des Kranken liegen, der Häufigkeit nach deutlich in den Hintergrund. Die aufgeführten Patientenschilderungen verdeutlichen auch die enge Verknüpfung zwischen allgemeinen und konkreten Inhalten der Beängstigung.

Noch häufiger als Versagensängste treffen wir bei Melancholischen Ängste vor der unmittelbar bevorstehenden Zukunft, vor Vertrautem im alltäglichen Leben an (Alltagsängste). Diese Ängste sind ganz überwiegend inhaltlich vage und unbestimmt ("Angst vor allem"), sie wirken beliebig und austauschbar. Im Vordergrund des Angsterlebens steht jeweils das Nicht-Bewältigen des Hier und Jetzt.

Etwa jeder sechste melancholische Patient gab beängstigende Unwirklichkeitsempfindungen an. Vielfach gehen Fremdheitsgefühle mit der Angst einher, nicht mehr zu mitmenschlichen Beziehungen fähig zu sein. In wenigen Fällen (N=6) äußerten die Patienten beängstigende Leeregefühle, selten (N=4) nihilistische Angstinhalte. Ängste vor dem Verlust weltanschaulich-religiöser Bindungen (metaphysische Ängste) traten in enger Beziehung zu Unwirklichkeits- und Schulderleben auf.

Ängste vor einem Partnerverlust standen bei den melancholischen Patienten stets im Zusammenhang mit dem Erleben eigenen Unvermögens. Etwa ein Viertel der Melancholischen äußerten Beziehungserleben, selten wahnhaftes Verfolgungs- und Bestrafungserleben; auch diese Thematik ließ sich meist auf das Gefühl eigenen Unvermögens und Versagens zurückführen.

Ängste in Verbindung mit Zwängen sowie auf konkrete Situationen und Objekte bezogene Ängste (Phobien) sind in der Melancholie von ganz untergeordneter Bedeutung. Ein Viertel der Melancholischen gaben gegenstandsloses Angsterleben an. Die Beziehung zwischen gegenstandsloser und gegenständlicher Angst ließ sich anhand der Patientenaussagen nicht eindeutig beschreiben.

Etwa die Hälfte der Patienten äußerten, ihre gegenstandslose Angst sei unangenehmer als gegenständliche Ängste.

Von der überwiegenden Mehrzahl der Melancholischen wurde Angst auch körperlich erlebt. Meist wird sie in bestimmte Körperregionen lokalisiert; die häufigsten körperlichen Empfindungen sind Druckgefühl über der Brust und Herzschlagen. Etwas seltener bleibt die Angst diffus auf den ganzen Leib bezogen, meist als nicht lokalisierbares Unruhegefühl und Schwitzen.

Angst, sich emotional an einen Menschen zu binden (Bindungsangst) ist in der Melancholie ebensowenig anzutreffen wie Angst vor einem Verlust der Gefühlskontrolle (Kontrollverlustangst).

In wenigen Fällen (N=8) machten die Patienten spontane Angaben über ein verändertes Erleben der Zeit.

Nur 6 melancholische Patienten gaben an, nicht unter Angst zu leiden; in diesen Fällen standen Gefühllosigkeit bzw. Leereempfindungen im Vordergrund des Erlebens.

2 Die Angst in der Neurose

Von den 162 untersuchten neurotischen Patienten gaben 160 (98,8%) an, unter Angst zu leiden. Die Häufigkeit der im Interview zur Sprache gebrachten Ängste wird zunächst getrennt für depressiv-neurotische und für andere neurotische Patienten, sodann für die neurotische Gesamtstichprobe angegeben und den entsprechenden Zahlen der Melancholiekranken gegenübergestellt (Tabelle 20).

Unter den neurotisch Depressiven werden die Patienten ohne eine Zweitdiagnose ("rein" neurotisch-depressiv) mit den anderen neurotisch depressiv Kranken verglichen, bei denen zusätzlich weitere Diagnosen verschlüsselt wurden (Kap. D 1.1). Da die Häufigkeiten der Ängste zwischen diesen beiden Teilstichproben nicht erheblich voneinander abweichen, werden im weiteren die Ergebnisse für die Gesamtheit der neurotisch-depressiven Patienten dargestellt.

Schließlich sollen die Patienten mit anderen als depressiven Neurosen, nämlich Angstneurosen, Konversionsneurosen und Zwangsneurosen hinsichtlich des Vorkommens von Ängsten getrennt auggezählt werden (Tabelle 21). Auf diese Differenzierung wird im Text nur dann eingegangen, wenn sich deutliche Unterschiede im Interviewergebnis zeigen. Insbesondere wird darauf zu achten sein, ob depressiv-neurotische Patienten im Hinblick auf bestimmte Ängste möglicherweise eine Mittelstellung einnehmen zwischen anderen neurotisch Kranken und Melancholischen. Denn mit den Melancholiekranken haben sie die Depressivität gemeinsam; mit den anderen neurotischen Erkrankungen verbindet die depressive Neurose die Zugehörigkeit zum gleichen Formenkreis des neurotischen Krankseins.

2.1 Schuldängste

Zunächst soll angegeben werden, wie viele neurotische Patienten überhaupt Schuldgefühle äußerten, sei es mit oder ohne Angst. Unter den 93 neurotisch-depressiven Patienten fanden sich Schuldgefühle in 56 Fällen (60,2%), d.h. etwa gleich häufig wie bei melancholischen Patienten. Unter den anderen neurotischen Patienten ließen sich Schuldgefühle in 24 Fällen (34,8%) nachweisen.

Die Häufigkeit von Schuldängsten nimmt bei den neurotisch-depressiven Patienten mit 25,9% eine Mittelstellung zwischen den melancholischen (36,9%) und den anderen neurotischen Patienten (14,5%) ein. Unter den nicht-depressiv neurotischen Patienten fällt besonders der niedrige Anteil von Schuldängsten bei Konversions- und Zwangsneurosen (jeweils 1 bzw. 2 Fälle) auf.

Der Anteil von Schuldängsten unter den Schuldgefühlen ist bei den neurotisch-depressiven Patienten mit 24 von 56 Fällen (42,9%) sowie in der Teilstichprobe der anderen neurotischen Patienten (10 von 24; 41,6%) deutlich niedriger als bei den melancholischen Patienten (59 von 94 Fällen; 62,8%).

Versündigungsängste waren lediglich bei 2 neurotisch-depressiven Patienten festzustellen:

Tabelle 20. Ängste bei neurotischen (N = 162) versus melancholischen Patienten (N = 160) - Übersicht. N1 = Neurotisch-depressive Patienten; N2 = andere neurotische Patienten; N = neurotische Patienten, Gesamt; M = melancholische Patienten, Gesamt

Patienten N		N1 93		N2 69		N 162		M 160		X^2-Test
		N	%	N	%	N	%	N	%	
1.	Schuldängste	24	25,9	10	14,5	34	21,0	59	36,9	M > N,N2:1%
2.	Verarmungsängste	13	14,0	3	4,3	16	9,9	48	30,0	M > N,N1,N2:1%
3.	Hypochondrische Ängste	31	33,3	49	71,0	80	49,4	53	33,2	M < N,N2:1% N1 < N2:1% N > N1:5% N < N2:1%
4.	Ängste der psych. Krankheit wegen	57	61,3	35	50,7	92	56,8	106	66,2	M > N2:5%
5.	Ängste vor dem Sterben	10	10,8	8	11,6	18	11,1	10	6,3	
	Todesängste	13	14,0	20	29,0	33	20,4	21	13,1	N2 > M,N1:5%
	Suizidängste	44	47,3	12	17,4	56	34,6	56	35,0	M > N2:1% N1 > N:5% N2 < N1,N:1%
6.	Versagensängste	58	62,4	28	40,6	86	53,1	79	49,4	N1 > M,N2:5%
	Zukunftsängste	12	12,9	13	18,8	25	15,4	13	8,1	M < N2,N:5%
	Katastrophenängste	7	7,5	9	13,0	16	9,9	6	3,7	M < N2,N:5%
7.	Alltagsängste	19	20,4	8	11,6	27	16,7	90	56,3	M > N1,N:1% M > N2:5%
8.	Unwirklichkeits-ängste	10	10,8	7	10,1	17	10,5	26	16,2	
	Metaph. Ängste	7	7,5	4	5,8	11	6,8	14	8,7	
	Nichtigkeitsängste	0	0	0	0	0	0	4	2,5	
9.	Partnerverlust-ängste	36	38,7	17	24,6	53	32,7	22	13,7	M < N1,N:1% M < N2:5%
	Ängste vor dem Alleinsein	22	23,7	4	5,8	26	16,0	9	5,6	M < N1,N:1% N1 > N2:1% N > N2:5%
10.	Ängste in Verb. mit Mißtrauen	41	44,1	16	23,2	57	35,2	41	25,6	M < N1:1%% N1 > N2:1
11.	Ängste in Verb. mit Zwängen	0	0	16	23,2	16	9,9	5	3,1	M < N2:1% N2 > N:1% N1 < N,N2:1% M < N:5%
12.	Situationsbez. Ängste	27	29,0	28	40,6	55	34,0	9	5,6	M < N1,N2,N:1%
	Objektbez. Ängste	2	2,2	4	5,8	6	3,7	0	0	M < N2,N:5%
13.	Gegenstandslose Angst	18	19,4	11	15,9	29	17,9	40	25,0	
14.	Körperl. Angst-äußerungen	87	93,5	65	94,2	152	93,8	135	84,4	M < N1,N2:5% M < N:1%
	a) lokalisiert	78	83,9	58	84,1	136	83,9	105	65,6	M < N1,N2,N:1%
	b) diffus	57	61,3	43	62,3	100	61,7	88	55,0	
15.	Bindungsängste	11	11,8	7	10,1	18	11,1	0	0	M < N1,N2,N:1%
	Kontrollverlust-ängste	10	10,8	4	5,8	14	8,6	2	1,2	M < N1,N:1%

Tabelle 21. Ängste bei nicht-depressiv neurotischen Patienten (N=69). N2= Nicht-depressiv neurotische Patienten; AN= angstneurotische Patienten; KN= konversionsneurotische Patienten; ZN= zwangsneurotische Patienten

Patienten		N2		AN		KN		ZN		X^2-Test
N		69		26		21		11		
		N	%	N	%	N	%	N	%	
1.	Schuldängste	10	14,4	6	23,1	1	4,8	2	18,2	
2.	Verarmungsängste	3	4,3	1	3,8	2	9,5	0	0	
3.	Hypochondrische Ängste	4	71,0	2	80,8	15	71,4	6	54,5	
4.	Ängste der psychischen Krankh. wegen	35	50,7	13	53,8	10	47,6	9	81,8	
5.	Ängste v.dem Sterben	8	11,6	2	7,7	6	28,6	0	0	
	Todesängste	20	29,0	13	50,0	3	14,3	2	18,2	AN>KN:5%
	Suizidängste	12	17,4	5	19,2	4	19,0	1	9,1	
6.	Versagensängste	28	40,6	10	38,5	9	42,9	5	45,5	
	Zukunftsängste	13	18,8	6	23,1	4	19,0	2	18,2	
	Katastrophenängste	9	13,0	3	11,5	5	23,8	1	9,1	
7.	Alltagsängste	8	11,6	0	0	2	9,5	3	27,1	ZN>AN:5%
8.	Unwirklichkeitsängste	7	10,1	2	7,7	4	19,0	0	0	
	Metaph. Ängste	4	5,8	2	7,7	2	9,5	0	0	
	Nichtigkeitsängste	0	0	0	0	0	0	0	0	
9.	Partnerverlustängste	17	24,6	7	26,9	3	14,3	3	27,3	
	Ängste vor dem Alleinsein	4	5,8	2	7,7	1	4,8	0	0	
10.	Ängste in Verb. mit Mißtrauen	16	23,2	8	30,8	6	28,6	0	0	
11.	Ängste in Verb. mit Zwängen	16	23,2	3	11,5	2	9,5	11	100	
12.	Situationsbez. Ängste	28	40,6	16	61,5	6	28,6	3	27,3	AN>N2:5%
	Objektbez. Ängste	4	5,8	1	3,8	1	4,8	2	18,2	
13.	Gegenstandslose Angst	11	15,9	8	30,8	2	9,5	0	0	
14.	Körperl. Angst	65	94,2	26	100	19	90,5	10	90,9	
	a) lokalisiert	58	84,1	25	96,2	17	81,0	9	81,8	
	b) diffus	43	62,3	17	65,4	11	52,4	7	63,6	
15.	Bindungsängste	7	10,1	3	11,5	2	9,5	1	9,1	
	Kontrollverlustängste	4	5,8	2	7,7	1	4,8	0	0	

"Angst, daß Gott nichts mehr von mir will, daß ich zu stolz bin, Gott zu akzeptieren, daß da noch eine entsetzliche Wahrheit ist. (Wie das gemeint sei:)... Angst vor der Konsequenz, daß ich ewig in der Hölle leben werde... Angst, daß ich nicht ein Mensch bin wie die anderen."
"Angst, in diesem Leben oder danach bestraft zu werden... Angst vor dem Bösen in mir."

Daß bei den neurotischen Patienten in keinem Fall Angsterleben wahnhaft ausgestaltet war, ergibt sich zwangsläufig aus den Kriterien der diagnostischen Zuordnung und bedarf bei der Erörterung der Angsterlebnisbereiche im weiteren keiner ausdrücklichen Erwähnung.

Wegen der Häufigkeit und Bedeutung der Schuldängste wird eine differenzierende Auszählung (analog den Melancholiekranken, siehe Tabelle 8) vorgenommen (Tabelle 22): In den verglichenen Stichproben sind allgemeine Schuldängste jeweils nicht (bei den neurotischen Patientenstichproben) oder im Vergleich mit konkreten Schuldängsten nur selten (3 Fälle bei den melancholischen Patienten) anzutreffen. Mehr als die Hälfte der Schuldinhalte betreffen den zwischenmenschlichen Bereich.

Beispiele:
"Ich habe Angst, daß ich die Familie im Stich gelassen habe... da komme ich mir als Versager vor, das kannst du nicht wiedergutmachen."
"Ich mache mir Vorwürfe wegen des Trinkens, daß ich dadurch meine Frau verliere... Schuldgefühle (wie er das erlebe)... das ist Angst und dann Reue."
"Ich habe manches falsch gemacht, das mich quält. Wenn ich denke, wie ich meiner Freundin wehgetan habe, dann hängt das schon mit Angst zusammen."
"... daß mein Zuständigkeitsbereich von mir nicht erfüllt wird... ich kann das nicht akzeptieren. Ich mache mir immer Gedanken, wie ich von anderen eingeschätzt werde. Angst, daß ich dann versage, daß ich in meiner Familie nicht immer die Rolle gespielt habe, die ich von mir erwarte."
"Ich hätte mich anders verhalten sollen... hätte offener gegenüber den Leuten sein müssen. Angst, daß ich nochmal zur Rechenschaft gezogen werde von denen,... daß ich schief angeschaut werde, wenn ich preisgebe, was ich halt nicht besser gemacht habe."
"Damals fing das alles an, mit den Schwierigkeiten in der Ehe, weil ich ihm (dem Partner) nicht verzeihen konnte. Ich habe gedacht, mein Mann hat sich meine Tochter erschwindelt.... Ich war eine wenig nette Tochter zu meinem Vater... das sind die beiden Sachen, die kann ich nicht wiedergutmachen" (jeweils neurotisch-depressive Patienten).

Bei den neurotischen Patienten kommen seltener als bei Melancholiekranken Schuldängste vor, die sich auf Pflichten in Gesellschaft und Beruf beziehen; dabei ist kein Unterschied festzustellen zwischen depressiv-neurotischen und anderen neurotischen Patienten. Entsprechendes gilt auch für das beängstigende Empfinden, für den jetzigen Zustand verantwortlich zu sein. Beispiele für Schuldängste, die sich auf Ansprüche an die eigene Person richten, sind:

"Ich denke oft über das Onanieren nach. Habe Schuldgefühle, daß ich das nicht ändern kann. Wenn ich darüber nachdenke, kriege ich es richtig mit der Angst zu tun"(neurotische Depression).
"Ich habe immer unwahrscheinlich Gewissensangst, wenn ich am Tage vorher getrunken habe...da mache ich mir Vorwürfe, was ich alles gesagt habe" (neurotische Depression).
"So ein Gefühl, immer was falsch gemacht zu haben, habe auch meine Zeit vertrödelt..das sind schon Angstgefühle" (neurotische Depression).

Die Frage nach den befürchteten Folgen der Schuld (zukunftsbezogen) wurde jeweils ohne nennenswerte Unterschiede zwischen den Gruppen beantwortet: Das Fehlen von Bestrafungsängsten bei nicht-depressiv neurotischen Patienten entspricht dem Nichtvorhandensein von Versündigungsideen in dieser Patientengruppe.

Ein schuldhaftes Vergehen im Vorfeld der Erkrankung ließ sich in keinem Fall bei den neurotischen Patienten mit Schuldängsten zweifelsfrei nachweisen.

Tabelle 22. Schuldängste bei neurotischen (N = 162) versus melancholischen Patienten (N = 160). N1 = Neurotisch-depressive Patienten; N2 = andere neurotische Patienten; N = neurotische Patienten, Gesamt; M = melancholische Patienten, Gesamt

Patienten N	N1 93		N2 69		N 162		M 160		X^2-Test
	N	%	N	%	N	%	N	%	
Schuldängste[a]	24	25,9	10	14,5	34	21,0	59	36,9	M > N, N2:1%
davon: Versündigungsängste[a]	2	2,2	0	0	2	1,2	12	7,5	
konkreter Schuldinhalt[b]	24	100	10	100	34	100	56	94,9	
allgemeine Schuldängste[b]	0	0	0	0	0	0	3	5,1	
Inhalt der Ängste (vergangenheitsbezogen):[b,c] im zwischenmenschlichen Bereich	14	58,3	5	50,0	19	55,9	30	50,8	
auf Pflichten in Gesellschaft und Beruf bezogen	1	4,2	0	0	1	2,9	13	22,0	M > N, N1:5%
wegen suizidalen Verhaltens	2	8,3	0	0	2	5,9	4	6,8	
wegen anderer Verfehlungen gegenüber Ansprüchen an die eigene Person	6	25,0	4	40,0	10	29,4	9	15,3	
schuldig sein am jetzigen Zustand	1	4,2	1	10,0	2	5,9	13	22,0	M > N, N1:5%
Befürchtete Folgen der Schuld (zukunftsbezogen):[b,c] persönlicher Ehrverlust, Gewissensqualen	6	25,0	1	10,0	7	20,6	11	18,6	
Bestrafung	4	16,7	0	0	4	11,8	9	15,3	
Folgen der vermeintlichen Schuld für andere	5	20,8	5	50,0	10	29,4	15	25,4	
nicht wiedergutmachen können	3	12,5	1	10,0	4	11,8	7	11,9	
keine Angabe	7	29,2	4	40,0	11	32,4	17	28,8	

[a] Prozent der gesamten Patientenstichprobe
[b] Prozent der Patienten mit Schuldängsten
[c] Mehrfachnennungen möglich

2.2 Verarmungsängste

Wie die Schuldängste treten Verarmungsängste bei neurotisch-depressiven Patienten mit einer Häufigkeit von 14,0% seltener als in der melancholischen Stichprobe (30,0%), jedoch deutlich häufiger als bei den anderen neurotischen Patienten (4,3%) auf. Besonders selten finden sich Verarmungsängste bei angst- und zwangsneurotischen Patienten.

Tabelle 23. Verarmungsängste bei neurotischen (N=162) versus melancholischen Patienten (N=160). N1= Neurotisch-depressive Patienten; N2= andere neurotische Patienten; N= neurotische Patienten, Gesamt; M= melancholische Patienten, Gesamt

Patienten N	N1 93		N2 69		N 162		M 160		X^2-Test
	N	%	N	%	N	%	N	%	
Verarmungsängste[a]	13	14,0	3	4,3	16	9,9	48	30,0	M>N,N1, N2:1%
konkreter Verarmungsinhalt[b]	9	69,2	3	100	12	75,0	44	91,7	
allgemeine Verarmungsängste[b]	3	23,1	0	0	3	18,8	4	8,3	
konkrete und allgemeine Verarmungsängste[b]	1	7,7	0	0	1	6,3	0	0	
Inhalt der Ängste:[b,c]									
Verlust des Vermögens, des Besitzes	4	30,8	1	33,3	5	31,3	13	27,2	
Verlust der beruflichen Existenz, des Einkommens	2	15,4	0	0	2	12,5	10	20,8	
Krankenhauskosten nicht bezahlen können	0	0	1	11,3	1	6,3	11	22,9	
Schulden, Geldmangel	4	15,4	2	66,7	6	37,5	17	35,4	

[a]Prozent der gesamten Patientenstichprobe
[b]Prozent der Patienten mit Verarmungsängsten
[c]Mehrfachnennungen möglich

Es überwiegen jeweils konkrete Inhalte der Verarmungsängste (siehe Tabelle 23), wenngleich der Anteil allgemeiner Verarmungsängste bei den neurotisch-depressiven Patienten mit 30,8% höher liegt als bei den melancholischen (8,3%). Dieser Unterschied vermindert sich nur geringfügig, wenn man bei den melancholischen Patienten die wahnhaften Verarmungsängste (die stets einen konkreten Inhalt haben) unberücksichtigt läßt.

Beispiele für allgemeine Verarmungsängste bei neurotisch-depressiven Patienten sind:

"Wie soll das finanziell nur weitergehen?... ich weiß manchmal keinen Ausweg."
"Wie soll ich finanziell zurechtkommen?"

Betrachtet man wiederum den Inhalt der Verarmungsängste im einzelnen, so fällt unter den melancholischen Patienten (vor allem bei Vorhandensein von Verarmungswahn) die Häufigkeit von Ängsten auf, die Kosten für den Krankenhausaufenthalt nicht aufbringen zu können. Dieses Thema ist bei den neurotischen Patienten - mit einer Ausnahme - nicht anzutreffen.

Bei einem neurotisch-depressiven Patienten lagen den Verarmungsängsten materielle Belastungen erheblichen Ausmaßes zugrunde.

2.3 Hypochondrische Ängste

Hypochondrische Befürchtungen im weiteren Sinne wurden von insgesamt 99 der 162 neurotischen Patienten (61,1%) angegeben, von den neurotisch-depressiven Patienten in 46 Fällen (49,5%) und damit gleich häufig wie bei den melancholischen Patienten, von den anderen neurotischen Patienten in 53 Fällen (76,8%).

Nur in einem Teil der Fälle handelt es sich um hypochondrische Ängste (die diesen Namen verdienen). Sie sind bei den depressiv-neurotischen Patienten etwa gleich häufig wie bei den melancholischen Patienten anzutreffen (Tabelle 24), bei den anderen neurotisch Kranken jedoch weit häufiger (71,0%). Am größten ist die Rate bei den angstneurotischen Patienten; hier stellen sie mit 80,8% das bei weitem überwiegende Angstthema (abgesehen von körperlichen Angstempfindungen) dar (Tabelle 21).

Der Anteil hypochondrischer Ängste unter den hypochondrischen Befürchtungen im weiteren Sinne ist bei den neurotisch-depressiven Patienten mit 31 von 46 Fällen (67,4%) etwa gleich hoch wie bei den melancholischen (53 von 80 Fällen; 66,3%), bei den nicht-depressiv neurotischen Patienten jedoch wesentlich höher (49 von 53 Fällen; 92,5%).

Allgemeine hypochondrische Ängste treten bei den depressiv-neurotischen Patienten häufiger als unter den melancholischen Patienten auf (32,3% versus 13,2%).

Im Hinblick auf den Inhalt der hypochondrischen Ängste ergeben sich folgende Unterschiede (siehe Tabelle 24): Magen-Darm-Leiden werden von Melancholischen (vor allem von Patienten mit hypochondrischem Wahn) häufiger befürchtet als von den neurotischen Patienten (6,3%). Nicht mehr laufen zu können befürchten die melancholischen Patienten ebenfalls mit 13,2% der Fälle häufiger als insbesondere die depressiv-neurotischen Patienten (nur 1 Fall). Demgegenüber spielen Ängste zu ersticken und zusammenzubrechen/ bewußtlos zu werden bei neurotischen Patienten eine größere Rolle als bei den Melancholischen.

Was die vermeintlichen Folgen der befürchteten Krankheiten/Leiden anbetrifft, so läßt sich folgendes feststellen: Ängste vor dem Tod/Sterben, sind vor allem bei nicht-depressiv neurotischen Patienten mit 49,0% häufiger anzutreffen als in der melancholischen Stichprobe. Demgegenüber ist die Angst, daß keine Besserung des vermeintlichen Leidens eintritt, bei melancholischen Patienten mit 22,6% deutlich häufiger festzustellen als in der neurotisch-depressiven Stichprobe (nur 1 Fall).

Tabelle 24. Hypochondrische Ängste bei neurotischen (N = 162) versus melancholischen Patienten (N = 160). N1 = Neurotisch-depressive Patienten; N2 = andere neurotische Patienten; N = neurotische Patienten, Gesamt; M = melancholische Patienten, Gesamt

Patienten N	N1 93		N2 69		N 162		M 160		X^2-Test
	N	%	N	%	N	%	N	%	
Hypochondrische Ängste[a]	31	33,3	49	71,0	80	49,4	53	33,1	M < N,N2:1% N1 < N2:1% N > N1:5% N < N2:1%
konkreter Inhalt der hypochondrischen Ängste[b]	21	67,7	35	71,4	56	70,0	46	86,8	M > N, N1:5%
allgemeine hypoch. Ängste[b]	5	16,1	5	10,2	10	12,5	3	5,7	
konkrete und allgemeine hypochondrische Ängste[b]	5	16,1	9	18,4	14	17,5	4	7,5	
befürchtetes körperliches Leiden:[b,c]									
Krebs	5	16,1	5	10,2	10	12,5	10	18,9	
Herz-Kreislauf-Leiden	9	29,0	16	32,7	25	31,3	12	22,6	
Magen-Darm-Leiden	2	6,5	3	6,1	5	6,3	9	17,0	M > N:5%
Infektions-, Geschlechts-krankheit	0	0	2	4,1	2	2,5	3	5,7	
Ersticken, keine Luft bekommen	5	6,1	6	12,2	11	13,8	2	,8	
Zusammenbrechen, bewußlos werden	7	22,6	15	30,6	22	27,5	5	9,4	M < N, N2:1%
nicht mehr laufen können	1	3,2	5	10,2	6	7,5	7	13,2	
andere Störung, anderes Leiden	3	9,7	5	10,2	8	10,0	9	9,4	
befürchtete Folgen des körperlichen Leidens:[b,c]									
Schmerzen	0	0	1	2,0	1	1,3	2	3,8	
Vergiftung	0	0	1	2,0	1	1,3	2	3,8	
Invalidität	2	6,5	1	2,0	3	3,8	2	3,8	
langes Leiden	1	3,2	1	2,0	2	2,5	1	1,9	
Tod, Sterben	11	35,5	24	49,0	35	43,8	15	28,3	M < N2:5%
keine Besserung	1	3,2	11	22,4	12	15,0	12	22,6	N1 < M, N2:5%
keiner hilft mir	0	0	2	4,1	2	2,5	0	0	
man findet mich nicht	0	0	3	6,1	3	3,8	1	1,9	
keine Angabe	16	51,6	11	22,4	27	33,8	23	43,5	M > N2:5% N1 > N2:1%

[a] Prozent der gesamten Patientenstichprobe
[b] Prozent der Patienten mit hypochondrischen Ängsten
[c] Mehrfachnennungen möglich

Die mitgeteilten hypochondrischen Ängste lassen die bei vielen neurotischen Patienten anzutreffende erhöhte Suggestibilität besonders deutlich zutage treten.

Beispiele:
"Ich denke, daß ich einen Schlag bekomme, und ich bin tot... daß was mit dem Herzen ist... daß ich irgendwie krank bin. Todesängste: Ich denke, jetzt kriegst du einen Herzschlag oder einen Hirnschlag... ich ziehe mir jede Krankheit an, wenn ich davon etwas höre." (Angstneurose)
"Es geht darum, daß ich einen Herzschlag oder Gehirnschlag kriege. Diese Ängste sind immer da, wenn bestimmte körperliche Beschwerden kommen. Wenn ich bewußtlos werden sollte, denke ich, es setzt was aus, wodurch ich geschädigt werde... habe Angst vor Krebs... wenn ich so was lese, das macht mich dann besonders unruhig. Ich habe einen Freund verloren, der hatte Rückenschmerzen so wie ich." (Angstneurose)
"... Herzangst, wenn schon darüber gesprochen wird... Herzplatzen, Herzzerreißen. Daß ich einen Herzschlag kriege... beim Blutabnehmen oder beim Blutdruckmessen geht eine solche Panik in mir los... Angst, daß der Blutdruck so steigt, daß es nicht mehr weitergeht und daß ich dann sterbe. Dann lese ich irgendwas in der Zeitung, und dann setzt sich das fest. Angst vor Spritzen oder Tabletten, wenn ich die nicht kenne, daß ich dann sterbe... wenn ich merke, daß der Kreislauf nicht in Ordnung ist." (Angstneurose)
"Manchmal habe ich Herzbeklemmungen, als ob es im nächsten Augenblick stehenbleibt. Die Angst kommt immer, wenn jemand über Krankheiten spricht... ich denke dann immer, ich könnte auch so etwas kriegen." (Konversionsneurose)
"Wenn einer was von Krankheit oder Beerdigung erzählt, habe ich Angst, daß mir auch so was passiert, daß ich zum Beispiel umkippe. Ich kriege dann automatisch Schwindel und Herzklopfen." (neurotische Depression)

Die Beschreibungen der hypochondrischen Ängste erscheinen teilweise bizarr, die von den Patienten zur Veranschaulichung ihrer Mißempfindungen herangezogenen Beispiele und Formulierungen befremdlich.

Beispiele:
"Die Angst hat Gewalt über mich, wo ich nichts tun kann... ich denke dann, ich löse mich auf, die Hände fallen ab, ich kann nicht mehr gehen... daß sich die Adern im Kopf zusammenziehen... Käseglocke." (Angstneurose)
"Es wurde mir weiß vor den Augen, als wenn sich im Kopf alles verflüssigen würde... ich dachte, alles löst sich auf im Kopf. Gefühl, jetzt ist es vorbei... unheimliches Schwirren im Kopf, als wenn da oben jemand "click" macht. Als wenn mir jemand gleich den Boden unter den Füßen entziehen würde, dann wird es mir eher kalt in den Beinen, als ob ich nicht wüßte, ob hinter dem nächsten Schritt Schluß ist." (neurotische Depression)
"Das fing mit Verspannungen im Gesichts- und Kieferbereich an. Gefühl, keine Luft zu bekommen... innere Unruhe, inneres Vibrieren, das ging weiter in den ganzen Körper... Zittern des Unterkiefers... starker Stuhldrang... taube Fingerspitzen. Ich habe hyperventiliert, starke Spannung im Körper. Ein Gefühl der Vernichtung, was ich Todesangst nenne. Ich dachte, alles ist vorbei... ich nahm meinen Körper gar nicht mehr wahr. Daß ich das Bewußtsein verliere, das ist gefühlsmäßig das gleiche wie der Tod." (Angstneurose)

Auch die Schilderungen der Patienten, deren hypochondrische Befürchtungen so sehr im Vordergrund der Symptomatik standen, daß sie zur Diagnose einer hypochondrischen Neurose (ICD 300.7) führten, seien an dieser Stelle wiedergegeben:

"Die einzige Sorge, die ich habe, ist, daß keiner erkennt, was ich wirklich für eine Krankheit habe. Aber ich habe keine Angst, wenn die Krankheit erst mal gefunden ist... dann werden wir ja sehen, was los ist."
"Ich habe so Angst, daß der Chirurg meine Fettgeschwulste an der Leiste und unter der Achsel nicht mehr fühlen kann, wenn die mal wiederkommen. Das ist wegen der Narben, daß man da was übersehen könnte, daß die Geschwulste nachwachsen. Angst, daß das dann auf die andere Organe übergeht, daß es dann ein unheilbarer Krebs ist."
"Angst, daß das mal aussetzt zu arbeiten da unten... als ob das nicht mehr klappt mit der Verdauung und mit dem Wasserlassen. Die ganze Atmung, als ob im nächsten Moment Schluß ist, und man hört auf zu atmen. Ich denke immer, ich lebe von einem Tag in den anderen nicht hinein. Ich fühle mich so, als wenn ich den nächsten Tag nicht mehr erlebe. Angst, morgens bist du nicht mehr da... diese schreckliche Arbeitsweise im Magen und im Darm, daß das zum Stillstand kommt."

Seltene, bei Melancholischen nicht anzutreffende hypochondrische Ängste von neurotischen Patienten richteten sich auf sexuelle Impotenz (N = 1), Operationen ("unters Messer geraten", N = 2) und die Gefahr der Vermännlichung bei einer konversionsneurotischen Patientin:

"Ich quäle mich wegen des erhöhten Testosteronwertes mit dieser Angst herum, daß ich vermännliche. Ich beobachte ständig meinen Körper und lese alles mögliche, ob ich etwas in dieser Richtung finde."

Ein konversionsneurotische Patientin äußerte die ebenfalls bei melancholischen Patienten nicht anzutreffende Befürchtung, niemand helfe ihr, wenn sie hinstürze:

"Das ist eine Art Fallangst: Ich habe immer das Gefühl, jetzt fällst du, wenn ein Auto an mir vorbeifährt, oder ein Hund springt mich an. Es braucht nur ein Vogel im Laub scharren, schon zucke ich zusammen. Angst, allein zu laufen... meine Freundin muß mich am Arm nehmen. Angst, du stolperst, wenn jemand vor mir stolpert, dann ist es bei mir schon zu spät, dann falle ich auch hin. Ich denke, ich falle und das Volk guckt zu."

Bei jeweils einem neurotisch-depressiven und einem Patienten mit einer nicht-depressiven Neurose ließ sich ein realer Hintergrund der hypochondrischen Ängste (ernsthafte körperliche Erkrankung) feststellen.

2.4 Ängste der psychischen Krankheit wegen

Der Anteil neurotisch-depressiver Patienten mit Ängsten, die sich auf die jetzige psychische Krankheit beziehen, nimmt mit 61,6% wiederum eine Mittelstellung zwischen den Melancholischen (66,2%) und den anderen neurotischen Patienten (50,7%) ein.

Bei einer diagnostischen Untergruppe dieser sonstigen neurotischen Patienten ist der Anteil der auf psychische Krankheit bezogenen Ängste allerdings sehr hoch, nämlich bei Zwangsneurotikern (9 von 11 Patienten; 81,8% siehe Tabelle 21).

Unter den Inhalten der auf den gegenwärtigen Zustand gerichteten Ängste ist in allen verglichenen Patientenstichproben die Befürchtung, nicht mehr richtig denken zu können, am häufigsten (Tabelle 25).

Der größte Teil der Ängste (ca. 90% und mehr in allen Patiententeilstichproben) richtet sich auf den weiteren Verlauf der psychischen Krankheit. Auch in diesem Bereich lassen sich die melancholischen und neurotischen Patienten nicht nach den Angstinhalten differenzieren: Ängste, daß keine Besserung eintritt, klagen ca. 50-60% der betroffenen Patienten. Nach der Häufigkeit folgen Ängste, verrückt zu werden, den Verstand zu verlieren (bei neurotisch-depressiven häufiger als bei melancholischen Patienten) und Ängste vor einer weiteren Verschlechterung bzw. Langzeithospitalisierung (bei melancholischen häufiger als bei neurotisch-depressiven Patienten).

Einige Patientenschilderungen mögen die erhobenen Befunde weiter veranschaulichen. Die Angst, nicht mehr richtig denken zu können, beschreibt eine konversionsneurotische Patientin mit folgenden Worten:

Tabelle 25. Ängste der psychischen Krankheit wegen bei neurotischen (N=162) versus melancholischen Patienten (N=160). N1= Neurotisch-depressive Patienten; N2= andere neurotische Patienten; N= neurotische Patienten, Gesamt; M= melancholische Patienten, Gesamt

Patienten N	N1 93		N2 69		N 162		M 160		X^2-Test
	N	%	N	%	N	%	N	%	
Ängste der psychischen Krankheit wegen[a]	57	61,3	35	50,7	92	56,8	106	66,2	M>N2:5%
Inhalt der Ängste:[b,c]									
a) den gegenwärtigen Zustand betreffend:	16	28,1	7	20,0	23	25,0	34	32,1	
nicht mehr richtig denken können, Vergeßlichkeit	10	17,5	3	8,6	13	14,1	15	14,2	
Kontaktverarmung	1	1,8	0	0	1	1,1	9	8,5	M>N:5%
Verlangsamung, Hemmung	0	0	0	0	0	0	4	3,8	
Schlaflosigkeit	1	1,8	1	2,9	2	2,2	4	3,8	
Angst vor der Angst	1	1,8	2	5,7	3	3,3	0	0	
andere Angaben	1	1,8	2	5,7	3	3,3	1	0,9	
keine konkrete Angabe	2	3,5	0	0	2	2,2	1	0,9	
b) den weiteren Krankheitsverlauf betreffend:	51	89,5	34	97,1	85	92,4	93	87,7	
keine Besserung, nicht mehr wie früher werden	30	52,6	21	60,0	51	55,4	67	63,2	
dauert lange	0	0	1	2,9	1	1,1	8	7,5	M>N1:5%
kommt (immer) wieder	8	14,0	3	8,6	11	12,0	6	5,7	
Verschlechterung, Langzeithospitalisierung	5	8,8	6	17,1	9	9,8	16	15,1	
Gefängnis	0	0	1	2,9	1	1,1	1	0,9	
verrückt werden, den Verstand verlieren	17	29,8	9	25,7	26	28,3	15	14,2	M>N, N1:5%
Versagen (in unmittelbarem Zusammenhang mit der Krankheit)	5	8,8	2	5,7	7	7,6	9	8,5	
keine konkrete Angabe	2	3,5	2	5,7	4	4,3	0	0	M>N:5%

[a] Prozent der gesamten Patientenstichprobe
[b] Prozent der Patienten mit Ängsten der psychischen Krankheit wegen
[c] Mehrfachnennungen möglich

"Das ist jeden Tag schlimmer geworden... ich kann keine Namen behalten... ich kann mir nichts merken, diese Vergeßlichkeitskrankheit."

Eine neurotisch-depressive Patientin gibt besonders eindrucksvoll ihren Ängsten Ausdruck, daß sich ihr Zustand nicht wieder bessere und sie den Verstand verliere:

"Die negativen Kräfte in mir, die mir sagen: Du kommst da nicht mehr raus, die werden stärker und stärker. Ich kann keine Beruhigung finden... so ein Gegeneinander von Kräften. Ich glaube manchmal, ich will das so negativ haben. Ich komme aus diesem Kreislauf nicht heraus. Ich kann gar nicht einfach so da sein. Die negativen Kräfte lassen mich nicht in Ruhe, die sind so stark, daß ich meine, ich werde verrückt, daß es immer so weitergeht in der Hölle, abgeschnitten vom Leben, also nicht leben zu können."

Die Ängste einer angstneurotischen Patientin standen in engem Zusammenhang mit der psychotherapeutischen Behandlung:

"Da ist eine Angst vor der Krankheit... das macht mir Angst, daß ich in der Therapie nicht an mir arbeite. Das ist wohl eine Angst, in die Abgründe meiner Krankheit zu schauen. Was passiert, wenn ich mich weigere mitzuarbeiten. Dieses Gefühl, du blockierst dich."

Zwei konversionsneurotische Patienten erlebten ihre hypochondrischen Ängste als der psychischen Krankheit/Störung unmittelbar zugehörig:

"Die Schmerzen und das Seelische, das hängt alles zusammen."
"Ich bekomme Angst, wenn ich daran denke, daß meine Beschwerden so sehr seelisch bedingt sein können."

Bei zwei angstneurotischen Patienten waren die Ängste selbst Gegenstand der Angst:

"Ich habe richtig Angst vor der Angst, daß ich meine Ängste nicht loswerde."
"Ich muß einfach immer an die Angst denken."

2.5 Ängste vor Sterben und Tod - Ängste in Verbindung mit suizidalen Gedanken und Handlungen (Suizidängste)

Die Häufigkeit von *Ängsten vor dem Sterben* ist bei den neurotischen Patienten gegenüber den Melancholischen geringfügig erhöht (10,8% gegenüber 6,3% der Fälle). Wiederum sind die Inhalte der Ängste bei melancholischen und neurotisch-depressiven Patienten mit annähernd gleicher Häufigkeit vertreten (Beziehung zu hypochondrischen Themen in jeweils 40% der Fälle). Ängste vor dem Sterben stehen bei den anderen neurotischen Patienten (ebenso wie Todesängste) meist (in 6 von 8 Fällen) in Verbindung mit hypochondrischen Inhalten (Tabelle 26 oben).

Todesängste weisen eine ähnliche Häufigkeitsverteilung wie hypochondrische Ängste auf: Während Todesängste bei neurotisch-depressiven Patienten mit etwa gleicher Häufigkeit wie bei melancholischen Patienten auftreten (12,9% bzw. 13,1%), sind sie bei den anderen neurotischen Patienten häufiger (in 29,0% der Fälle) anzutreffen. Besonders hoch ist mit 50,0% der Anteil von Todesängsten bei angstneurotischen Patienten. Auch der inhaltliche Zusammenhang mit anderen Themen stellt sich bei melancholischen und neurotisch-depressiven Patienten nahezu identisch dar: In jeweils 50% besteht ein Zusammenhang mit hypochondrischen Themen; demgegenüber stehen bei den anderen neurotischen Patienten Todesängste in 90% der Fälle in Zusammenhang mit hypochondrischen Inhalten (Tabelle 26, Mitte).

Eine klare Grenzziehung zwischen Ängsten vor dem Tode und Ängsten vor dem Sterben kann von der Mehrzahl der Patienten nicht gezogen werden. Wie für die melancholischen Patienten dargestellt, dürften sich auch bei den neurotischen Patienten hinter Todesängsten in einem Teil der Fälle Ängste vor dem Prozeß des Sterbens verbergen.

Tabelle 26. Ängste vor Sterben und Tod - Ängste in Verbindung mit suizidalen Gedanken und Handlungen (Suizidängste) bei neurotischen (N = 162) versus melancholischen Patienten (N = 160). N1 = Neurotisch-depressive Patienten; N2 = andere neurotische Patienten; N = neurotische Patienten, Gesamt; M = melancholische Patienten, Gesamt

Patienten N	N1 93		N2 69		N 162		M 160		x^2-Test
	N	%	N	%	N	%	N	%	
Ängste vor dem Sterben[a]	10	10,8	8	11,6	18	11,1	10	6,3	
Ängste vor dem Sterben im Zusammenhang mit:[b]									
hypochondrischen Ängsten	4	40,0	6	75,0	10	55,6	4	40,0	
suizidalem Verhalten	5	50,0	2	25,0	7	38,9	4	40,0	
Ängste vor dem Sterben allgemein	1	10,0	0	0	1	5,6	2	20,0	
Ängste vor dem Tod[a]	13	12,9	20	29,0	33	20,4	21	13,1	N2 > N,N1:5%
Ängste vor dem Tod im Zusammenhang mit:[b]									
hypochondrischen Ängsten	7	50,0	18	90,0	25	75,8	11	52,4	N2 > M:1% N > N1:5%
suizidalem Verhalten	4	33,3	2	10,0	6	18,2	5	23,8	
Ängste vor dem Tod allgemein	2	16,7	0	0	2	6,1	5	23,8	M > N2:5%
Suizidängste[a]	44	47,3	12	17,4	56	34,6	56	35,0	M > N2:1% N1 > N:5% N2 < N1,N:1%
Inhalt der Ängste:[b,c]									
Verlust der Selbstkontrolle	29	65,9	7	58,3	36	64,3	40	71,4	
mißglückte Suizidhandlung	9	20,5	1	8,3	10	17,9	5	8,9	
(qualvolles) Sterben	5	11,4	2	16,7	7	12,5	4	7,1	
unwiederbringliche Selbstzerstörung	4	9,1	2	16,7	6	10,7	5	8,9	
Schuld/ Strafe	3	6,8	1	8,3	4	7,1	10	17,9	
keine Angabe	3	6,8	1	8,3	4	7,1	1	1,8	

[a] Prozent der gesamten Patientenstichprobe
[b] Prozent der Patienten mit Sterbens-, Todes- bzw. Suizidängsten
[c] Mehrfachnennungen möglich

Einige neurotisch-depressive Patienten heben die Unterscheidung zwischen den beiden genannten Angstbereichen ausdrücklich hervor:

"Ich habe auch Angst vor dem Tod, oder vielmehr: Daß ich sterbe. Wenn ich tot bin, ist ja alles vorbei."
"Wenn ich erst einmal tot bin, da habe ich keine Angst vor. Aber daß ich sterben muß, und es dauert und ist schrecklich."

Ein anderer neurotisch-depressiver Patient betonte die Abwesenheit von Todesängsten, vielmehr eine ausgesprochene Todessehnsucht:

"Gebt mir die Todesspritze. Der Tod scheint mir die einzige Lösung."

Ängste in Verbindung mit suizidalen Gedanken und Handlungen (Suizidängste) sind hingegen bei neurotisch-depressiven Patienten mit 47,3% der Fälle gegenüber melancholischen Patienten (35,0%), vor allem aber gegenüber den anderen neurotischen Patienten (17,4%) deutlich häufiger nachweisbar (Tabelle 26 unten).

Die bei weitem meisten Patienten geben als Inhalt der Suizidängste einen Verlust der Selbstkontrolle an. Auch im übrigen lassen sich die Patientenstichproben nach den Angstinhalten nicht unterscheiden: Bei den melancholischen Patienten überwiegen gegenüber den neurotischen allenfalls Ängste vor Schuld/ Strafe (17,9% gegenüber 6,8%), während bei den neurotisch-depressiven Patienten häufiger Ängste vor einer mißglückten Suizidhandlung angegeben werden (20,5% versus 8,9%).

Wiederholt klingt bei den neurotisch-depressiven Patienten die Ambivalenz gegenüber einer Suizidhandlung an:

"Dieses Hin und Her: Bringst du dich um, das macht einen fertig. Da kriegt man richtig Angst, da verliert man den Boden unter den Füßen."
"Ich habe Angst vor mir selbst, vielleicht, daß ich nicht weiß, ob ich tot sein oder ob ich leben will."

Die häufig im Zusammenhang mit suizidalem Verhalten angegebenen Ängste vor Kontrollverlust bringen zwei weitere neurotisch-depressive Patienten besonders anschaulich zum Ausdruck:

"Angst, daß ich die Kontrolle verliere, daß ich mir etwas antue, daß irgendetwas mich aus dem Fenster springen läßt, als wenn ich auseinanderbreche. Daß ich es nicht mehr aushalte. Angst, daß ich automatisch Dinge tue, die ich sonst nicht tue."
"Manchmal kommen mir Gedanken an Selbstmord, die öffnen sich wie eine Schublade. Es dauert lange, bis sich die Schublade wieder schließt. Ich kann die Gedanken an Selbstmord nicht steuern."

Ein Patient gibt die Angst vor einer mißglückten Suizidhandlung mit folgenden Worten wieder:

"... daß ein Selbstmordversuch nicht gelingt. Angst vor Nichternstgenommenwerden, daß man wieder lebt." (neurotische Depression)

Die Suizidängste treten offensichtlich unmittelbar vor einer Suizidhandlung in einem Teil der Fälle wieder in den Hintergrund:

"Als das war mit dem Suizidversuch, da habe ich erst diese Angst gehabt: Das kannst du doch nicht machen. Das darfst du nicht. Nachher war alles ganz ruhig. Ich habe nicht gedacht, daß es schiefgehen könnte oder daß ich lange leiden muß." (neurotische Depression)
"Ich hatte lange Zeit Angst, daß ich mir was antue. Als ich dann Gift genommen habe, war keine Angst mehr da." (neurotische Depression)

Der Tod als Suizidfolge wird von einer neurotisch-depressiven Patientin deswegen als beängstigend erlebt, weil "ich denke, es geht nach dem Tode weiter, auch wenn ich aufhöre zu leben."

Insgesamt ließen sich bei 12 neurotisch-depressiven Patienten Suizidhandlungen im Vorfeld der jetzigen Krankheit nachweisen; mit einer Ausnahme waren die Suizidhandlungen von Ängsten begleitet.

2.6 Versagens-, "Zukunfts"- und Katastrophenängste

Versagensängste ließen sich bei neurotisch-depressiven Patienten häufiger als bei melancholischen Patienten nachweisen (62,4% versus 49,4%); bei anderen neurotischen Patienten beträgt die Häufigkeit von Versagensängsten 40,6% (Tabelle 27 oben).

Tabelle 27. Versagens-, "Zukunfts"- und Katastrophenängste bei neurotischen (N=162) und melancholischen Patienten (N=160). N1 = Neurotisch-depressive Patienten; N2 = andere neurotische Patienten; N = neurotische Patienten, Gesamt; M = melancholische Patienten, Gesamt

Patienten N	N1 93		N2 69		N 162		M 160		X^2-Test
	N	%	N	%	N	%	N	%	
Versagensängste[a]	58	62,4	28	40,6	86	53,1	79	49,4	N1>M, N2:5%
konkreter Inhalt der Versagensängste[b]	28	48,3	13	46,4	41	47,7	38	48,1	
allgemeine Versagensängste[b]	16	27,6	10	35,7	26	30,2	21	26,6	
konkrete und allgemeine Versagensängste[b]	14	24,1	5	17,9	19	22,1	20	25,3	
Inhalt der Ängste:[b,c] im zwischenmenschlichen Bereich	19	32,8	3	10,7	22	25,6	20	25,3	N2<N1:5%
auf Pflichten in Gesellschaft und Beruf bezogen	34	58,6	15	53,6	49	57,0	52	65,8	
"Zukunftsängste"[a]	12	12,9	13	18,8	25	15,4	13	8,1	M<N2, N:5%
konkreter Inhalt der Zukunftsängste[b]	5	41,6	6	46,2	11	44,0	8	61,5	
allgemeine Zukunftsängste[b]	7	58,3	7	53,8	14	56,0	2	15,4	M<N,N1,N2:5%
konkrete und allgemeine Zukunftsängste[b]	0	0	0	0	0	0	3	23,1	M>N:5%
Inhalt der Ängste:[b,c] Unfall	2	16,7	0	0	2	8,0	2	15,4	
Krankheit	1	8,3	4	30,8	5	20,0	1	7,7	
anderes Mißgeschick	2	16,7	2	15,4	4	16,0	9	69,2	M>N1:5% M>N, N2:1%
betroffene Person:[b,c] selbst	2	16,7	0	0	2	8,0	3	23,1	
Angehörige	4	33,3	5	38,5	9	36,0	10	76,9	M>N:1%, M>N1:5%
Katastrophenängste[a]	7	7,5	9	13,0	16	9,9	6	3,8	M<N2, N:5%

[a] Prozent der gesamten Patientenstichprobe
[b] Prozent der Patienten mit Versagens,- "Zukunfts"- bzw. Katastrophenängsten
[c] Mehrfachnennungen möglich

Der Anteil konkreter und allgemeiner Angstinhalte weicht bei einem Vergleich der neurotischen und melancholischen Stichproben nicht wesenntlich voneinander ab. Die Ängste zu versagen beziehen sich jeweils in der Mehrzahl der Fälle inhaltlich auf Pflichten (weniger auf konkrete Menschen), bei melancholischen und neurotisch-depressiven Patienten mit einem Anteil von 25,3% bzw. 32,8% etwa gleich häufig auf den zwischenmenschlichen Bereich.

"Zukunftsängste", welche sich - im Gegensatz zu den Versagensängsten - nicht auf den persönlichen Verantwortungs- und Einflußbereich der Patienten beziehen, sind bei allen Patienten insgesamt deutlich seltener anzutreffen als Versagensängste. Im einzelnen zeigt sich folgende Tendenz: Zukunftsängste finden sich bei neurotisch-depressiven Patienten geringfügig häufiger als bei den melancholischen Patienten (12,9 gegenüber 8,1% der Fälle), bei anderen neurotischen Patienten mit 18,8% etwas häufiger. Bei den neurotischen Patienten überwiegen eher allgemeine, bei den melancholischen mehr konkrete Zukunftsängste (Tabelle 27 unten).

Für die ebenfalls außerhalb des Einfluß- und Verantwortungsbereiches der Patienten liegenden *Katastrophenängste* zeigt sich eine ähnliche Häufigkeitsverteilung für die einzelnen Stichproben: Bei melancholischen Patienten sind sie seltener (3,7%) als bei neurotisch-depressiven Patienten (7,5%) anzutreffen, bei letzteren seltener als bei anderen neurotischen Patienten (13,0% der Fälle). Unter den nicht-depressiv Neurotischen wiederum fallen die konversionsneurotischen Patienten mit einer Häufigkeit von 23,8% der Fälle auf.

Die aufgeführten Angsterlebnisbereiche sollen wiederum anhand von Patientenangaben näher erläutert werden:

"Ich habe Angst vor dem, was in meinem Leben noch auf mich zukommt... Angst vor den Dingen, die ich selbst in die Hand nehmen muß. Ich habe jetzt Angst davor, wie ich mir eine neue Wohnung und Arbeit in Y besorgen soll. Ich schiebe alles vor mir her." (neurotische Depression)
"Angst vor dem Weiterleben. Wie soll ich zurechtkommen? Wie wird es weitergehen? Mache ich das mit der Wohnung richtig, schaffe ich das? Ich stehe wie ein Kind vor einem Berg von Problemen." (neurotische Depression)

Allgemeine Versagensängste werden von manchen Patienten als Angst vor dem Leben ("Lebensangst") umschrieben:

"Ich habe ganz allgemein Angst vor dem Leben. Wenn ich wüßte wovor, käme ich besser dagegen an... allmächtige Angst." (neurotische Depression)
"Das ist eine allgemeine Lebensangst, Angst vor Entscheidungen. Ich habe so Angst davor, weil ich keine klare Linie habe. Angst, festgelegt zu sein, wenn ich mich mal für eine Sache entschieden habe." (Konversionsneurose)
Die Lebensangst kann sich sowohl auf Versagen ("von innen") als auch auf außerhalb der Einwirkungsmöglichkeit des Patienten Stehendes (Zukunftsangst, "von außen") beziehen:
"Da ist wohl auch diese allgemeine Angst: Was kommt?... Lebensangst, auch, daß irgendetwas Schreckliches passsiert... ich weiß nicht, ob von innen oder von außen."

Beispiele für Kombinationen von sowohl Versagens-, Zukunfts- und Katastrophenängsten sind:

"Angst vor dem Leben, was da alles noch kommt. Ich denke auch an Gefahren, die von außen kommen, auch ein Krieg oder sonst etwas Schreckliches." (Zwangsneurose)

"... daß ich die beruflichen Anforderungen nicht schaffe. Angst, wie wirkt sich das in der Zukunft aus, wenn das in falsche Hände kommt, daß ich krank bin. Daß eine irdische Katastrophe passiert, daß die Welt irgendwie wegrutscht." (Konversionsneurose)

2.7 Alltagsängste

Ängste vor alltäglichen Aufgaben und Situationen treten bei neurotisch-depressiven Patienten mit einer Häufigkeit von 20,4% wesentlich seltener als bei melancholischen Patienten (56,2% der Fälle) auf. Bei nicht-depressiv neurotischen Patienten sind Alltagsängste von noch geringerer Bedeutung; sie sind allenfalls bei zwangsneurotischen Patienten (3 von 11 Fällen) erwähnenswert, treten bei angstneurotischen Patienten unserer Stichprobe überhaupt nicht auf (siehe Tabelle 21). Abgesehen von den Häufigkeitsunterschieden stimmen die Alltagsängste der neurotisch-depressiven Patienten inhaltlich weitgehend mit denen der Melancholischen überein: Wie bei den melancholischen Patienten werden auch von den neurotischen Patienten überwiegend, von den neurotisch-depressiven Patienten ausschließlich "Ängste vor allem" geklagt, konkrete Inhalte der Alltagsängste treten demgegenüber deutlich in den Hintergrund (Tabelle 28).

Mehr als 80% der melancholischen wie auch der neurotisch-depressiven Patienten geben auf die Frage, inwiefern der Alltag beängstigend sei, an, sie ängstigten sich davor, den Alltag nicht zu schaffen/zu bewältigen. Andere Inhalte der Alltagsängste sind in der Mehrzahl der Fälle mit der Angst vor dem Nicht-Bewältigenkönnen des Alltags kombiniert. Solche Angaben lassen sich als Versuch auffassen, das alles beherrschende Gefühl des Nicht-Schaffens im einzelnen zu erläutern oder zu begründen.

Angst vor Nicht-Bewältigen des Alltags und Erwartungsangst:
"Wenn ich einen Termin habe, dann schlafe ich die ganze Nacht vorher nicht. Wenn wir irgendwo hinfahren, dann ist die Angst da: Was ist? Angst, daß ich das einfach nicht schaffe, daß das alles nicht klappt. Da fange ich sofort an zu zittern, dann bringt mein Mann abends viele Leute mit, und ich stehe am anderen Tag vor den Trümmern.
"Es fällt mir alles schwer. Ich quäle mich von einem Tag in den anderen. Habe schon Angst, Geschirr anzufassen, daß mir das alles hinfällt." (neurotische Depression)
"Ich habe Angst vor allem, daß ich nicht alles richtig mache. Angst vor Aufgaben des Alltags. Ich habe vor jeder Veränderung Angst. Ich frage mich immer: Was wird?" (neurotische Depression)
Angst vor Nicht-Bewältigen des Alltags und Fremdheitsgefühle:
"Ich fühle mich als eine, die in kleinsten Dingen handlungsunfähig ist. Ich kriege ganz einfach die alltäglichen Dinge nicht geregelt. Es fehlt immer irgendetwas, das macht mich wahnsinnig. Ich traue mich nicht, habe Angst, meinen Mann vernünftig anzusprechen. Habe kein Maß mehr für die Dinge, kriege keine Linie hin, auf die ich vertraue." (neurotische Depression)
"Wenn es mir ganz schlecht geht, weiß ich gar nicht mehr, wie ich etwas machen soll. Ich meine ganz einfach den Hergang, erst dies, dann das, das ist ein Gefühl von Verzweiflung." (neurotische Depression)

Aber auch wenn das Nicht-Schaffen/Nicht-Richtigmachen von den Patienten nichtausdrücklich genannt wird, so liegt die Angst, den Alltag nicht zu bewältigen, stets den Aussagen der Patienten zugrunde:

"Ich gerate in Panik, wenn etwas nicht so läuft, wie ich es mir denke. Zum Beispiel, wenn ich nicht weiß, wo ich hin muß oder was als nächstes kommt." (neurotische Depression)

Tabelle 28. Alltagsängste bei neurotischen (N=162) versus melancholischen Patienten (N=160). N1 = Neurotisch-depressive Patienten; N2 = andere neurotische Patienten; N = neurotische Patienten, Gesamt; M = melancholische Patienten, Gesamt

Patienten N	N1 93		N2 69		N 162		M 160		X^2-Test
	N	%	N	%	N	%	N	%	
Alltagsängste[a]	19	20,4	8	11,6	27	16,7	90	56,2	M > N1,N:1%
									M > N2:5%
konkreter Inhalt der Alltagsängste[b]	0	0	2	25,0	2	7,4	8	8,9	
"Angst vor allem"[b]	19	100	6	75,0	25	92,6	82	91,1	
Inwiefern ist der Alltag beängstigend?[b,c]									
Angst, es nicht zu schaffen (1)	17	89,5	5	62,5	22	81,5	75	83,3	
Erwartungsängste (2)	3	17,6	2	25,0	5	18,5	7	7,8	
Angst vor Entscheidungs-unfähigkeit (3)	2	10,5	0	0	2	7,4	12	13,3	
Angst vor Veränderungen, vor Neuem (4)	0	0	0	0	0	0	3	3,3	
in Verbindung mit Fremd-heitsgefühlen (5)	2	10,5	1	12,5	3	11,1	2	2,2	
keine Angabe	0	0	0	0	0	0	10	11,1	
davon Kombinationsformen:[b]									
(1) und (2)	2	10,5	0	0	2	7,4	4	4,4	
(1) und (3)	0	0	0	0	0	0	10	11,1	
(1) und (4)	0	0	0	0	0	0	3	3,3	
(1) und (5)	2	10,5	0	0	2	7,4	2	2,2	

[a]Prozent der gesamten Patientenstichprobe
[b]Prozent der Patienten mit Alltagsängsten
[c]Mehrfachnennungen möglich

Abschließend folgen einige Beispiele von Alltagsängsten bei nicht- depressiv neurotischen Patienten:

"Angst, daß ich zu nichts mehr komme, daß ich nichts mehr schaffe. Angst vor dem Tag mit all seinen Kleinigkeiten. Das ist wegen der Zwangsvorstellungen, aber auch wegen der körperlichen Schwächen und dem Unwohlsein." (Zwangsneurose)
"Wenn ich etwas tun soll, dann kommt die Angst, daß es wieder mit diesen Gedanken losgeht und daß ich nicht weiterkomme. Das ist dann alles eine große Anstrengung für mich." (Zwangsneurose)
"Diese ganz alltäglichen Dinge, die sind total verlangsamt. Wie sollst du das hinkriegen, wie sollst du das koordinieren? Ich kann nicht auf das zurückgreifen, was ich schon mal gemacht habe oder was nicht mehr neu für mich ist." (Konversionsneurose)

2.8 Unwirklichkeitsängste, metaphysische Ängste

Auch an dieser Stelle soll zunächst angegeben werden, wie oft Unwirklichkeitsgefühle überhaupt, also nicht unbedingt mit Angst verbunden, angegeben wurden, um auf diese Weise auch für diesen Erlebnisbereich den Hintergrund darzustellen, vor dem es zur Ausbildung von Beängstigung kommt.

Unwirklichkeitsgefühle ohne Angabe von Ängsten äußerten insgesamt 22 neurotische Patienten (13,6% der neurotischen Gesamtstichprobe). Von den neurotisch-depressiven Patienten wurden nicht-beängstigende Unwirklichkeitsgefühle mit 20,4% (19 von 93 Fällen) häufiger als von den anderen neurotischen Patienten angegeben.

Beispiele:
"Es geht manchmal alles an mir vorbei, vor allem, wenn ich mich alleingelassen fühle. Da draußen, der Frühling, das betrifft mich alles gar nicht. Ich höre dann wohl zu, aber innerlich ist alles leer." (neurotische Depression)
"Ich fühle mich wie ein Roboter, der auf Knopfdruck reagiert. Ich möchte wieder alles sehen und riechen, aber es geht nicht. Ich fühle mich allein, auch wenn ich unter Menschen bin." (neurotische Depression)
"Ich spüre meinen Körper nicht gefühlsmäßig. Vielleicht sitze nicht ich, sondern ein anderer hier." (neurotische Depression)
"Ich kann mich selbst nicht mehr verstehen, daß ich hier sitze. Mir ist alles egal, was ich anziehe oder sonst was." (neurotische Depression)

Unwirklichkeitsängste werden von den neurotischen Patienten noch seltener (10,5% der Fälle) als von melancholischen Patienten (16,2%) angegeben. Zwischen neurotisch-depressiven und anderen neurotischen Patienten ergeben sich keine Häufigkeitsunterschiede (Tabelle 29).

Tabelle 29. Unwirklichkeitsängste und metaphysische Ängste bei neurotischen (N = 162) versus melancholischen Patienten (N = 160). N1 = Neurotisch-depressive Patienten; N2 = andere neurotische Patienten; N = neurotische Patienten, Gesamt; M = melancholische Patienten, Gesamt

Patienten N	N1 93		N2 69		N 162		M 160		X^2-Test
	N	%	N	%	N	%	N	%	
Unwirklichkeitsängste[a]	10	10,8	7	10,1	17	10,5	26	16,2	
Bereiche dieser Ängste:[b,c] Fremdheitsgefühle, Leere, Empfindungslosigkeit	10	100	6	85,7	16	94,1	22	84,6	
Gefühl der Unfähigkeit zu mitmenschlichen Kontakten	4	40,0	2	28,6	6	35,3	19	73,1	M > N, N2:5%
Metaphysische Ängste[a]	7	7,5	4	5,8	11	6,8	14	8,7	

[a] Prozent der gesamten Patientenstichprobe
[b] Prozent der Patienten mit Unwirklichkeits- bzw. metaphysischen Ängsten
[c] Mehrfachnennungen möglich.

Inhaltlich beherrschend ist bei melancholischen wie bei den neurotisch-depressiven Patienten das Thema: Anders- und Fremdsein, Empfindungslosigkeit (84,6 bzw. 100%). Ein beängstigendes Gefühl der Unfähigkeit zu mitmenschlichen Kontakten wurde von den neurotisch-depressiven Patienten seltener als von den melancholischen angegeben (40,0 gegenüber 73,1%).

Betrachtet man die Patientenaussagen im einzelnen, so fällt auf: Von den neurotischen Patienten wird zwar wiederholt über Gefühllosigkeit, das Empfinden, "nicht richtig da zu sein", geklagt (in 4 von 10 Fällen bei den neurotisch-depressiven, in einem Falle bei den anderen neurotischen Patienten). Gegenüber den melancholischen Patienten (siehe dort) wird aber die Angabe von "Leere", das heißt völliger Nicht-Verfügbarkeit von Empfinden vermißt.

Beispiele:
"Ich fühle mich so, als wenn ich selber gar nicht da wäre, kann mich selbst nicht durch Gedanken erreichen, kann mich nicht fühlen. Andere Menschen können mich auch nicht erreichen. Ich bin von jeglichem Gefühl zu anderen Menschen abgeschnitten. Angst, daß ich alles nicht so wahrnehme, wie es in Wirklichkeit ist. Das ist alles so dunkel, so verrückt, nicht normal wie in Wirklichkeit." (neurotische Depression)
"Ich komme an meine Gefühle gar nicht mehr richtig ran. Ich weiß gar nicht mehr, was gut und was schlecht ist. Ich habe Angst, daß die Gefühle nicht wiederkommen." (neurotische Depression)
"Ich bin nachts aufgewacht und habe mich gefragt: Wer bist du? Habe micht gesucht. Habe meinen Körper gesehen, und mein Gefühl war total abgestorben. Frage mich: Was befähigt dich dazu, etwas richtig zu machen?" (Angstneurose)

Von 2 angstneurotischen Patienten werden die Unwirklichkeitsgefühle durchaus ambivalent erlebt, einerseits beängstigend, andererseits erfüllen sich im Anderssein/in der Entrücktheit verborgene (verdrängte) Wünsche:

"Angst vor meinen Reaktionen, daß ich auf einmal ganz selbstbewußt bin. Das erschreckt mich."
"Es ist alles fremd. Es ist so, als käme ich von einem anderen Stern. Das ist meist ein schönes Gefühl. Es kommt aber dann auch Angst, weil man dann allein ist, und es hat nichts mit der Realität zu tun."

Metaphysische Ängste gaben neurotisch-depressive und andere neurotische Patienten etwa gleich selten wie melancholische Patienten an (7,5% bzw. 5,8% gegenüber 8,7% der melancholischen Patienten).

Das Fehlen metaphysischer Ängste wurde - vorwiegend von neurotisch-depressiven Patienten - teilweise damit begründet, daß sie sich vielmehr für konkrete zwischenmenschliche Beziehungen (Partnerproblematik) als für weltanschauliche Fragen interessieren.

Beispiele:
"Was mich interessiert, das ist immer, wie andere zu mir stehen, nicht die große Religion und so was."
"Ich denke nicht an Weltanschauung und Religion und so weiter, was mich beschäftigt, das ist, wie kommst du mit dem und dem zurecht."

Wie bei den melancholischen Patienten stehen metaphysische und Versündigungsängste in engem Zusammenhang. Die beiden neurotisch-depressiven Patienten mit Versündigungsthematik (siehe oben) schilderten folgende metaphysischen Ängste:

"... daß Götter mich bestrafen. Ich stelle mir Hexen und Feuer vor, wenn ich an Religion und Weltanschauung denke."
"Gott ist so weit weg wie noch nie in meinem Leben."

Bei drei Patienten lassen sich metaphysische Ängste auf ein beängstigendes Schulderleben (ohne Versündigungsthematik) zurückführen:

"Religiöse Gefühle, die verwirren mich im Moment, ich denke dabei an Hölle und Strafe, obwohl das ja Unsinn ist." (Konversionsneurose)
"Wenn ich an Weltanschauung und so was denke, denke ich immer: Du könntest bestraft werden für das, was du gemacht hast." (neurotische Depression)
"Es haben sich Ereignisse eingestellt, die quer zum Übernatürlichen stehen, daß ich vom Übernatürlichen nicht akzeptiert werde... daß das Überirdische eine enorme Größe ist; im Irdischen kann man das nicht verkraften.... wenn sich das Übernatürliche zu meiner Gedankenversion querstellt." (Angstneurose)

Bei zwei weiteren neurotisch-depressiven Patienten standen die metaphysischen Ängste im Zusammenhang mit Unwirklichkeitsempfindungen:

"Mein Gott, der Herrgott will auch nichts mehr von dir wissen. Der Herrgott hat mich auch verlassen. Da krieg ich richtige Angst."
Alle Sachen, die mir sonst wichtig waren, das war alles weg. Das fand ich schon ängstigend. Das gilt natürlich auch für das Religiöse."

Die übrigen Angaben von metaphysischen Ängsten lauten:

"Das Religiöse, das ist für mich irgendwie geisterhaft geworden, mit Teufeln und ganz furchterregend". (neurotische Depression)
"Es sind alle Werte in Frage gestellt, nirgendwo ist da ein Halt, das beängstigt mich schon." (neurotische Depression)
"Das Religiöse, da will ich gar nicht drüber nachdenken, sonst geht das los mit Gott und Teufel, und ich dazwischen und so." (Konversionsneurose)
"Gott, der hilft mir ja doch nicht mehr, das ist ein beängstigendes Gefühl." (Angstneurose)

Nichtigkeitsängste lassen sich erwartungsgemäß bei neurotischen Patienten nicht nachweisen.

2.9 Partnerverlustängste, Ängste vor dem Alleinsein

Partnerverlustängste sind bei neurotisch-depressiven Patienten erheblich häufiger (in 38,7% der Fälle) anzutreffen als bei den melancholischen Patienten (13,7%).

Die nicht-depressiv neurotischen Patienten nehmen mit einer Häufigkeit von 24,6% eine Mittelstellung zwischen beiden depressiven Patientengruppen ein (Tabelle 30 oben).

Im einzelnen wurde von den neurotisch-depressiven Patienten neben der Angst, durch eigenes Unvermögen zur Trennung beizutragen, in 25% der Fälle die Befürchtung geäußert, durch Kritik und aggressives Verhalten gegenüber dem Partner eine Trennung zu provozieren. Diese Angabe fand sich bei den melancholischen Patienten ebenso wenig wie die Befürchtung, vom Partner hintergangen zu werden.

Beispiele für Ängste, durch "Fehlverhalten" den Verlust des Partners zu provozieren:

"Ich habe Angst, wenn ich ` Nein ` sage, daß die anderen mir das übelnehmen."
"Angst, andere zu kritisieren, aus Angst, selbst kritisiert und verlassen zu werden."
"Angst, einem anderen negativ meine Meinung zu sagen... übertriebene Unterwürfigkeit, weil ich Angst vor dem Zuneigungsentzug habe."
"Angst, daß ich meine Freundin verliere... irgendwas zu sagen, weil ich denke, daß es zum Knall kommt, daß ich von ihr gemieden werde. Wenn ich Alkohol trinke und dann aggressiv werde, daß meine Freundin dann geht."
"Angst gegenüber den Leuten, meine Meinung zu vertreten, daß andere eine andere Meinung haben als ich. Angst, in ein Streitgespräch zu gehen... Gefühl, daß meine Frau mich dann nicht mehr gern hat. Ich habe immer Angst, irgendetwas zu sagen."
"Ich habe schon immer eine wahnsinnige Angst davor, daß ich meine Frau dadurch verliere, daß ich gehe." (Es handelt sich jeweils um neurotisch-depressive Patienten.)

Tabelle 30. Partnerverlustängste und Ängste vor dem Alleinein bei neurotischen (N = 162) versus melancholischen (N = 160) Patienten. N1 = Neurotisch-depressive Patienten; N2 = andere neurotische Patienten; N = neurotische Patienten, Gesamt; M = melancholische Patienten, Gesamt

Patienten N	N1 93		N2 69		N 162		M 160		X^2-Test
	N	%	N	%	N	%	N	%	
Partnerverlustängste[a]	36	38,7	17	24,6	53	32,7	22	13,7	M < N1,N:1% M < N2:5%
im einzelnen: Angst,[b] durch eigenes Unvermögen, die Krankheit zur Trennung beizutragen	11	30,6	7	41,2	18	34,0	21	95,5	M > N,N1,N2:1%
durch Kritik etc. eine Trennung zu provozieren	10	27,8	3	17,6	13	24,5	0	0	M < N,N1:1%
vom Partner hintergangen zu werden (Mißtrauen)	3	8,3	2	11,8	5	9,4	0	0	
keine Angabe	13	33,3	5	29,4	17	32,1	1	4,5	M < N,N2:5% M < N1:1%
Ängste vor dem Alleinsein[a]	22	23,7	4	5,8	26	16,0	9	5,6	M < N1,N:1% N1 > N2:1% N > N2:5%
Inhalt der Ängste:[b] man meidet mich, will nichts mit mir zu tun haben	6	27,3	1	25,0	7	26,9	1	11,1	
ich bin unnütz, habe keine Aufgabe	2	9,1	0	0	2	7,7	1	11,1	
ich komme ohne Hilfe nicht zurecht	3	13,6	0	0	3	11,5	3	33,3	
keine Angabe	11	50,0	3	75,0	14	53,8	4	44,4	

[a] Prozent der gesamten Patientenstichprobe
[b] Prozent der Patienten mit Partnerverlustängsten bzw. Ängsten vor dem Alleinsein

Beispiele für Partnerverlustängste im Zusammenhang mit Mißtrauen:

"Ich habe Angst, daß meine Freundin mich verläßt. Ich steigere mich dann so weit in die Angst, daß
ich nicht mehr weiß, ob das begründet ist oder nicht. Ich fliehe dann in den Alkohol, damit die
Angst nachläßt... Eifersucht... Angst, daß meine Freundin mich betrügt." (neurotische Depression)
"Panische Angst, daß meine Freundin mich betrügt, da war ich oft total durcheinander." (neurotische Depression)

Ängste vor dem Alleinsein ließen sich bei neurotisch-depressiven Patienten
ebenfalls häufiger als bei Melancholischen nachweisen (23,7% versus 5,6% der
Fälle). Bei nicht-depressiv neurotischen Patienten ist dieser Angsterlebnisbe-
reich von untergeordneter Bedeutung (4 von 69 Fälle).

Wenn Partnerverlustängste und Ängste vor dem Alleinsein (Tabelle 30 unten) getrennt erfragt und
ausgewertet werden, so muß die Überschneidung groß sein. Es wäre jedoch zu fragen, ob die
Schnittmenge bei den Melancholiekranken ebenso groß wie bei den neurotischen Patienten ist. Bei
12 der insgesamt 22 depressiv-neurotischen Patienten mit Ängsten vor dem Alleinsein ließ sich
eine Koinzidenz dieser beiden Ängste nachweisen. Unter den 4 nicht-depressiv neurotischen Patienten mit Ängsten vor dem Alleinsein bestanden in 3 Fällen gleichzeitig Partnerverlustängste.
Demgegenüber stellten wir bei den Melancholischen nur in 2 von 9 Fällen ein gleichzeitiges Bestehen dieser Angstthemen fest.

Was den Inhalt der Ängste vor dem Alleinsein anbetrifft, so stehen bei den
neurotisch-depressiven Patienten gegenüber melancholischen Patienten eher
Befürchtungen im Vordergrund, von anderen gemieden zu werden; bei den
melancholischen Patienten spielt die Angst, ohne fremde Hilfe nicht zurechtzukommen, eine größere Rolle.
Beispiele für Partnerverlustängste und Ängste vor dem Alleinsein sind:

"Ich will mich von meinem Mann trennen, aber vom Gefühl her habe ich Angst, ihn zu verlieren.
Und ich bin ganz allein." (neurotische Depression)
"Angst, daß ich den Ansprüchen anderer nicht genüge... daß dann eine Beziehung abrutscht und
immer schlimmer wird, bis sie ganz in die Brüche geht. Angst vor dem Alleinsein... mit mir selbst
allein zu sein." (Konversionsneurose)
"Ich denke, meine Eltern lieben mich nicht mehr. Wenn Bekannte mich nicht besuchen, frage ich
mich, ob die Freundschaft wohl hält. Das quält mich sehr, und ich muß immer wieder daran den-
ken. Angst, daß ich allein bleiben muß, daß es für mich keine echte Beziehung mehr zu einem
Mann geben kann." (neurotische Depression)
"Ich hatte schreckliche Angst, daß ich meine Freundin verliere. Als es dann vorbei war, kam die
Angst vor dem Alleinsein und Alleinbleiben." (neurotische Depression)

2.10 Ängste in Verbindung mit Mißtrauen

Im Mißtrauen der neurotischen Patienten kommt weit mehr als bei den Melancholischen die Befürchtung zum Ausdruck, es könne ihnen ungerechtfertigter-
weise Schaden zugefügt werden, auch wenn das Erleben eigenen Unvermögens
an der Entstehung der Mißtrauenshaltung beteiligt ist.
Beängstigende Empfindungen von Mißtrauen lassen sich bei neurotischen
Patienten häufiger als in der Melancholie nachweisen. Allerdings betrifft dieser
Unterschied nur die depressiv-neurotischen Patienten (der Unterschied ist signifikant), nicht die übrigen neurotischen Patienten, bei denen wir beängstigendes Mißtrauen nicht häufiger als bei Melancholischen fanden. Bei zwangs-

neurotischen Patienten konnten bemerkenswerterweise Mißtrauensängste in keinem Fall nachgewiesen werden.

In allen verglichenen Stichproben (Tabelle 31) stehen Ängste im Vordergrund, daß schlecht über den Patienten geredet werde, daß andere sich (in Worten) aggressiv gegenüber dem Patienten verhalten oder ihn in Verlegenheit bringen. Häufiger als bei den melancholischen Patienten werden von den neurotisch-depressiven Patienten weitergehende Befürchtungen geäußert (ausgenutzt, betrogen zu werden; vergleiche Aussagen von Patienten mit Partnerverlustängsten). Aber auch Ängste, man wolle die Existenz des Patienten zerstören, ihn schlagen, ihm etwas antun, werden von immerhin 22,0% der neurotisch-depressiven Patienten vorgetragen.

Beispiele:
"Diese Ängste, daß ich immer meinte, daß mein Mann in die Wohnung kommt. Ich bin nachts nur rumgelaufen, habe Licht brennen lassen, ob er mir was antut. Auch diese innerliche Angst, daß mein Mann mir den Sohn wegnimmt. Ich hörte alle möglichen Stimmen, vor allem von meinem Mann, alle bedrohlich." (neurotische Depression)
"Angst vor anderen Menschen, weil ich denke, sie haben mich durchschaut... habe das Gefühl gehabt, daß andere meine Existenz zerstören wollen." (neurotische Depression)
"Angst vor Aggressionen anderer, ich mache dann ganz zu. Angst vor einer Person, der könnte mich ja zum Beispiel schlagen." (neurotische Depression)

Tabelle 31. Ängste in Verbindung mit Mißtrauen bei neurotischen (N=162) versus melancholischen (N=160) Patienten. N1= Neurotisch-depressive Patienten; N2= andere neurotische Patienten; N= neurotische Patienten, Gesamt; M= melancholische Patienten, Gesamt

Patienten N	N1 93		N2 69		N 162		M 160		X^2-Test
	N	%	N	%	N	%	N	%	
Ängste in Verbindung mit Mißtrauen[a]	41	44,1	16	23,2	57	35,2	41	25,6	M<N1:1% N1>N2:1%
Inhalt der Ängste:[b,c]									
man redet schlecht über mich	24	58,5	10	62,5	34	59,6	30	73,2	
man nutzt mich aus, betrügt mich	7	17,1	1	6,3	8	14,0	1	2,4	M<N, N1:5%
man will meine Existenz zerstören, mich schlagen, mir etwas antun	9	22,0	3	18,8	12	21,1	3	7,3	
man beschattet mich, läuft hinter mir her	0	0	0	0	0	0	3	7,3	
man weiß über mich Bescheid	0	0	0	0	0	0	3	7,3	
Dinge beziehen sich auf mich	0	0	0	0	0	0	4	9,8	M>N:5%
keine Angabe	4	9,8	3	18,8	7	12,3	0	0	M<N, N2:5%

[a] Prozent der gesamten Patientenstichprobe
[b] Prozent der Patienten mit Ängsten in Verbindung mit Mißtrauen
[c] Mehrfachnennungen möglich

2.11 Ängste in Verbindung mit Zwängen

Waren bei melancholischen Patienten Zwänge und damit verbundene Angst-empfindungen selten (3,1%), so ließen sie sich in der neurotisch-depressiven Stichprobe in keinem Fall nachweisen. Unter den Patienten mit anderen (als depressiven Neurosen) waren in 16 von 69 Fällen Zwangssymptome feststellbar, und zwar nicht nur bei Zwangsneurotikern, sondern in einzelnen Fällen auch bei angstneurotischen und konversionsneurotischen Patienten. In allen diesen Fällen war, wie bei Neurosen nicht anders vorstellbar, das Zwangserleben angstbesetzt.

Betrachtet man die Zwänge im einzelnen (Tabelle 32), so fällt auf, daß Zwangsgedanken und Zwangsimpulse in der Gruppe der neurotischen gegen-über den melancholischen Patienten bei weitem überwiegen. Unter den Zwangsgedanken/-impulsen sind Beschmutzungsängste am häufigsten, unter den Zwangshandlungen neben Waschzwängen zwanghafte Kontroll- und Wie-dergutmachungshandlungen.

Beispiele von zwangsneurotischen Patienten:

Beschmutzungsängste und Waschzwang: "Ich habe Angst, daß ich mich beschmutze und Dreck ver-teile. Wenn ich mich nicht waschen kann, denke ich alles mögliche. Ich werde dann ganz unsicher und fühle mich unwohl und irgendwie mies. Ich habe oft Angst, daß ich mich festwasche, daß ich nicht davon loskomme, besonders wenn ich etwas tun muß, und ich komme nicht vom Wasch-becken los."
"Angst vor irgendwelchen Dingen, die eigentlich gar nicht da sind. Zum Beispiel, Pflanzen könnten ja Läuse haben, die ich nicht sehe. Allein schon der Gedanke, daß ich aus Versehen an etwas dran-komme, was dreckig ist. Ich sterbe schon vorher vor Angst, daß ich aus Versehen oder weil mir nichts anderes übrig bleibt, Dinge anfassen muß. Pflanzen und Tiere grundsätzlich, aber auch Men-schen. Ich habe auch schon Angst, wenn ich in die Nähe von etwas Dreckigem komme oder wenn ich indirekt damit in Berührung komme. Wenn ich mich von Kopf bis Fuß reinige, ist es gut. Allein schon der Gedanke, daß das Wasser abgestellt sein könnte, macht mir Angst. Wenn nichts zu ma-chen ist, warte ich, bis ich die Gelegenheit zum Waschen habe, dann muß ich in der Zwischenzeit alles um mich herum saubermachen, z.B. den Stuhl, auf dem ich sitze. Die Ängste weiten sich dann aus."
Magisches Denken und Wiedergutmachungshandlungen: "Das ist so eine schleichende Angst, es geht mir alles mögliche durch den Kopf. Ich versuche, diese Wörter und Gedanken wegzudrängen. Das sind schmutzige Wörter für was Sexuelles. Angst, daß man das nicht denken will, und daß man dann jemand verletzt. Wenn ich eine Schublade nicht noch mal losmachen kann, dann entsteht so ein Angstgefühl. Das Losmachen der Schublade ist, damit ich die Gedanken loswerde, bis die weg sind."

Bei einem Patienten mit einer schweren Zwangsneurose bestanden Ängste, etwas nicht wiedersehen zu können, in Verbindung mit hartnäckigen Kon-trollzwängen:

"Angst, daß ich etwas vergessen könnte, daß etwas von mir zum Beispiel am Stuhl hängenbleibt... daß etwas weggeworfen wird, und ich kann es nicht mehr wiedersehen... oder daß ich aus einem Raum rausgehe, den ich nie mehr wiedersehe. Wenn etwas verbrannt wird, dann ist es ganz ausge-löscht und ich brauche mir keine Gedanken zu machen, ob ich es wiedersehe. Ich habe immer Angst, daß etwas wegkommt. Ich muß alles genau sehen und kontrollieren. Wenn ich etwas nicht genau kontrollieren kann, dann zerreißt es mich."

Bei einem angstneurotischen Patienten fand sich ein Zählzwang, bei einem anderen magisches Zahlendenken:

"Manchmal muß ich alles mögliche zählen... ich habe dann Angst, daß etwas passiert, wenn ich es nicht tue."

"Wenn ich eine Zahl habe, und ich finde nicht die passende Zahl dazu, dann ist so eine Unsicherheit da, daß diese Zahlenspiele mit 2 und 3 wiederkommen, wenn die 5 kommt, das ist ein Angstgefühl."

Zwei konversionsneurotische Patienten gaben folgende nicht ununterbrochen auftretenden Zwänge an:

"Ich kriege Angst, wenn ich mir zig-mal die Hände waschen muß, daß das nicht besser wird. Wenn ich die Hände nicht wasche, denke ich, ich kriege AIDS oder so etwas. Dann kriege ich es mit der Angst zu tun."

"Ich habe manchmal Angst, wenn ich denke, ob der Elektroherd aus ist, und ich kann das im Moment nicht kontrollieren."

Tabelle 32. Ängste in Verbindung mit Zwängen bei neurotischen (N = 162) versus melancholischen Patienten (N = 160). N1 = Neurotisch-depressive Patienten; N2 = andere neurotische Patienten; N = neurotische Patienten, Gesamt; M = melancholische Patienten, Gesamt

Patienten N	N1 93		N2 69		N 162		M 160		X^2-Test
	N	%	N	%	N	%	N	%	
Ängste in Verbindung mit Zwängen[a]	0	0	16	23,2	wie N2		5	3,1	M < N2:1% N2 > N:1% N1 < N,N2:1% M1 < N:5%
Zwangsgedanken, Zwangsimpulse:[b,c]			15	93,7			2	40,0	M < N2:5%
ich tue jemand etwa an			1	6,3			1	20,0	
Zwangsgedanken gefährden andere			3	18,8			0	0	
Beschmutzungsängste			7	43,8			0	0	
andere Ängste vor einem Verlust der Impulskontrolle			2	12,5			2	40,0	
magisches Zahlendenken			2	12,5			0	0	
etwas nicht richtig verstehen, nicht kontrollieren können			4	25,0			0	0	
Zwangshandlungen:[b,c]			13	81,3			3	60,0	
Waschzwang			5	31,3			0	0	
Zählzwang			1	6,3			1	20,0	
Kontroll-, Wiedergutmachungshandlungen			7	43,8			1	20,0	
andere Zwangshandlungen			0	0			1	20,0	
Beängstigende Situation:[b]									
wenn Zwänge unterdrückt werden			7	43,8			1	20,0	
wenn Zwänge unterdrückt und wenn sie ausgeführt werden			3	18,8			0	0	
keine Angabe			6	37,5			4	80,0	

[a] Prozent der gesamten Patientenstichprobe
[b] Prozent der Patienten mit Ängsten in Verbindung mit Zwängen
[c] Mehrfachnennungen möglich

Als beängstigend empfanden alle Patienten, über die verwertbare Aussagen hierzu vorliegen, Situationen, in denen Zwänge unterdrückt werden (N = 10), davon gaben 3 Patienten an, die Ängste bestünden auch, wenn die Zwänge ausgeführt werden.

2.12 Situations- und objektbezogene Ängste

Situationsbezogene Ängste sind bei neurotischen Patienten wesentlich häufiger als bei melancholischen Patienten anzutreffen (34,0 versus 5,6%) und zwar am häufigsten, wie zu erwarten, bei den angstneurotischen Patienten (61,5%; siehe Tabelle 21), aber auch in den übrigen diagnostischen Untergruppen bei den Neurosekranken noch deutlich häufiger als bei den Melancholiekranken (Tabelle 33).

Als beängstigende Situation wurden am häufigsten Menschenansammlungen/überfüllte Räume genannt; der Häufigkeit nach ebenfalls von Bedeutung (20 und mehr % der Fälle) ist bei den neurotisch-depressiven Patienten weiterhin die Benutzung von Verkehrsmitteln, bei den anderen neurotischen Patienten fallen der Aufenthalt in engen Räumen ("Platzangst") und in der Dunkelheit sowie das Alleinsein als beängstigende Situation ins Gewicht.

Situations- und objektbezogene Ängste sind meist schwierig voneinander abzugrenzen, was einer der Gründe dafür sein mag, daß auch bei neurotischen Patienten so wenige Fälle mit objektbezogenen Ängsten (Tabelle 33) angetroffen werden. Bei 4 dieser 6 Patienten waren die objektbezogenen Ängste überdies mit situationsbezogenem Angsterleben verknüpft.

Unter den Inhalten der situations- und gegenstandsbezogenen Ängste nehmen hypochondrische Befürchtungen, vor allem bei den nicht- depressiv neurotischen Patienten (43,3% der Fälle) einen großen Raum ein. Auch die Ängste, nicht schnell genug aus einer Situation herauszukommen (vor allem bei Ängsten vor Menschenansammlungen und vor engen Räumen auftretend) ist bei den nicht- depressiv neurotischen Patienten mit 26,7% der Fälle relativ verbreitet. Mißtrauen wird von 22,2% der neurotisch-depressiven Patienten als Angstinhalt genannt (Tabelle 33). In ca. 1/5 der Fälle (21,1%) vermögen die neurotischen Patienten auf Befragen keinen Inhalt ihrer situations- und gegenstandsbezogenen Ängste anzugeben.

Einige Beispiele mögen die aufgeführten Angstinhalte veranschaulichen:

Ängste, nicht frei über sich bestimmen zu können; hypochondrische Inhalte: "Ich habe vor allem Angst wenn ich durch ein dünnbesiedeltes Gebiet fahre. Angst, mit dem Wagen liegenzubleiben. Dahinter steckt wohl die Angst, nicht mehr weiterfahren zu können. Angst vor dem U-Bahnfahren und dem Eingeschlossensein. Das beruhigt sich erst, wenn 2 Menschen in meiner Nähe sind" (Angstneurose).

Ängste, nicht aus einer Situation herauszukommen; Ängste, man wird auf mich aufmerksam: "..Beklemmung, wenn ich mitten in einer Schlange bin. Dann kommt panikartige Angst auf, daß ich nicht mehr rauskomme. Das ist immer, wenn ich mich in einem Raum eingeengt fühle, oder wenn bei einem Vortrag die ganze Aufmerksamkeit auf mich gerichtet ist". (Angstneurose)

Tabelle 33. Situations- und objektbezogene Ängste bei neurotischen (N=162) versus melancholischen Patienten (N=160). N1= Neurotisch-depressive Patienten; N2= andere neurotische Patienten; N= neurotische Patienten, Gesamt; M= melancholische Patienten, Gesamt

Patienten N	N1 93		N2 69		N 162		M 160		X^2-Test
	N	%	N	%	N	%	N	%	
Situationsbezogene Ängste[a]	27	29,0	28	40,6	55	34,0	9	5,6	M<N1,N2,N:1%
Beängstigende Situation:[b,c]									
Benutzung eines Verkehrsmittels	7	25,9	5	17,9	12	21,8	2	22,2	
weite Räume, Plätze	0	0	2	7,1	2	3,6	0	0	
überfüllte Räume, Menschenansammlungen	7	25,9	11	39,3	18	32,7	5	55,5	
enge Räume, geschlossene Türen	4	14,8	9	32,1	13	23,6	0	0	
die Wohnung verlassen	4	14,8	1	3,6	5	9,1	0	0	
Alleinsein	5	18,5	1	3,6	5	9,1	0	0	
Dunkelheit	3	11,1	6	21,4	11	20,0	2	22,2	
Höhenangst	1	3,7	3	10,7	4	7,3	0	0	
andere Situation	1	3,7	1	3,6	2	3,6	1	11,1	
Objektbezogene Ängste[a]	2	2,2	4	5,8	6	3,7	0	0	M<N2,N:5%
Beängstigendes Objekt:[b,c]									
Ungeziefer	1	50,0	2	50,0	3	50,0			
gefährliche Gegenstände	1	50,0	1	25,0	2	33,3			
Haare	0	0	1	25,0	1	16,7			
Inhalt der situations- bzw. objektbezogenen Ängste:[b,c]									
in Panik geraten	2	7,4	0	0	2	3,5	0	0	
nicht schnell genug aus der Situation herauskommen	4	14,8	8	26,7	12	21,1	0	0	
hypochondrische Befürchtungen	5	18,5	13	43,2	18	31,6	2	22,2	N2>N1:5%
Mißtrauen	6	2,2	2	6,7	8	14,0	2	22,2	
es passiert eine Katastrophe	2	7,4	2	6,7	4	7,0	0	0	
man wird auf mich aufmerksam	3	11,1	4	13,3	7	12,2	0	0	
an eine beängstigende Situation erinnert werden	3	11,1	1	3,3	4	7,0	0	0	
in Verbindung mit Zwängen	0	0	2	6,7	2	3,5	0	0	
keine Angabe	8	28,6	4	13,3	12	21,1	5	55,5	M>N,N2:5%

[a] Prozent der gesamten Patientenstichprobe
[b] Prozent der Patienten mit situations- bzw. objektbezogenen Ängsten
[c] Mehrfachnennungen möglich

Mißtrauen: "Wenn ich allein zu Hause bin, dann denke ich auf einmal, hier und da ist einer, dann packt mich die Angst, nichts wie ins Bett und die Tür hinter mir zugeschlossen." (neurotische Depression)

Angst, nicht aus einer Situation herauszukommen; Angst, es passiert eine Katastrophe:"... Ängste im Fahrstuhl zu fahren, daß ich in der Luft hänge... daß das Seil reißen kann und ich dann abgehe. Angst, mit dem Flugzeug zu fahren, daß ich abstürze, daß ich irgendwie eingeengt bin. Wenn ich zum Beispiel im Kino bin, ist mein erster Blick: Wo ist der Notausgang?... wenn viele Leute da sind, denke ich: Schnell weg hier." (Angstneurose)

Mißtrauen; Angst, man wird auf mich aufmerksam: "Wenn ich allein bin, daß ich dann anfange zu grübeln, ob jemand irgendwo ist. Wenn ich im dunklen Zimmer liege, und ich habe Fernsehen geguckt, dann denke ich, das passiert dir jetzt... Daß da Männer sind, die was von mir wollen, auch im Sexuellen." (Angstneurose)

Angst, an frühere beängstigende Situationen erinnert zu werden: "Ich habe Angst, an Stellen (in der Stadt) zu kommen, wo ich mit meiner Freundin gewesen bin. Dann fängt Panik an, wenn ich ein Mädchen sehe, das ihr ähnlich sieht." (neurotische Depression)

"... Angst vor Haaren... Urangst. Angst vor Schwarz und vorm Dunklen... in einem Traum wurden wieder kindliche Erinnerungen und Gedanken freigesetzt." (Konversionsneurose)

Zwänge: "Wenn ich Spinnen sehe oder Ratten, da kriege ich richtig Angst, weil: Das ist was Ekeliges. Dann muß ich an was Sexuelles denken." (Zwangsneurose)

2.13 Gegenstandslose Angst

Nachdem festgestellt wurde, daß situations- und objektbezogene Ängste bei Neurosepatienten häufiger sind als bei Melancholiekranken, könnte man vielleicht erwarten, daß - sozusagen umgekehrt - gegenstandslose Angst bei den Melancholischen häufiger sei. Das ergibt die Auszählung jedoch nicht (Tabelle 34):

Gegenstandslose Angst ist bei neurotischen Patienten nur unwesentlich seltener als bei melancholischen Patienten anzutreffen (17,9% versus 25,0% der Fälle). Unter den nicht-depressiv neurotischen Patienten fällt einerseits das Fehlen gegenstandsloser Angst bei zwangsneurotischen, vor allem aber die relative Häufigkeit dieser Angst bei angstneurotischen Patienten (30,8% der Fälle) auf (siehe Tabelle 21).

Zu den Beziehungen zwischen gegenstandsloser und gegenständlicher Angst (Tabelle 34 oben): 38,9% der neurotisch-depressiven und 32,5% der melancholischen Patienten gaben auf Befragen an, die gegenstandslose Angst gehe regelmäßig in gegenständliche Angst über.

Beispiele:

"Wenn ich wach werde, habe ich ganz kurz so ein diffuses Angstgefühl. Sobald ich dann mit etwas anfange, treten die Ängste zurück. Diese diffuse Angst ist etwas furchtbar Bedrängendes, weil ich nicht weiß, was es ist."

"Manchmal kriege ich so ein Schweregefühl im Magen, diese innere Unruhe. Und ich habe dann Angst, und ich weiß nicht wovor. Das ist eine ganz allgemeine Angst, und dann komme ich auf irgendeinen Punkt. Das ist dann eine Sache, da beiß ich mich dann fest."

"Erst denkt man an Nirgendwo, so ganz langsam stellen sich Bilder ganz klar vor Augen. Was man nicht definieren kann, was von innen kommt, das ist das Schlimmste. Wenn ich an was Bestimmtes denke, ist die allgemeine Angst weg."

"Ich habe Angst, und ich weiß nicht wovor. Das ist schlimm. Es muß doch was da sein, aber ich finde nichts. Das ist eher unangenehm, weil ich immer alles begründen muß. Weil es unsinnig ist, vor etwas Angst zu haben, was nicht faßbar ist. Gefühl, jetzt wirst du verrückt. Ich sehe gar nicht ein, warum ich vor nichts Angst habe. Ich denke und denke, ganz plötzlich ist dann eine bestimmte Angst da, wie mit einem Lichtschalter eingeknipst." (jeweils neurotisch-depressive Patienten)

Tabelle 34. Gegenstandslose Angst bei neurotischen (N = 162) versus melancholischen Patienten (N = 160). N1 = Neurotisch-depressive Patienten; N2 = andere neurotische Patienten; N = neurotische Patienten, Gesamt; M = melancholische Patienten, Gesamt

Patienten N	N1 93		N2 69		N 162		M 160		X^2-Test
	N	%	N	%	N	%	N	%	
Gegenstandslose Angst[a]	18	19,4	11	15,9	29	17,9	40	25,0	
Beziehung zwischen gegenstandsloser und gegenständlicher Angst:[b]									
unabhängig voneinander	6	33,3	3	54,5	12	41,4	10	25,0	
wechselnde Beziehung	3	16,7	3	27,3	6	20,7	9	22,5	
Übergang von gegenstandsloser in gegenständliche Angst	7	38,9	1	9,1	8	27,6	13	32,5	
gleichzeitiges Bestehen, nicht voneinander zu trennen	0	0	0	0	0	0	5	12,5	
keine Angabe	2	11,1	1	9,1	3	10,3	3	7,5	
Welche Angst ist unangenehmer?[b]									
gegenstandslose Angst (1)	7	38,9	3	27,3	10	34,5	21	52,5	
gegenständliche Angst (2)	4	22,2	4	36,4	8	27,6	4	10,0	
gleich unangenehm: (1) = (2)	6	33,3	4	36,4	10	34,5	1	35,0	
keine Angabe	1	5,6	0	0	1	3,4	1	2,5	

[a]Prozent der gesamten Patientenstichprobe
[b]Prozent der Patienten mit gegenstandsloser Angst

Aber auch die Angabe, zwischen gegenständlichen und gegenstandslosen Ängsten bestünden keinerlei Beziehungen, erfolgte bei den neurotisch-depressiven Patienten in einem Drittel der Fälle.

Beispiele:
"Manchmal ist in mir alles durcheinander, dann weiß ich nicht, was ich machen soll, das ist wie eine Panik. Ich denke, ich müßte schreien, und ich kann es nicht. Ich würde dann am liebsten zu jemand hinrennen, und ich kann es dann nicht. Ich wüßte auch gar nicht, wie ich meine Gefühle erklären soll. Ich weiß dann gar nicht, wovor ich Angst habe. Das ist die schlimmste Form von Angst. (auf Nachfrage) Das hat mit den anderen Ängsten nichts zu tun."
"Manchmal sitze ich in meiner Wohnung und denke an nichts. Trotzdem habe ich Angst. Das ist weniger unangenehm als die anderen Ängste, weil ich dabei an nichts denke. (auf Nachfrage) Die gegenständlichen und gegenstandslosen Ängste sind unabhängig voneinander."
"Manchmal werde ich mit einem Schlag nervös, der Puls geht hoch, das kommt aus heiterem Himmel. Das ist schlimmer als die anderen Ängste. (auf Nachfrage) Diese inhaltlosen Ängste und die anderen Sachen, vor denen ich Angst habe, das hat nichts miteinander zu tun."

Von den nicht-depressiv neurotischen Patienten wurde in mehr als der Hälfte der Fälle eine Unabhängigkeit gegenständlicher und gegenstandsloser Ängste angegeben.

Beispiele:
"Ich habe manchmal Angst, weiß gar nicht wovor. Das ist so eine allgemeine Angst. Ich denke dann einfach: Das ist Quatsch, aber die Ängste sind trotzdem da. Es ist schlimmer, wenn ich vor ir-

gendetwas Angst habe. (auf Nachfrage) Die allgemeine Angst und die anderen Ängste, die haben nichts miteinander zu tun." (Konversionsneurose)
"Es gibt Situationen, wo ich mich gut fühle, und auf einmal kommen Ängste hoch, und ich weiß gar nicht wovor, und ich finde auch nichts, wovor ich Angst habe. Man hat dann überhaupt keinen Aufhänger mehr. (auf Nachfrage) Die inhaltlose Angst und die anderen Ängste, die haben nichts miteinander zu tun."

Von den neurotischen Patienten wurden gegenständliche und gegenstandslose Ängste nicht als untrennbar miteinander verbunden und gleichzeitig bestehend erlebt; eine solche Angabe machten immerhin 5 der melancholischen Patienten.

Auch von den neurotisch-depressiven Patienten wurden gegenstandslose Ängste unangenehmer wahrgenommen als gegenständliche Ängste, wenngleich dieser Unterschied bei den melancholischen Patienten deutlicher in Erscheinung tritt. Etwa je in einem Drittel der Fälle gaben neurotisch-depressive und melancholische Patienten an, gegenstandslose und gegenständliche Ängste seien gleich unangenehm und quälend (Tabelle 34 unten).

2.14 Körperliche Äußerungsformen der Angst

Der Anteil von Patienten mit körperlichen Äußerungsformen der Angst, ist bei den neurotischen Patienten mit 93,8% (95,0% der 160 Patienten mit Ängsten) noch größer als bei den melancholischen Patienten. Wie bei den melancholischen Patienten überwiegen lokalisierte gegenüber diffusen körperlichen Angstäußerungen (lokalisiert: 84,0%; diffus: 61,7%).

84 neurotische Patienten (gleich 55,0% der Patienten mit körperlichen Angstempfindungen) weisen sowohl lokalisierte als auch diffuse Angstäußerungen auf. Im Hinblick auf die Häufigkeit von körperlichen Angstäußerungen ergaben sich für die neurotisch-depressiven und die anderen neurotischen Patienten nahezu gleichlautende Resultate (Tabelle 35).

Manche Patienten betonen, die körperlichen Empfindungen seien nur Ausdruck für das psychische Geschehen "Angst", etwa eine neurotisch-depressive Patientin:

"Die Angst ist für mich grundsätzlich etwas Seelisches; wenn ich mein Herz pochen höre oder ich schwitze, dann ist das nur eine Reaktion auf meine Gefühle."

Andere Patienten empfinden überwiegend oder ausschließlich die körperliche Komponente der Angst; mit den Worten einer phobischen Patientin:

"Ich denke oft gar nicht an Angst; ich habe dann nur diese körperlichen Dinge: Inneres Zittern, das dann auch nach außen hin auftritt, Magenbeschwerden, Übelkeit, Durchfall, Herzbeschwerden, Kopfschmerzen... Gefühl, keine Luft zu bekommen."

Tabelle 35. Körperliche Angstäusserungen bei neurotischen (N = 162) versus melancholischen Patienten (N = 160). N1 = Neurotisch-depressive Patienten; N2 = andere neurotische Patienten; N = neurotische Patienten, Gesamt; M = melancholische Patienten, Gesamt

Patienten N	N1 93		N2 69		N 162		M 160		x^2-Test
	N	%	N	%	N	%	N	%	
Körperliche Angstäußerungen[a]	87	93,5	65	94,2	152	93,8	135	84,4	M < N1,N2:5% M < N:1%
lokalisiertes körperl. Angstempfinden[a] Lokalisation und Art der körperl. Empfindung:[b,c]	78	83,9	58	84,1	136	84,0	105	65,6	M < N1,N2,N:1%
Brust/ Druck	22	28,2	18	31,0	40	29,4	34	32,4	
Brust bzw. Herz/ Schlagen	28	35,9	23	39,7	51	37,5	39	37,1	
Brust/ andere Empfindungsqualitäten	6	7,7	11	19,0	17	12,5	13	12,4	
Brust, insgesamt	*56*	*71,8*	*52*	*89,7*	*108*	*79,4*	*86*	*81,9*	*N1 < N2:5%*
Kopf/ Druck	3	3,8	6	10,3	9	6,6	4	3,8	
Kopf/ Schmerzen	4	5,1	3	5,3	7	5,1	2	2,9	
Kopf/ andere Empfindungsqualitäten	5	6,4	6	10,3	11	8,1	3	2,9	
Kopf, insgesamt	*12*	*15,4*	*15*	*25,9*	*27*	*19,9*	*10*	*9,5*	*M < N:5%* *M < N2:5%*
Magen/ Druck	11	14,1	1	1,7	12	8,8	6	5,7	N1 > N2:5%
Magen/ andere Empfindungsqualitäten	2	2,6	6	10,3	8	5,9	4	3,8	
Magen, insgesamt	*13*	*16,7*	*7*	*12,1*	*20*	*14,7*	*10*	*9,5*	
Leib/ Druck	3	3,8	0	0	3	2,2	5	4,8	
Leib/ Unruhe	0	0	0	0	0	0	4	3,8	
Leib/ andere Empfindungsqualitäten	4	5,1	0	0	4	2,9	4	3,8	
Leib, insgesamt	*7*	*9,0*	*0*	*0*	*7*	*5,1*	*13*	*12,4*	*N2 < N1:5%* *M > N1:1%*
Händezittern	6	7,7	6	10,3	12	8,8	6	5,8	
Extremitäten/ Unruhe	2	2,6	0	0	2	1,5	5	4,8	
Händeschwitzen	13	16,7	5	8,6	18	13,2	1	1,0	M < N,N1:1%, M < N2:5%
Extremitäten/ andere Empfindungsqualitäten	11	14,1	5	8,6	16	11,8	6	5,8	
Extremitäten, insgesamt	*32*	*41,0*	*16*	*27,6*	*48*	*35,3*	*18*	*17,5*	*M < N,N1:1%*
Hals/ Kloßgefühl	5	6,4	3	5,2	8	5,9	5	4,8	
Rücken, insgesamt	2	2,6	2	3,4	4	2,9	1	1,0	

[a] Prozent der gesamten Patientenstichprobe
[b] Prozent der Patienten mit lokalisierten körperlichen Angstempfindungen
[c] Mehrfachnennungen möglich

Tabelle 35. Fortsetzung: Körperliche Angstäußerungen bei neurotischen (N = 162) versus melancholischen Patienten (N = 160)

Patienten N	N1 93		N2 69		N 162		M 160		X^2-Test
	N	%	N	%	N	%	N	%	
andere lokalisierte körperl. Angstempfindungen:b,c									
Übelkeit, Unwohlsein, Brechreiz, Würgen	11	14,1	4	6,9	15	11,0	7	6,8	
Luftnot, Gefühl zu ersticken	8	10,3	13	22,4	21	15,4	6	5,8	M < N:5% M < N2:1%
Verdauungsstörungen	0	0	2	3,4	2	1,5	1	1,0	
Mundtrockenheit	3	3,8	3	5,2	6	4,4	4	3,9	
Stottern, Stimme versagt	1	1,3	0	0	1	1,0	1	1,0	
Schwindel, Leeregefühl im Kopf	9	11,5	12	20,7	21	15,4	4	3,9	M < N,N2:1% M < N1:5%
andere lokalisierte Empfindungsqualitäten	7	9,0	2	3,4	9	6,6	0	0	
diffuses körperl. **Angstempfinden**a	57	61,3	43	62,3	100	61,7	88	55,0	
Art der körperl. Empfindungen:b,c									
Beklemmungsgefühl	3	5,3	0	0	3	3,0	5	5,7	
Schmerz, Brennen	0	0	1	2,3	1	1,0	3	3,4	
Mattigkeit, Abge- schlagenheit	5	8,8	3	7,0	8	8,0	6	6,8	
Verspannung, Versteifung	5	8,8	9	20,9	14	14,0	11	12,5	
Hitzegefühl, Schüttelfrost	9	15,8	4	9,3	13	13,0	7	8,0	
Unruhe, Aufgewühltsein	24	42,1	9	20,9	33	33,0	42	47,7	M > N,N2:1% N1 > N2:5%
Kribbeln, Parästhesien	1	1,8	3	7,0	4	4,0	5	5,7	
Beben, Vibrieren, Zittern	9	15,8	13	30,2	22	22,0	12	13,6	M < N2:5%
Schwitzen	22	38,6	22	51,2	44	44,0	26	29,5	M < N,N2:5%

[a] Prozent der gesamten Patientenstichprobe
[b] Prozent der Patienten mit lokalisierten bzw. diffusen körperlichen Angstempfindungen
[c] Mehrfachnennungen möglich

a) Unter den *lokalisierten Angstempfindungen* fällt, wie bei den melancholischen Patienten, die Häufigkeit der Lokalisation: Brust, einschließlich Herz auf (vor allem Druckgefühl über der Brust und Herzrasen), bei den nicht-depressiv neurotischen mit 89,7% der Fälle ausgeprägter als bei den neurotisch-depressiven Patienten (71,8% der Fälle). Bei den neurotisch-depressiven Patienten ist mit immerhin 41,0% der lokalisierten Angstempfindungen auch die Lokalisation: Extremitäten (das heißt vorwiegend Hände) von größerer Bedeutung.

Andere lokalisierte Angstempfindungen (Magen, Kopf) erreichen allenfalls Häufigkeiten von 10 bis 20% der Fälle. Unter den nicht-organbezogenen lokalisierten Angstäußerungen sind bei den neurotisch-depressiven Patienten Übelkeit, Unwohlsein, Würgen, Brechreiz und Schwindel, Leeregefühl im Kopf zu nennen, bei den anderen neurotischen Patienten erreicht Luftnot, Gefühl zu ersticken eine Häufigkeit von 22,4% der Fälle.

Teilweise fallen vielgestaltige körperliche Äußerungsformen der Angst auf (vergleiche hypochondrische Angstschilderungen). Beispiel eines Patienten mit einer Herzphobie:

"Es kriecht etwas in mir hoch. Dann kommt ein Schmerz im Arm, hinter dem Brustbein, in der Schulter. Die Schmerzen ziehen hoch bis zum Kopf. Schwindel... Schweißausbrüche... innere Unruhe, Frieren."

b) Unter den *diffusen Angstempfindungen* ist bei den neurotisch-depressiven Patienten - wie bei den Melancholischen - am häufigsten die Angabe von Unruhe/Aufgewühltsein, gefolgt von Schwitzen (am ganzen Körper). Bei den anderen neurotischen Patienten steht die Angabe von Unruhe in der Häufigkeit dem diffusen Schwitzen und Vibrieren, Zittern (am ganzen Leibe) nach (siehe Tabelle 35).

Auch von den neurotischen Patienten wird ein diffuses Empfinden von Mattigkeit, Schweregefühl in immerhin 8 Fällen ausdrücklich neben anderen körperlichen Empfindungen als körperlicher Ausdruck ihrer Ängste aufgefaßt, wie die nachfolgenden Aussagen zweier neurotisch-depressiver Patienten verdeutlichen:

"Wenn die Angst da war, fühlte ich mich allgemein matt und schlapp... im ganzen Körper schlapp."
"Eine Ruhelosigkeit... ein Schwächegefühl... totale Schwächung."

2.15 Bindungs- und Kontrollverlustängste

Die übrigen, nicht ausdrücklich im klinischen Interview erfragten Angsterlebnisbereiche: Bindungsängste und (nicht zwanghafte) Kontrollverlustängste lassen sich bei den neurotisch-depressiven Patienten in immerhin je etwa 10% der Fälle nachweisen, während sie bei melancholischen Patienten praktisch nicht beobachtet wurden. Auch bei den anderen (nicht-depressiven) neurotischen Patienten fanden sich Bindungsängste in einer Häufigkeit von etwa 10%, seltener Kontrollverlustängste (5,8% der Fälle). Die Häufigkeitsangaben für diese Ängste sind jedoch nicht mit den Häufigkeitsangaben der bisher erörterten aktiv vom Untersucher zur Sprache gebrachten Ängste vergleichbar.

Bindungsängste treten am häufigsten mit folgenden Inhalten in Erscheinung: Ängste aufzufallen, daß man sich für den Patienten interessiert (insgesamt 7 Fälle) und - in ausgeprägterer Form - Ängste vor zu großer Nähe, insbesondere Ängste vor Sexualität (insgesamt 6 Fälle). Stets handelt es sich um Beziehungen/ Kontakte zum anderen Geschlecht (Tabelle 36 oben).

Beispiele:
"... angeguckt zu werden, oder wenn ich sonstwie im Mittelpunkt stehe. Rotwerden, daß mich ja keiner sieht. Je näher die Leute kommen, oder wenn ich auf andere zugehen muß, um so schlimmer wird die Panik. Das ist ganz überwiegend, wenn es Männer sind." (neurotisch-depressive Patientin)

"Ich habe eine allgemeine Angst vor Sexualität... Angst vor Alpträumen und sexuellen Träumen."
(neurotisch-depressive Patientin)
"Ich habe Angst vor Menschen, alles wird mir schnell zuviel. Besonders, wenn Leute Interesse an mir zeigen, meist sind es Männer." (konversionsneurotische Patientin)
"Wenn ich auf Frauen zugehen müßte, hätte ich auch Ängste, daß sie mir zu nahe kommen." (neurotisch-depressiver Patient)
"... Ängste, wenn Leute von mir mehr wollen, als ich geben kann. Das ist wohl eine allgemeine Angst vor Nähe." (neurotisch-depressiver Patient)

Tabelle 36. Bindungsängste und Kontrollverlustängste bei neurotischen (N = 162) versus melancholischen Patienten (N = 160). N1 = Neurotisch-depressive Patienten; N2 = andere neurotische Patienten; N = neurotische Patienten, Gesamt; M = melancholische Patienten, Gesamt

Patienten N	N1 93		N2 69		N 162		M 160		X^2-Test
	N	%	N	%	N	%	N	%	
Bindungsängste[a]	11	11,3	7	10,1	18	11,1	0	0	M < N1,N2,N:1%
Inhalt der Ängste:[b]									
Angst aufzufallen, daß andere sich für mich interessieren	3	27,4	4	57,1	7	8,9			
Angst vor Nähe, vor Sexualität	4	36,4	2	28,6	6	33,3			
Angst, sich an jemand zu binden	1	9,1	1	14,3	2	11,1			
Angst, auf die Menschheit losgelassen zu werden	1	9,1	0	0	1	5,6			
Angst, nicht selbständig zu werden	2	18,2	0	0	2	11,1			
Kontrollverlustängste[a]	10	10,8	4	5,8	14	8,6	2	1,2	M < N1, N:1%
Inhalt der Ängste:[b]									
Aggressionen gegenüber anderen	5	50,0	2	50,0	7	50,0	1	50,0	
Macht der Gefühle	5	50,0	1	25,0	6	42,9	1	50,0	
Kontrollverlust, allgemein Eßanfälle	0	0	1	25,0	1	7,1	0	0	

[a]Prozent der gesamten Patientenstichprobe
[b]Prozent der Patienten mit Bindungs- bzw. Kontrollverlustängsten

Ängste vor Bindungen kommen anschaulich in den folgenden Patientenaussagen zum Ausdruck:

"Eine Familie zu gründen, da habe ich Angst vor, daß ich die Nerven verliere, ich denke, ich würde ein Kind nicht ertragen. Für Liebe gibt es ja auch keine Sicherheit, wenn ich heirate, dann ist das so schwierig, da wieder rauszukommen. Wenn ich verheiratet bin, dann ist das so endgültig, dann gibt es nichts anderes." (neurotisch-depressive Patientin)
"Wenn ich mich an einen Mann klammere und mich völlig wegtue, dann kommt wieder die Angst, daß ich mich auflöse." (angstneurotische Patientin)

Ein neurotisch-depressiver Patient äußerte Ängste, überhaupt mit Menschen in eine nähere Beziehung einzutreten: "... Angst, auf die Menschheit losgelassen zu werden."

Bei 2 weiteren neurotisch-depressiven Patienten bekundeten sich die Bindungsängste als Befürchtungen, von anderen eingeengt, an ihrer Selbständigkeit und ihren Entfaltungsmöglichkeiten behindert zu werden.

Beispiel:
"... Angst, daß ich nicht mehr selbständig sein kann, daß andere meine Persönlichkeit unterdrücken, auf meinen Gefühlen herumtrampeln. Da kommt schon Angst auf, wenn man unterdrückt wird und keine Entscheidung fällen kann."

Kontrollverlustängste treten bei den neurotischen Patienten in etwa der Hälfte der Fälle (N = 6) als eine allgemeine, nicht näher bezeichnete Angst in Erscheinung, nicht mehr Herr ihrer Gefühle zu sein (Tabelle 36 unten).

Beispiele:
"Angst vor der Macht der Gefühle". (neurotische Depression)..
"Wenn das alles mal rauskäme, was tief in mir ist, was dann passieren könnte, daß ich dann ein ganz anderer Mensch wäre... ich hätte einfach Angst, daß ich mich selbst nicht mehr kenne." (neurotische Depression)

Im übrigen ängstigen sich die Patienten davor, ihre Aggressionen gegenüber anderen nicht beherrschen zu können (N = 7).

Beispiele:
"Ich habe Angst, daß ich außer Kontrolle gerate, ich bin aggressiv, und nachher habe ich Angst, das hast du falsch gemacht." (neurotische Depression)
"Wenn ich mir vorstelle, ich würde die Eltern meines Freundes sehen, ich weiß nicht, was da passieren könnte. Ich habe einfach Angst, daß ich mich nicht beherrsche, und dann passiert was Schreckliches." (neurotische Depression)
"Ich habe das Kind neulich unter die kalte Dusche gestellt und wollte es schlagen; daß ich so was manchmal mache, da habe ich Angst vor." (Angstneurose)

2.16 Beziehungen zwischen den Ängsten in der Neurose

Schuld-, Verarmungs- und hypochondrische Ängste weisen bei den neurotischen Patienten (auch in der neurotisch-depressiven Teilstichprobe) keine überzufällige Kombinationshäufigkeit auf.

Versagensängste treten gehäuft in Verbindung mit Ängsten der psychischen Krankheit wegen (für die neurotische Gesamtstichprobe: r = 0,23; p = 0,002; für die neurotisch-depressiven Patienten: r = 0,20; p = 0,026) sowie in Kombination mit Verarmungsängsten auf (für die neurotische Gesamtstichprobe: r = 0,19; p = 0,009, für die neurotisch-depressiven Patienten: r = 0,25; p = 0,008).

In der neurotischen Gesamtstichprobe fällt desweiteren eine enge Beziehung zwischen Versagensängsten und Suizidängsten (r = 0,24; p = 0,001) einerseits, Versagensängsten und Kontrollverlustängsten (r = 0,20; p = 0,005) andererseits auf.

Alltagsängste gehen, wie bei den melancholischen Patienten, in der neurotischen Gesamtstichprobe mit 8 Fällen etwas häufiger mit gegenstandslosen

Ängsten einher als es der Zufallswahrscheinlichkeit (5 Fälle) entspricht ($r = 0,14$; $p = 0,041$). Auch in der neurotisch-depressiven Stichprobe läßt sich eine überzufällige Kombinationshäufigkeit von Alltagsängsten und gegenstandslosen Ängsten feststellen ($r = 0,22$; $p = 0,015$; 7 statt zu erwartender 4 Fälle).

In der neurotischen Gesamtstichprobe und bei den neurotisch-depressiven Patienten zeichnet sich weiterhin eine positive Korrelation zwischen Alltagsängsten und Ängsten der psychischen Krankheit wegen ($r = 0,19$; $p = 0,008$ bzw. $r = 0,29$; $p = 0,002$) und eine inverse Beziehung zwischen Alltagsängsten und Ängsten vor dem Alleinsein ab ($r = -0,20$; $p = 0,006$ bzw. $r = -0,28$; $p = 0,003$). Zwischen Alltagsängsten und Versagensängsten besteht bei neurotischen ebensowenig wie bei melancholischen Patienten eine überzufällig häufige Koinzidenz.

Gegenstandslose Angst weist bei den neurotisch-depressiven Patienten eine mäßige Beziehung zu hypochondrischen Ängsten auf ($r = 0,23$; $p = 0,013$), im übrigen steht gegenstandslose Angst in keinem überzufällig häufigen Zusammenhang mit anderen Ängsten.

Zwischen körperlichen Angstäußerungen und den übrigen Ängsten bestehen ebenfalls keine signifikanten Korrelationen. Auch bei den neurotischen Patienten ist die Beziehung zwischen hypochondrischen und Todesängsten besonders eng, in der neurotischen Gesamtstichprobe mit $r = 0,31$, $p = 0,001$ (28 statt zu erwartender 16 Fälle), bei den neurotisch-depressiven Patienten mit $r = 0,36$, $p < 0,001$; (9 statt 4 Fälle).

Weiterhin sind folgende Kombinationen von Ängsten zu erwähnen: Partnerverlustängste stehen in der neurotischen Gesamtstichprobe in enger Beziehung zu Ängsten vor dem Alleinsein ($r = 0,23$; $p = 0,001$ - siehe Kap. E 2.9). Zwischen Partnerverlustängsten und Ängsten in Verbindung mit Mißtrauen besteht sowohl für die neurotische Gesamtstichprobe ($r = 0,26$; $p = 0,001$) als auch für die neurotisch-depressiven Patienten ($r = 0,23$; $p = 0,014$) eine überzufällig häufige Beziehung. In der neurotischen Gesamtstichprobe ist desweiteren eine enge Beziehung zwischen Bindungs- und Zukunftsängsten ($r = 0,23$; $p = 0,002$), bei den neurotisch-depressiven Patienten die Kombination von Kontrollverlustängsten und metaphysischen Ängsten ($r = 0,30$; $p = 0,002$) erwähnenswert.

2.17 Neurotische Patienten ohne Angst

Nur zwei der 162 untersuchten neurotischen Patienten (1,2%) gaben im Interview an, nicht unter Ängsten zu leiden. Das entspricht der allgemeinen Erfahrung, daß Angst - als ein unspezifisches Syndrom - bei Neurosen sehr häufig, wenn nicht obligat ist. Die zwei Patienten ohne Angst litten an einem psychovegetativen Erschöpfungssyndrom (ICD 300.5), also an einer Störung, die nicht unbedingt auf eine Neurose hinweist:

In dem einen Fall handelt es sich um einen 51-jährigen männlichen Patienten, der unter Kraftlosigkeit und Kopfdruck mit Benommenheit und Schlafstörungen litt; diese Beschwerden traten vor allem unter beruflichen Belastungen auf. Eine depressive Symptomatik bestand während der stationären Behandlung in unserer Klinik nicht. Es fielen neben asthenischen vornehmlich sensitive Persönlichkeitsmerkmale auf. Der klinisch geäußerte Verdacht auf einen hirnorganisch bedingten vorzeitigen Versagenszustand ließ sich anhand neurologischer und testpsychologischer (HAWIE, Benton-Test, d2-Konzentrations-Belastungs-Test) Zusatzuntersuchungen nicht bestätigen.

Der andere Patient ohne Angst war ein 21-jähriger Mann, der über Konzentrationsstörungen am Arbeitsplatz neben multiplen körperlichen Beschwerden, Schlafstörungen und Nervosität klagte. Eine anfängliche depressive Symptomatik bildete sich ohne medikamentöse Behandlung innerhalb weniger Tage zurück. Es traten vorwiegend sensitive Persönlichkeitsmerkmale hervor. Neurologischer und testpsychologischer (siehe oben) Untersuchungsbefund waren ebenfalls unauffällig.

Kapitelzusammenfassung

160 der 162 untersuchten neurotischen Patienten gaben im Interview an, unter Ängsten zu leiden. Neben 93 depressiv-neurotisch Kranken wurden 69 Patienten mit anderen Neuroseformen, vornehmlich Angst-, Konversions- und Zwangsneurosen befragt.

Schuldängste (und ebenfalls beängstigendes Verarmungserleben) wurden von depressiv-neurotischen Patienten seltener als von Melancholischen, jedoch häufiger als von anderen neurotisch Kranken geäußert. Die Inhalte der Schuldängste betreffen bei allen neurotischen Patienten weit weniger Pflichten in Gesellschaft und Beruf als in der Melancholie. Ängste hypochondrischen Inhalts treten bei melancholischen und neurotischen Depressionszuständen mit gleicher Häufigkeit (je ein Drittel der Fälle) auf, bei den übrigen Neurosekranken gehören sie zu den verbreitetsten Themen der Beängstigung (71,0%). Ängste zu ersticken und zusammenzubrechen bzw. bewußtlos zu werden sind bei neurotischen Patienten insgesamt von größerer Bedeutung als in der Melancholie.

Ängste der psychischen Krankheit wegen wurden von depressiv-neurotischen Patienten wiederum seltener als in der Melancholie, jedoch häufiger als von anderen neurotischen Patienten geäußert. Wie in der Melancholie richteten sich die Ängste bei den Neurosekranken überwiegend auf den weiteren Krankheitsverlauf.

Ängste vor dem Sterben und vor dem Tode sowie Ängste in Verbindung mit suizidalen Gedanken und Handlungen (Suizidängste) wurden von melancholisch und neurotisch Verstimmten mit annähernd gleicher Häufigkeit angegeben. Bei den übrigen Neurosekranken treten Todesängste stärker hervor, dagegen sind Suizidängste seltener als bei depressiven Erkrankungen. Ängste vor dem Sterben und Tod sind bei allen Patienten eng mit hypochondrischen Ängsten verknüpft, Suizidängste betreffen in der Mehrzahl der Fälle einen Verlust der Selbstkontrolle.

Versagensängste (im persönlichen Einfluß- und Verantwortungsbereich des Kranken) sind bei neurotisch-depressiven Patienten noch häufiger (62,4%) als in der Melancholie anzutreffen, bei den übrigen neurotischen Kranken sind sie von geringerer Bedeutung. Wie in der Melancholie bestehen bei den Neurosekranken enge Verbindungen zwischen konkreten und allgemeinen Inhalten der Versagensängste. Zukunfts- und Katastrophenängste (außerhalb des Verantwortungsbereichs des Kranken) sind nicht nur in der Melancholie, sondern auch bei den neurotischen, insbesondere depressiv-neurotischen Patienten seltener als Versagensängste.

Ängste vor der unmittelbar bevorstehenden Zukunft im Alltäglich-Ver-
trautem (Alltagsängste) treten bei den neurotischen Patientengruppen gegenüber den melancholisch Kranken deutlich in den Hintergrund. Wie in der Melancholie handelt es sich meist um inhaltlich unbestimmte Ängste, den Alltag
nicht zu bewältigen.

Beängstigendes Unwirklichkeitserleben gaben neurotische Patienten noch
seltener als Melancholische an. Gegenüber den melancholisch Kranken traten
Klagen über einen Verlust mitmenschlicher Kontakte in den Hintergrund; beängstigende Leereempfindungen bzw. nihilistische Angstinhalte wurden von
den neurotischen Patienten überhaupt nicht geäußert. Metaphysische Ängste
sind auch in der Neurose selten.

Partnerverlustängste sind erwartungsgemäß bei neurotischen, insbesondere
depressiv-neurotischen Patienten weit häufiger als bei melancholisch Kranken
anzutreffen. Die ebenfalls häufigeren Ängste vor dem Alleinsein stehen in der
Neurose in engerer Beziehung zu Ängsten vor einem Partnerverlust als in der
Melancholie. Während die Melancholischen ausschließlich die Befürchtung
äußerten, durch eigenes Unvermögen bzw. ihre Krankheit zu einer Trennung
beizutragen, gaben die neurotisch Depressiven in fast einem Drittel der Fälle
an, sie ängstigten sich davor, durch Kritik und aggressives Verhalten einen
Partnerverlust zu provozieren.

Eine beängstigende Mißtrauenshaltung ließ sich bei annähernd der Hälfte
der depressiv-neurotischen Patienten nachweisen; weit häufiger als in der Melancholie äußerten die neurotisch Kranken die Befürchtung, man rede nicht
nur schlecht über sie, sondern gehe aktiv gegen sie vor.

Zwänge und damit verbundenes Angsterleben wurden bei den depressiv-
neurotisch Kranken überhaupt nicht angetroffen. Dagegen sind situations- und
objektbezogene Ängste bei allen Neuroseformen weitaus häufiger als in der
Melancholie.

Immerhin etwa ein Fünftel der depressiv-neurotischen Patienten gaben eine
gegenstandslose Beängstigung an. Auch bei den Neurosekranken ließ sich eine
eindeutige Beziehung zwischen gegenständlicher und gegenstandsloser Angst
nicht ermitteln. Die Angabe, diese beiden Formen der Angst seien untrennbar
miteinander verbunden, fanden wir - im Gegensatz zu den Melancholischen -
bei neurotisch Kranken nicht.

Ängste wurden von einem noch größeren Anteil der neurotischen als der
melancholischen Patienten auch körperlich erlebt. Es überwiegen auch in der
Neurose lokalisierte gegenüber diffusen körperlichen Angstäußerungen. Insbesondere bei den depressiv-neurotischen Patienten sind neben der Brust
(Druckgefühl und Herzrasen) die Extremitäten (Hände) für die Lokalisation
des Angstempfindens von Bedeutung.

Bindungs- und Kontrollverlustängste (siehe oben) wurden nicht vom Untersucher aktiv im Interview erfragt, wurden aber von den neurotischen Patienten
in immerhin ca. 10% der Fälle spontan vorgetragen.

Nur bei zwei Patienten, bei denen ein psychovegetatives Erschöpfungssyndrom festgestellt wurde, ließ sich kein Angsterleben nachweisen.

3 Variabilität der Ängste

3.1 Diagnostische Untergruppen der Melancholie

Hinsichtlich der meisten Angstthemen finden sich keine Unterschiede zwischen den nach Verlaufskriterien definierten Teilstichproben (tabellarisch nicht aufgeführt).

Suizidängste sind bei den unipolar Melancholischen mit spätem Erstmanifestationsalter deutlich seltener als bei den früherkrankten unipolar Melancholischen und bei den Patienten mit schizoaffektiven Psychosen anzutreffen. Auch fällt die relative Seltenheit von Suizidängsten bei Patienten mit bipolarem Erkrankungsverlauf auf.
Alltagsängste finden sich häufiger bei späterkrankten als bei früherkrankten unipolar melancholischen Patienten. Umgekehrt sind Unwirklichkeitsängste bei spätem Erstmanifestationsalter weit seltener als bei früherkrankten unipolar Depressiven.
Bei den Partnerverlustängsten und den Ängsten in Verbindung mit Beziehungs-, Verfolgungs- und Bestrafungserleben fällt wiederum die relative Seltenheit in der Gruppe der späterkrankten unipolar Depressiven auf, insbesondere im Vergleich mit den bipolar melancholischen Patienten und den schizoaffektiven Psychosen.
Lokalisierte körperliche Angstempfindungen sind bei späterkrankten unipolar Melancholischen seltener als in den übrigen melancholischen Teilstichproben.

Diese kurze Übersicht zeigt, daß sich die späterkrankten unipolar Melancholischen am deutlichsten von den übrigen melancholischen Patienten unterscheiden. Zur Erklärung ist natürlich nicht nur an das Erstmanifestationsalter der Erkrankung, sondern auch an das höhere Lebensalter (zur Zeit der Untersuchung) der spätmelancholischen Patienten (Tabelle 5) zu denken.

Um den Einfluß des Lebensalters auf die Befunde zu eliminieren, wurden alterskorrigierte Teilstichproben gebildet: Die 30 früherkrankten Patienten mit einer unipolaren Melancholie, die inzwischen (zum Untersuchungszeitpunkt) älter als 45 Jahre alt waren (x = 53,6 Jahre) wurden 32 späterkrankte Melancholische gegenübergestellt, die bis zu 65 Jahre alt waren (x = 54,6 Jahre). Die relative Seltenheit von Suizidängsten sowie das vergleichsweise häufige Auftreten von Alltagsängsten bei den Späterkrankten sind nach Alterskorrektur nicht mehr statistisch zu belegen (nicht tabellarisch dargestellt). Die Differenzen sind also vermutlich auf den Einfluß des Lebensalters zurückzuführen. Dagegen bleibt das Überwiegen von Unwirklichkeitsängsten und lokalisierten Angstempfindungen bei den früherkrankten gegenüber den späterkrankten unipolar Melancholischen deutlich nachweisbar bzw. tritt noch stärker hervor. Es findet sich jetzt auch ein relatives Überwiegen von körperlichen Angstäußerungen bei frühem gegenüber spätem Erkrankungsbeginn.
Die Untersuchungsergebnisse der neurotischen Patientenstichproben haben wir im vorangehenden Abschnitt bereits getrennt für die einzelnen diagnostischen Untergruppen mitgeteilt.

3.2 Alter

Der Frage, ob die Häufigkeit der im Interview angegebenen Ängste auch vom Lebensalter abhängig ist, soll nun weiter nachgegangen werden, indem für die melancholische und neurotische Gesamtstichprobe sowie für die Teilgruppe der neurotisch-depressiven Patienten jeweils die älteren und jüngeren Kranken einander gegenübergestellt werden.

Die Grenze bildet der Median des Lebensalters (für die Melancholischen: 52 Jahre; für die verglichenen neurotischen Stichproben: 35 Jahre).

Bei den melancholischen Patienten weist die Anzahl der durchschnittlich pro Patient geäußerten Ängste keine Beeinflussung durch das Lebensalter auf. Demgegenüber treten in der neurotischen Gesamtstichprobe und bei den depressiv Neurotischen im jüngeren Lebensalter mehr Ängste zutage als bei älteren neurotischen Patienten, entsprechend läßt sich korrelationstatistisch eine signifikante Beziehung zwischen der Anzahl der vorgetragenen Ängste pro Patient und jüngerem Lebensalter nachweisen (für die neurotische Gesamtstichprobe: $r = -0,24$; $p = 0,001$; für die neurotisch-depressiven Patienten: $r = -0,30$; $p = 0,002$).

Betrachtet man schließlich die Ängste im einzelnen, so zeigt sich sowohl für die melancholischen als auch für die neurotischen Patienten: Verarmungs- und Alltagsängste finden sich bevorzugt im höheren Lebensalter, demgegenüber sind Unwirklichkeitsängste, Partnerverlustängste und Ängste in Verbindung mit Mißtrauen in der jüngeren Altersgruppe häufiger anzutreffen. Weiterhin ist erwähnenswert: In der Melancholie treten Suizidängste vorwiegend bei jüngeren, körperliche Angstäußerungen bei älteren Patienten auf. Bei den neurotischen, einschließlich neurotisch-depressiven Patienten sind Ängste vor dem Alleinsein und Kontrollverlustängste bevorzugt unter den jüngeren Kranken nachweisbar.

3.3 Geschlecht

Das Angsterleben unterliegt nur in geringem Umfang einem Einfluß durch das Geschlecht. Die Anzahl der durchschnittlich pro Patient geäußerten Ängste im Interview ist bei Frauen und Männern unabhängig von der diagnostischen Zuordnung annähernd gleich.

In der Melancholie treten Verarmungsängste häufiger bei Männern, Suizid- und Alltagsängste bevorzugt bei Frauen auf. Situationsbezogene Ängste sind in der neurotischen Gesamtstichprobe vorwiegend im weiblichen Geschlecht anzutreffen, Partnerverlustängste unter den neurotisch-depressiven Patienten vor allem bei Männern.

3.4 Schweregrad der Depression

Es wurden wiederum für melancholische, neurotische (ges.) und neurotisch-depressive Patienten die leichter und schwerer depressiv Kranken (nach HAMD) einander gegenübergestellt. Die Grenze wird jeweils durch den Median des HAMD-Scores gebildet. Im Vergleich zu Alter und Geschlecht ist der Einfluß des Schweregrades der Depression auf das Angsterleben beträchtlich: In den verglichenen diagnostischen Gruppen werden von den schwerer depressiven Patienten jeweils hochsignifikant mehr Ängste im Interview geäußert als von den Kranken mit leichterer Depression. Korrelationsstatistisch besteht entsprechend eine enge Beziehung zwischen der Anzahl von Ängsten pro Patient und dem HAMD-Score (für die Melancholischen: $r = 0,39$; $p < 0,001$; für die neurotisch-depressiven Patienten: $r = 0,49$; $p < 0,001$).

Für die neurotische Gesamtstichprobe wurde ebenfalls eine enge Korrelation zwischen Schweregrad der Depression und Anzahl von Ängsten festgestellt. Da die Hamilton Depression Scale (siehe Kap. D 2.3) jedoch ausschließlich für depressive Patienten entwickelt wurde, sind einer Interpretation dieses Befundes bei nicht-depressiv neurotischen Patienten enge Grenzen gesetzt. Die Ergebnisse der neurotischen Gesamtstichprobe werden daher nicht im einzelnen erörtert.

Fast alle im Interview angegebenen Themen der Beängstigung treten bei den schwerer depressiv Verstimmten häufiger als bei Kranken mit leichterer Depressionsausprägung auf.

In der melancholischen Patientengruppe trifft dies besonders für Schuld- und hypochondrische Ängste sowie Ängste der psychischen Krankheit wegen und Todesängste zu, bei den neurotisch-depressiven Patienten v. a. für Suizidängste. Die Häufigkeit von Alltagsängsten nimmt bei melancholischen und neurotischen Depressionszuständen nicht nur mit dem Lebensalter (siehe oben), sondern auch mit dem Schweregrad der Depression zu.

3.5 Häufigkeit von Ängsten nach Elimination der Einflußgrößen Alter, Geschlecht und Schweregrad der Depression

Wie oben dargestellt, wird das Ergebnis der Angsterhebung wesentlich durch den Schweregrad der Depression, in geringerem Umfang auch durch Alter und Geschlecht beeinflußt. Dies ist bei einer Interpretation der Untersuchungsbefunde zu berücksichtigen. Es sei daran erinnert, daß die melancholischen Patienten wesentlich älter und schwerer depressiv erkrankt sind als die neurotischen Kranken (siehe Tabelle 5). Um den Einfluß der genannten Variablen auf die Befunde zu eliminieren, haben wir für die im weiteren besonders interessierenden melancholischen und neurotisch-depressiven Patienten nach Schweregrad der Depression, Alter und Geschlecht korrigierte Teilstichproben gebildet.

Zu diesem Zweck erwies sich eine Paarbildung als nicht geeignet, da eine Parallelisierung einer genügend großen Anzahl melancholischer und neurotisch-depressiver Patienten im Hinblick auf sowohl Schweregrad der Depression, Alter und Geschlecht nicht möglich war. Es wurden daher schrittweise die ältesten melancholischen Patienten mit der schwersten Depressionsausprägung sowie die jüngsten und am leichtesten depressiv erkrankten neurotisch-depressiven Patienten ausgeschlossen. Um auch eine Gleichverteilung des Geschlechts zu erzielen, wurden in einem weiteren Schritt zusätzlich 5 weibliche melancholische und 4 männliche neurotisch-depressive Patienten eliminiert; diese Patienten wurden nach dem Kriterium eines gleichlautenden Schweregrades der Depressivität ausgewählt, um für die zu vergleichenden depressiven Patientengruppen eine weitgehende Korrektur des Schweregrades der Depression als wichtigster Einflußgröße des Angsterlebens sicherzustellen.

Die Basisdaten der neugebildeten depressiven Teilstichproben (nach Angleichung von Alter, Schweregrad der Depression und Geschlecht) sind in Tabelle 37 aufgeführt. Gegenüber den Ausgangsstichproben melancholisch und depressiv-neurotisch Kranker zeigt ein Vergleich der beschriebenen depressiven Teilstichproben im Hinblick auf die Häufigkeit von Ängsten (Tabelle 38):

Alltagsängste behaupten sich als besonders charakteristisch für melancholisches Angsterleben. Unwirklichkeitsängste überwiegen nach Elimination des Alters-, Depressionsschwere- und Geschlechtseinflusses ebenfalls deutlich bei den Melancholischen.

Tabelle 37. Melancholische und neurotisch-depressive Patienten - Teilstichproben nach Korrektur der Einflußgrößen Alter, Schweregrad der Depression und Geschlecht

	Melancholische Pat.	Neurot.-depr. Pat.
N	75	42
Alter (Jahre)	45,1 +/-9,9 (< / = 60J)	44,6 +/-10,7 (> / = 30 J)
Schweregrad der Depression (HAMD)	20,5 +/-3,6 (< / = 26)	20,2 +/-4,2 (> / = 15)
Geschlechtsverteilung (männl.: .weibl.)	32:43	18:24

Tabelle 38. Ängste bei melancholischen und neurotisch-depressiven Patienten nach Korrektur der Einflußgrößen Alter, Schweregrad der Depression und Geschlecht. M ` = Melancholische Patienten; N1 ` = neurotisch-depressive Patienten (siehe Tabelle 37)

Patienten N		M ` 75		N1 ` 42	X^2-Test
		N	%	N	%	
1.	Schuldängste	21	28,0	9	21,4	
2.	Verarmungsängste	18	24,0	9	21,4	
3.	Hypochondr. Ängste	13	17,3	16	38,1	M ` < N1 ` :5%
4.	Ängste der psychischen Krankheit wegen	48	64,0	30	71,4	
5.	Ängste vor dem Sterben	4	5,4	7	16,7	M ` < N1 ` :5%
	Todesängste	7	9,3	6	14,3	
	Suizidängste	28	37,3	17	40,5	
6.	Versagensängste	41	54,7	24	57,1	
	Zukunftsängste	4	5,3	5	11,9	
	Katastrophenängste	0	0	1	2,4	
7.	Alltagsängste	38	50,7	11	26,2	M ` > N1 ` :1%
8.	Unwirklichkeitsängste	12	16,0	2	4,8	
	Metaphysische Ängste	7	9,3	2	4,8	
	Nichtigkeitsängste	0	0	0	0	
9.	Partnerverlustängste	13	17,3	12	28,6	
	Ängste vor dem Alleinsein	5	6,7	5	11,9	
10.	Ängste in Verbindung mit Mißtrauen	19	25,3	14	33,3	
11.	Ängste in Verbindung mit Zwängen	2	2,7	0	0	
12.	Situationsbez. Ängste	5	6,7	12	28,6	M ` < N1 ` :1%
	Objektbez. Ängste	0	0	0	0	
13.	Gegenstandslose Angst	15	20,0	8	19,0	
14.	Körperliche Angstäußerungen	59	78,7	39	92,9	M ` < N1 ` :5%
	a) lokalisiert	50	66,7	36	85,7	M ` < N1 ` :5%
	b) diffus	37	49,3	24	57,1	
15.	Bindungsängste	0	0	4	9,5	M ` < N1 ` :5%
	Kontrollverlustängste	2	2,7	3	7,1	

Partnerverlustängste und Ängste vor dem Alleinsein, noch ausgeprägter Ängste in Verbindung mit Beziehungserleben (Mißtrauen) und Versagensängste büßen ihre Vorrangstellung bei neurotisch-depressiven gegenüber melancholischen Erkrankungen ein. Dagegen treten jetzt hypochondrische Ängste und Ängste vor dem Sterben in der depressiven Neurose im Vergleich zur Melancholie in den Vordergrund. Situationsbezogene Ängste und Bindungsängste erweisen sich auch nach Korrektur von Alter, Schweregrad der Depression und Geschlecht als kennzeichnend für nicht-melancholische gegenüber melancholischen Depressionszuständen. Bemerkenswert erscheint weiterhin, daß sich der Anteil von gegenstandslosem Angsterleben und körperlichen Angstäußerungen bei neurotisch Depressiven und Melancholischen kaum verändert.

Kapitelzusammenfassung

Die Häufigkeit von Ängsten in der Melancholie ist nur geringfügig von der Zugehörigkeit zu den diagnostischen Untergruppen der Erkrankung abhängig. Melancholien mit bipolarem Verlauf unterscheiden sich kaum von den unipolaren Verlaufsformen. Bei Spätdepressionen (Ersterkrankungsalter in der zweiten Lebenshälfte) ist zudem der Einfluß des Lebensalters auf das Angsterleben zu berücksichtigen.

Die Anzahl der von den Patienten geäußerten Ängste ist weitgehend unabhängig vom Lebensalter und Geschlecht. Für die Angstthemen im einzelnen ist erwähnenswert: Verarmungsängste und Alltagsängste sind bei melancholischen und neurotischen Patienten vorwiegend im höheren Lebensalter, Unwirklichkeitsängste, Partnerverlustängste und Ängste in Verbindung mit Beziehungserleben (Mißtrauen) häufiger in den jeweils jüngeren Altersgruppen anzutreffen.

Die schwerer depressiven Patienten (nach HAMD) geben unabhängig von der diagnostischen Zuordnung zur Melancholie oder zu den Neurosen eine größere Anzahl von Ängsten an als Kranke mit leichterer Depressionsausprägung. Fast alle Themen der Angst weisen einen Häufigkeitsanstieg mit der Schwere der Depression auf.

Ein Vergleich der Interviewbefunde für melancholische und nicht-melancholische Depressionszustände zeigt nach Elimination der Einflußgrößen Alter, Schweregrad der Depression und Geschlecht: Alltagsängste und Unwirklichkeitsängste sind besonders kennzeichnend für melancholisches Angsterleben; situationsbezogene und hypochondrische Ängste werden neben Ängsten vor dem Sterben und Bindungsängsten dagegen bei depressiven Neurosen weitaus häufiger angetroffen als in der Melancholie.

4 Melancholische versus neurotisch-depressive Angst

4.1 Faktorenanalyse

Die Interviewbefunde der gesamten depressiven, d.h. melancholischen und neurotischen Patienten (N = 253) wurden faktorenanalytisch ausgewertet. Seltene (mit einer Häufigkeit von weniger als 5% auftretende) Ängste wurden nicht in die Berechnungen einbezogen. Wie aus Tabelle 39 hervorgeht, wird der erste Faktor (28,0% der Varianz) fast ausschließlich durch die Variable "körperliche Angstäußerungen" (sowie im einzelnen lokalisierte und diffuse körperliche Ängste) bestimmt.

Tabelle 39. Faktorenanalyse - Melancholische und neurotisch-depressive Patienten (N = 253)

Varianzanteil	28,0%	19,6%	17,3%	14,3%	11,8%	8,8%
Faktor	1	2	3	4	5	6
Schuldängste	-0,09644	0,04823	0,03419	0,66540	0,18663	0,08162
Verarmungsängste	0,12323	-0,04320	0,08879	0,28518	-0,19063	0,33087
Hypochondr. Ängste	0,10743	-0,13448	0,85625	-0,02216	-0,06599	-0,12907
Ängste der psych. Krankheit wegen	0,07082	-0,20408	0,07550	0,03359	0,04560	0,45527
Ängste vor dem Sterben	-0,04439	-0,03173	0,21187	0,06254	0,34077	-0,03394
Todesängste	0,01209	0,01729	0,32347	0,01028	0,08509	0,07584
Suizidängste	0,04450	0,11128	-0,04492	0,09600	0,39045	0,01006
Versagensängste	0,11550	0,28069	0,07240	0,14153	-0,12786	0,34140
Zukunftsängste	0,10524	0,07107	0,08132	0,08125	-0,06382	-0,26207
Katastrophenängste	0,08882	0,10318	0,27667	0,16127	0,06249	0,03140
Alltagsängste	0,03746	-0,56208	0,03185	0,01998	0,01395	0,12202
Unwirklichkeitsängste	-0,00094	-0,03715	0,14313	0,12632	0,17138	0,06561
Metaph. Ängste	0,05729	0,01106	0,07556	0,53482	0,09917	-0,04060
Partnerverlust-ängste	0,10985	0,39613	0,02848	-0,03546	0,36419	0,22418
Ängste vor dem Alleinsein	0,06366	0,38458	0,10129	-0,19043	0,13462	-0,06002
Ängste in Verb. mit Mißtrauen	0,06932	0,00672	0,05826	0,03631	0,58134	-0,02008
Situationsbez. Ängste	0,16347	0,17213	0,07286	-0,09408	0,10776	-0,07744
Gegenstandslose Angst	0,15177	-0,29896	0,09770	-0,10996	0,03800	0,06724
Körperliche Angst-äußerungen	0,98514	-0,07892	0,03758	0,07745	0,05168	0,03534
lokal. körperl. Angst	0,57352	-0,00593	0,00541	0,10548	0,23104	0,06681
diff. körperl. Angst	0,35933	-0,00269	0,10408	0,09645	-0,12291	-0,09691
Bindungsängste	0,12953	0,18626	-0,03210	-0,02906	-0,01769	-0,27585
Kontrollverlust-ängste	0,05790	0,33943	0,00346	0,10600	0,03358	-0,11096

Auf dem zweiten Faktor (Varianzanteil: 19,6%) finden sich mäßige (0,3-0,4) positive Ladungen für Partnerverlustängste, Ängste vor dem Alleinsein und Kontrollverlustängste, während Alltagsängste durch eine hohe negative Ladung (-0,56) gekennzeichnet sind.

Der dritte Faktor (17,3% der Varianz) ist ganz überwiegend durch die Variable "Hypochondrische Ängste" geprägt (bei mäßiger Ladung für "Todesängste").

Der vierte Faktor (14,5% der Varianz) weist hohe Ladungen für Schuldängste (0,67) und metaphysische Ängste (0,53) auf. Die Faktoren 5 und 6 sollen wegen ihres geringen Varianzanteils (11,8 bzw. 8,8%) nicht im einzelnen erörtert werden.

4.2 Diskriminanzfunktionsanalyse

Es stellt sich nun die Frage, ob sich das Angsterleben der melancholischen und neurotisch-depressiven Patienten - soweit ablesbar an den Themen der Angst - derart voneinander unterscheidet, daß es zur differentialdiagnostischen Abgrenzung dieser beiden Depressionsformen herangezogen werden kann. Das wird mittels einer Diskriminanzfunktionsanalyse geprüft; dieses multivariate Untersuchungsverfahren dient der optimalen Trennung von zwei oder mehr zuvor identifizierten Gruppen oder Klassen. Dabei werden die verwendeten Variablen (hier: Ängste) je nach ihrem Beitrag zur Diskrimination der verglichenen Patientengruppen gewichtet. Aus diesen gewichteten Ladungen (Diskriminanzkoeffizienten) wird für die Gesamtheit der untersuchten Variablen ein Summenwert (Diskriminanzpunktwert) gebildet. Im nachfolgenden weisen positive Ladungen (und damit ein positiver Diskriminanzpunktwert) auf die Zugehörigkeit zur depressiven Neurose, negative Ladungen auf die Zugehörigkeit zur Melancholie hin.

Wie aus Tabelle 40 ersichtlich, fallen Alltags-, Verarmungs- und Schuldängste zugunsten der Melancholie ins Gewicht (Diskriminanzkoeffizienten < - 0,10). Für das Vorliegen einer neurotischen Depression gehen in die Berechnungen ein: Situationsbezogene Ängste, Partnerverlustängste, Bindungsängste, Ängste vor dem Alleinsein, Kontrollverlustängste, lokalisierte körperliche Angstäußerungen, Ängste in Verbindung mit Mißtrauen, körperliche Angstempfindungen allgemein, Versagensängste, Suizidängste und Katastrophenängste (Diskriminanzkoeffizienten jeweils > 0,10).

In Abb. 1 (oberer Teil) ist die Verteilung der Diskriminanzpunktwerte für die 160 melancholischen und 93 neurotisch-depressiven Patienten dargestellt. Ein bimodales Verteilungsmuster ist nicht nachweisbar, d.h. zwischen "melancholischen" und "neurotisch-depressiven" Ängsten ist eine kategoriale Unterscheidung nicht möglich (vgl. Diskussion). Gleichwohl ist diskriminanzfunktionsanalytisch in 79,8% der Fälle eine Trennung zwischen melancholischen und neurotisch-depressiven Patienten möglich: 81,3% der melancholischen Patienten (N = 130) weisen einen negativen, 77,4% der neurotisch-depressiven Patienten (N = 72) einen positiven Diskriminanzpunktwert auf. Die Mißklassifikationsrate beträgt entsprechend 20,2% (N = 51). Damit ist in etwa 4 von 5 Fällen diskriminanzfunktionsanalytisch anhand des Angsterlebens eine Unterscheidung zwischen melancholischen und neurotisch-depressiven Patienten möglich.

Tabelle 40. Diskriminanzfunktionsanalyse - Melancholische versus neurotisch-depressive Patienten (N = 253)

Diskriminanzfunktionskoeffizienten		
Alltagsängste	-0,45592	
Verarmungsängste	-0,22495	
Schuldängste	-0,16613	
Unwirklichkeitsängste	-0,09322	melancholische
Gegenstandslose Angst	-0,07950	Patienten
Ängste der psych. Krankheit wegen	-0,06127	
Metaphysische Ängste	-0,02616	
Hypochondrische Ängste	0,00261	
Todesängste	0,01478	
Diffuse körperl. Angst	0,07527	
Zukunftsängste	0,09487	
Ängste vor dem Sterben	0,09890	
Katastrophenängste	0,10140	
Suizidängste	0,14987	
Versagensängste	0,15524	
Körperliche Angstäußerung, allgemein	0,16679	neurotisch-
Ängste in Verb. mit Mißtrauen	0,23733	depressive
Lokalisierte körperl. Angst	0,24573	Patienten
Kontrollverlustängste	0,27044	
Ängste vor dem Alleinsein	0,33689	
Bindungsängste	0,35685	
Partnerverlustängste	0,36608	
Situationsbez. Ängste	0,41822	

Diese diskriminanzfunktionsanalytischen Berechnungen gingen von den diagnostischen Gruppen melancholischer und neurotisch-depressiver Patienten aus. Es ist aber an dieser Stelle daran zu erinnern, daß eine derartige Unterscheidung bei den weitaus meisten, aber doch nicht ausnahmslos allen Patienten getroffen werden konnte (nicht etwa, weil das "entweder - oder" nicht zu klären war, sondern mehr, weil diagnostisch der Eindruck eines "und" entstand): 5 Melancholische hatten die zusätzliche Diagnose einer depressiven Neurose, und 3 neurotisch-depressive Patienten hatten die Zweitdiagnose Melancholie. Dabei handelt es sich tatsächlich um zwei unterschiedliche diagnostische Aussagen. Zwar wird in allen 8 Fällen eine Kombination von Melancholie und depressiver Neurose angenommen; jedoch stand bei den erstgenannten zum Zeitpunkt der Untersuchung die melancholische Krankheit, bei den anderen die Neurose im Vordergrund des klinischen Erscheinungsbildes.

Wie verhält es sich nun mit den Ängsten bei diesen Patienten? Ausgehend von den Häufigkeiten der einzelnen Angstthemen ist aufgrund der geringen Stichprobengröße ein Vergleich mit den Befunden der übrigen melancholischen und neurotisch-depressiven Patienten nur eingeschränkt möglich. Deshalb sollen auch die diskriminanzfunktionsanalytischen Ergebnisse herangezogen werden: Immerhin war bei 6 (von 8) Patienten mit der Doppeldiagnose Melancholie und depressive Neurose diskriminanzfunktionsanalytisch die korrekte Zuordnung entsprechend der Erstdiagnose möglich. Die Mißklassifikationsrate (25,0%) weicht damit nur unwesentlich von der Häufigkeit von "Fehldiagnosen" in der Gesamtstichprobe melancholischer und neurotisch-depressiver Patienten ab.

144

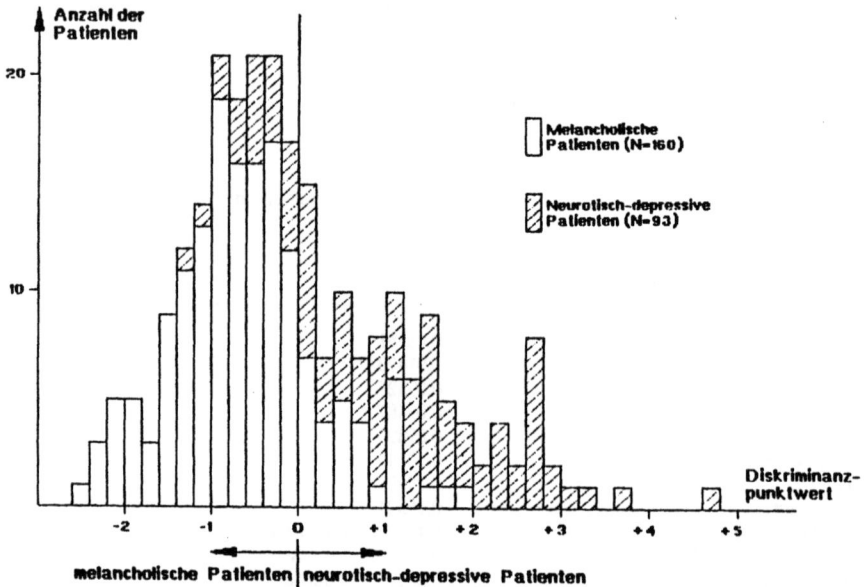

Abb.1. Diskriminanzfunktionsanalyse - Melancholische vs. neurotisch-depressive Patienten

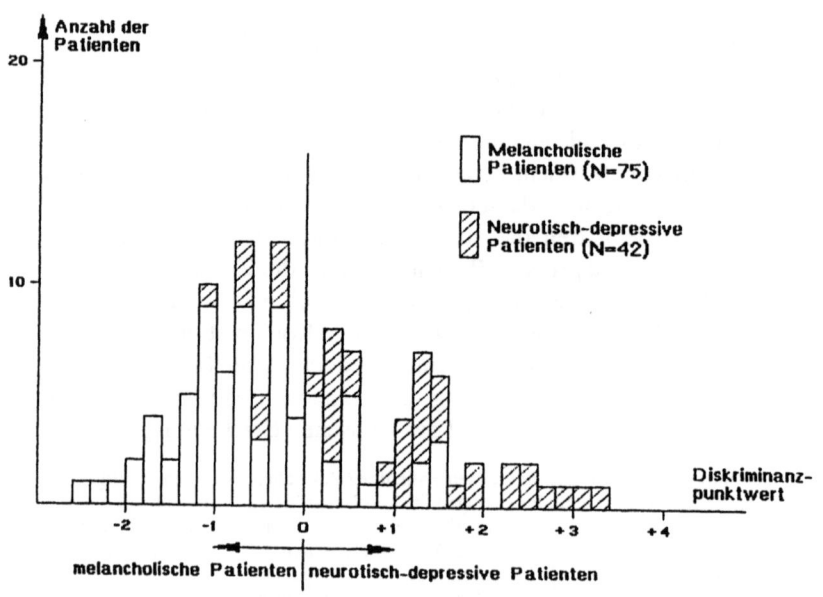

Abb.2. Diskriminanzfunktionsanalyse - Melancholische vs. neurotisch-depressive Patienten nach Korrektur der Einflußgrößen Alter, Geschlecht und Schweregrad der Depression

Wir haben im Abschnitt 3 dieses Kapitels gezeigt, daß die Untersuchungsergebnisse einer erheblichen Beeinflussung durch Alter, Schweregrad der Depression und Geschlecht der Patienten unterliegen. Stellen wir die Interviewbefunde der melancholischen und neurotisch-depressiven Patienten nach Elimination der genannten Einflußgrößen (zu den Teilstichproben siehe Tabelle 37) erneut diskriminanzfunktionsanalytisch gegenüber, so ergibt sich:

1. Zugunsten der Zugehörigkeit zu den melancholischen Patienten (N = 75) lassen sich weiterhin Alltagsängste und Schuldängste verwerten (Diskriminanzkoeffizienten < -0,10; Tabelle 41). Verarmungsängste treten demgegenüber in ihrer diskriminatorischen Bedeutung zurück, während Unwirklichkeitsängste nach Korrektur von Alter, Schweregrad der Depression und Geschlecht neben Alltagsängsten am meisten zur Abgrenzung melancholischen von depressiv-neurotischen Angsterlebens beitragen.

Tabelle 41. Diskriminanzfunktionsanalyse - Melancholische versus neurotisch-depressive Patienten nach Korrektur der Einflußgrößen Alter, Schweregrad der Depression und Geschlecht (N = 117)

	Diskriminanzkoeffizienten	
Alltagsängste	-0,32881	
Unwirklichkeitsängste	-0,22603	
Schuldängste	-0,15795	melancholische
Metaphysische Ängste	-0,11081	Patienten
Verarmungsängste	-0,03935	
Gegenstandslose Angst	-0,01543	
Versagensängste	0,03209	
Suizidängste	0,04161	
Diffuse körperl. Angst	0,10092	
Ängste der psych.Krankheit wegen	0,10173	
Todesängste	0,10173	
Ängste in Verb. mit Mißtrauen	0,11486	
Ängste vor dem Alleinsein	0,12110	
Kontrollverlustängste	0,14327	neurotisch-
Zukunftsängste	0,15987	depressive
Partnerverlustängste	0,17803	Patienten
Körperliche Ängstäußerungen, allgemein	0,25201	
Ängste vor dem Sterben	0,25443	
Lokalisierte körperl. Angst	0,28400	
Hypochondrische Ängste	0,31812	
Bindungsängste	0,34858	
Situationsbez. Ängste	0,41920	

Desweiteren ist erwähnenswert: Hypochondrische Ängste stellen sich jetzt als besonders kennzeichnend für neurotisch-depressive Patienten dar, während Partnerverlustängste, Kontrollverlustängste und Ängste vor dem Alleinsein an diskriminatorischem Wert einbüßen. Demgegenüber behaupten sich situationsbezogene Ängste als besonders typisch für depressiv-neurotisches Angsterleben.

2. Eine Trennung der melancholischen und neurotisch-depressiven Patienten ist auch nach Elimination des Einflusses von Alter, Schweregrad der De-

pression und Geschlecht diskriminanzfunktionsanalytisch in 79,5% der Fälle (Mißklassifikationsrate entsprechend 20,5%), d.h. ebenso häufig wie in den depressiven Ausgangsstichproben möglich. 82,7% der melancholischen (N = 62) und 73,8% der neurotisch-depressiven Patienten (N = 31) lassen sich korrekt zuordnen (Abb. 1, unterer Teil).

4.3 Ergebnisse bei Verwendung der DSM-III-Kriterien

Von den 253 Patienten mit den ICD-Diagnosen Melancholie und neurotische Depression erfüllen 153 die DSM-III-Kriterien einer major depressive episode ohne "Melancholie", nur 63 depressive Patienten (davon 61 melancholische) erfüllen die DSM-III-Kriterien einer "Melancholie". 23 melancholische Patienten mit Wahnbildungen leiden nach den DSM-III- Kriterien an einer major depressive episode mit stimmungskongruenten psychotischen Merkmalen (siehe Tabelle 4).

Die DSM-III-Diagnosen bzw. ihre Kriterien lassen erkennen, daß major depressive episode zum Teil der endogenen Depression (Melancholie) der ICD entspricht, daß major depression mit "Melancholie" unserem diagnostischen Begriff der Melancholie näherkommt und daß major depression mit stimmungskongruentem Wahn eine Kerngruppe von Patienten bezeichnet, bei denen die Melancholie (in unserem Wortsinn) gesichert ist, und zwar aufgrund der typischen Wahnsymptomatik, die bei keiner anderen Krankheit in der gleichen Form vorkommt. In diesem Sinne bilden die genannten drei DSM-III-Begriffe eine gewisse Steigerungsreihe, so daß zu erwarten ist, daß dementsprechend auch die Häufigkeit bestimmter Ängste zunimmt, die für die Melancholie charakteristisch sind.

Erwartungsgemäß sind Schuld-, Verarmungs- und hypochondrische Ängste bei Patienten mit einer major depressive episode, die stimmungskongruente psychotische Merkmale (Wahn) aufweisen, am häufigsten anzutreffen (Tabelle 42); depressive Patienten mit und ohne "Melancholie" (nach DSM-III) unterscheiden sich in dieser Hinsicht nur geringfügig. Ebenfalls sind metaphysische und nihilistische Ängste überwiegend an das Vorhandensein psychotischer Merkmale gebunden. Suizid-, Versagens-, Partnerverlustängste, Ängste vor dem Alleinsein und situationsbezogene Ängste nehmen bei Kranken mit einer major depressive episode in der Häufigkeit ihres Auftretens ab, wenn zusätzlich die Kriterien für "Melancholie" und psychotische Merkmale erfüllt sind. Bindungs- und Kontrollverlustängste sind fast ausschließlich der major depressive episode ohne "Melancholie" und Wahnbildungen vorbehalten. Demgegenüber treten Alltagsängste und (weniger ausgeprägt) auch Unwirklichkeitsängste bei der major depression mit "Melancholie" häufiger als bei fehlendem Nachweis der "Melancholie"-Kriterien, aber auch häufiger als bei Vorliegen stimmungskongruenter psychotischer Merkmale auf.

Es stellt sich im weiteren die Frage, inwiefern sich depressive Patienten mit und ohne "Melancholie" (nach DSM-III) anhand der Interviewbefunde zum Angsterleben voneinander abgrenzen lassen. Diskriminanzfunktionsanalytisch gelingt eine solche Trennung in 71,3% der Fälle, wobei 73,0% der MDE-Patienten mit "Melancholie" (N = 46) und 70,6% der Patienten mit der Diagnose MDE ohne "Melancholie" (N = 108) korrekt zugeordnet werden können. Die Mißklassifikationsrate von 28,7% liegt damit deutlich höher als bei einer Gegenüberstellung melancholischer und neurotisch-depressiver Patienten, die nach den ICD- Kriterien klassifiziert wurden.

Tabelle 42. Ängste bei depressiven Patienten (nach DSM-III- Diagnosen). D = major depressive episode (MDE); M = MDE mit "Melancholie"; W = MDE mit stimmungskongruenten psychotischen Merkmalen

Patienten N		D 153		M 63		W 23	X^2-Test
		N	%	N	%	N	%	
1.	Schuldängste	38	24,8	24	38,1	19	83,6	M < W:1%,D < W:1%
2.	Verarmungsängste	30	19,6	15	23,8	14	60,9	M < W:1%,D < W:1%
3.	Hypochondr. Ängste	50	32,7	19	30,2	12	52,2	D < W:5%
4.	Ängste der psychischen Krankheit wegen	103	7,3	41	65,1	14	60,9	
5.	Ängste vor dem Sterben	11	7,2	5	7,9	2	8,7	
	Todesängste	19	12,4	12	19,0	3	13,0	
	Suizidängste	69	45,1	23	36,5	4	17,4	D > W:5%
6.	Versagensängste	95	62,1	28	44,4	10	43,5	D > M:5%
	Zukunftsängste	16	10,5	4	6,3	2	8,7	
	Katastrophenängste	10	6,5	2	3,2	1	4,3	
7.	Alltagsängste	58	37,9	40	63,5	10	43,5	D < M:1%
8.	Unwirklichkeitsängste	18	11,8	13	20,6	3	13,0	
	Metaphys. Ängste	10	6,5	3	4,8	5	21,7	M < W:5%,D < W:5%
	Nichtigkeitsängste	0	0	1	1,6	3	13,0	M < W:5%,D < W:1%
9.	Partnerverlustängste	41	26,8	10	15,9	4	17,4	
	Ängste vor dem Alleinsein	27	17,6	2	3,2	0	0	D > M:1%
10.	Ängste in Verb. mit Mißtrauen	50	32,7	16	25,4	9	39,1	
11.	Ängste in Verb. mit Zwängen	3	2,0	2	3,2	1	4,3	
12.	Situationsbez. Ängste	29	19,0	2	3,2	1	4,3	D > M:1%
	Objektbez. Ängste	1	0,7	0	0	0	0	
13.	Gegenstandslose Angst	32	20,9	20	31,7	4	17,4	
14.	Körperliche Angstäußerungen	133	86,9	58	92,1	18	78,3	
	a) lokalisiert	114	74,5	47	74,6	10	43,5	M > W:1%,D > W:1%
	b) diffus	84	54,9	41	65,1	10	43,5	
15.	Bindungsängste	8	5,2	0	0	0	0	
	Kontrollverlustängste	8	5,2	1	1,6	0	0	

Kapitelzusammenfassung

Eine multivariate Auswertung der Interviewbefunde ergibt für die depressiven, d.h. melancholischen und neurotisch-depressiven Patienten (N = 253):

Faktorenanalytisch kommen neben körperlichen Angstäußerungen und hypochondrischen Ängsten zwei Symptomverbände/Faktoren mit vorwiegend

Partnerverlustängsten, Ängsten vor dem Alleinsein, Kontrollverlustängsten und Fehlen von Alltagsängsten einerseits und Schuld- und metaphysischen Ängsten andererseits zur Darstellung.

In ca. 80% der Fälle ist diskriminanzfunktionsanalytisch eine Abgrenzung melancholischer von depressiv-neurotischen Patienten anhand der im Interview geäußerten Ängste möglich. Für das Vorliegen einer Melancholie lassen sich Alltags- und Schuldängste, unter Berücksichtigung der Einflußgrößen Alter, Schweregrad der Depression und Geschlecht auch Unwirklichkeits- und metaphysische Ängste verwerten. Zugunsten einer depressiven Neurose fallen zahlreiche Ängste, u.a. situationsbezogene, Bindungs- und Partnerverlustängste, aber auch - nach Alters-, Depressionsschwere- und Geschlechtskorrektur - hypochondrische Ängste ins Gewicht.

Nur 61 (von 160) melancholischen Patienten (nach ICD) erfüllen die Kriterien einer major depressive episode mit "Melancholie" des DSM-III. Bei Vorliegen einer major depression mit "Melancholie" treten gegenüber einer depressiven Erkrankung ohne "Melancholie" (nach DSM-III) häufiger Alltagsängste und (weniger ausgeprägt) Unwirklichkeitsängste auf, dagegen seltener Versagensängste, Ängste vor dem Alleinsein und situationsbezogene Ängste sowie (n.s.) Partnerverlust-, Bindungs- und Kontrollverlustängste. Diskriminanzfunktionsanalytisch gelingt eine Trennung von depressiven Patienten mit und ohne "Melancholie" (nach DSM-III) anhand des Angsterlebens weniger befriedigend als bei Verwendung der ICD-Diagnosekriterien für Melancholie und neurotische Depression.

5 Self-Rating Anxiety Scale (SAS) und semistrukturiertes klinisches Interview

Die melancholischen Patienten stufen ihre Angst nach der Self-Rating Anxiety Scale (SAS) weniger stark ein als die neurotisch-depressiven Patienten (Tabelle 43). Besonders ausgeprägt sind nach dem Selbsturteil Ängste bei angstneurotischen, vergleichsweise gering bei zwangsneurotischen Patienten. Es soll nun der von den Patienten selbst eingeschätzte Angstpegel nach der SAS auf die Häufigkeit der im Interview eruierten Ängste bezogen werden. Dabei ist natürlich zu erwarten, daß Patienten mit hohem Grad von Angst in der Selbsteinschätzung auch im Interview zahlreiche Ängste angeben (und umgekehrt). Diese Vermutung bestätigt sich, wie aus Tabelle 43 hervorgeht: Am meisten Ängste gaben auch im Interview die angstneurotischen Patienten an, neurotisch Depressive mehr als Melancholische. Die Unterschiede erreichen aber nicht das Signifikanzniveau. Desweiteren läßt sich korrelationstatistisch eine enge Beziehung zwischen den Interviewbefunden und der Selbstbeurteilung der Angst nach der SAS nachweisen (für die Melancholischen: $r = 0,26$; $p = 0,001$; für die neurotische Gesamtstichprobe: $r = 0,32$; $p < 0,001$; für die neurotisch-depressiven Patienten: $r = 0,31$; $p = 0,002$).

Tabelle 43. Ausprägung der Angst - Vergleich zwischen Interview- und SAS-Befunden

Patienten	SAS (Summenscore)	Interview: Anzahl je Pat. geäußerter Ängste
melancholische Pat. (N=160), Gesamt (M)	43,9 +/- 9,5	5,3 +/-2,4
neurotische Pat. (N=162), Gesamt (N)	45,6 +/-10,1	5,6 +/-2,3
neurotisch-depressive Pat. (N=93), Gesamt (N1)	46,4 +/-10,0	5,9 +/-2,3
angstneurotische Pat. (N=26) (AN)	48,4 +/- 9,1	6,1 +/-2,3
konversionsneurotische Pat. (N=21) (KN)	42,0 +/-10,7	5,0 +/-2,3
zwangsneurotische Pat. (N=11) (ZN)	39,8 +/-11,2	5,3 +/-1,6

SAS (T-Test):
M < N1 : p < 0,05 / N > ZN :p < 0,01 / N1 > ZN:p < 0,05 / AN > ZN:p < 0,05 / AN > KN:p < 0,05

Zur weiteren Datenanalyse wurden von den melancholischen, den neurotischen (Gesamt) und den neurotisch-depressiven Patienten jeweils 2 Gruppen mit hoher und niedriger Selbsteinschätzung der Angst (Auftrennung nach dem Median des SAS-Summenscores) gebildet und den Ängsten des klinischen Interviews gegenübergestellt (nicht tabellarisch dargestellt). Dabei weisen die Patienten mit hohem selbsteingeschätztem Angstpegel (SAS) eine größere Anzahl von Ängsten im Interview auf als die Patienten mit niedrigem SAS-Score. Führt man den Vergleich für die einzelnen Ängste des Interviews durch, so zeigen sich aber nur an wenigen Stellen statistisch sichere Differenzen.
Wir haben sodann auch überprüft, ob außer dem SAS-Summenscore einzelne SAS-Items bzw. Subscores mit den Befunden des Interviews in Beziehung stehen. Das Item: "Ich fürchte mich ohne Grund" der SAS weist bei unseren Patienten mit Angabe von gegenstandsloser Angst im Interview erwartungsgemäß einen höheren Punktwert auf als bei Patienten, die gegenstandslose Angst verneinten. Weniger eng sind die Beziehungen zwischen den Items 6-20 der SAS, die körperliche Angst messen sollen und dem Vorhandensein körperlicher Angstäußerungen im Interview. Dies dürfte hauptsächlich darauf zurückzuführen sein, daß in der SAS körperliche Beschwerden erfaßt werden, unabhängig von der Frage, ob darin nach Meinung des Patienten Angsterleben zum Ausdruck kommt oder nicht.

Zusammenfassend ergibt ein Vergleich zwischen selbstbeurteilter Angst mit einem standardisierten Testinstrument (SAS) und dem in unserer Arbeit verwendeten Interview:

Die SAS diskriminiert befriedigend zwischen verschiedenen diagnostischen Patientengruppen; in dieser Hinsicht ist das Interview möglicherweise der SAS unterlegen.

Die SAS und das Interview erlauben quantitative Aussagen über die Angst der Kranken. Das Ausmaß der Angst in dem einen Untersuchungsinstrument spiegelt sich auch in dem anderen wider.

Dagegen vermag die SAS nicht zur qualitativen Charakterisierung von Angst beizutragen (zu diesem Zweck wurden Angstskalen auch nicht entwickelt, siehe Kap. B 2.2). In der SAS sind vielmehr Symptome/Beschwerden aufgelistet, die in mehr oder weniger enger Beziehung zum Angstaffekt stehen, zwar in ihrer Gesamtheit Ausdruck von Angst sein können, nicht aber eine Aussage darüber zulassen, wie das Angsterleben beschaffen ist.

F. Diskussion

1 Zur allgemeinen Psychopathologie der Angst und zu den Möglichkeiten, sie zu erfassen

Melancholische Angst erfüllt die von von Baeyer u. von Baeyer-Katte (1973) zusammengestellten allgemeinen Kriterien von Angst: Das leib-seelische Gleichgewicht ist gestört, worauf bei der Erörterung der Psychosomatik der Angst in der Melancholie ausführlich einzugehen sein wird. In der Angst drückt sich stets eine Situation der Bedrohtheit aus, die sich anhand der thematischen Augestaltung melancholischen Angsterlebens im einzelnen beschreiben läßt. Schließlich ist Angst wesentlich durch eine Störung des Zukunftsbezugs gekennzeichnet, die bei der Erörterung des Zeiterlebens in der Melancholie zur Sprache kommen wird.

Wenden wir uns jedoch zunächst der allgemeinen Psychopathologie der Angst zu, so müssen wir uns vergegenwärtigen, daß eine verbindliche Definition von Angst nicht möglich ist. Da sich Angst der unmittelbaren Erfassung entzieht, ist es konsequent, sich stattdessen auf die Beschreibung der Äußerungsformen, Begleiterscheinungen und Wirkungen der Angst zu beschränken.

Zwischen den verschiedenen Ebenen der Untersuchung von Angst, insbesondere der psychopathologischen Charakterisierung und der physiologischen sowie biochemischen Vorgehensweise, besteht aber nur eine unbefriedigende korrelative Beziehung. Dies weist nachdrücklich darauf hin, daß es offenbar eine "relativ unabhängige psychische Dimension" (Heimann 1987) von Angst gibt, die sich nicht ohne weiteres auf bestimmte Erfahrungsebenen reduzieren läßt.

Damit ist die Schwierigkeit, die sich bei der Beschäftigung mit dem Phänomen der Angst ergibt, in ihren Grundzügen beschrieben: Einerseits erschließt sich Angst nicht auf direktem Wege, andererseits sind die mittelbaren Zugangsmöglichkeiten allenfalls geeignet, Teilaspekte oder auch nur Epiphänomene der Angst, nicht aber die Angst selbst zu erfassen.

Ausgehend von diesen Überlegungen wird in der vorliegenden Studie Psychopathologie der Angst konsequent aus der Sicht des Patienten zu entwickeln versucht. Wie einleitend erörtert, erschließt sich Angst in erster Linie durch den pathischen Aspekt, d.h. durch die besondere Qualität des subjektiven Erlebens. Die Äußerungen der Betroffenen können noch am ehesten für sich in Anspruch nehmen, einen unmittelbaren Zugangsweg zum Kern der Angst darzustellen. Ausdrücklich wurde darauf verzichtet, nach vorgegebenen Modellvorstellungen eine bestimmte Auffassung von Angst zugrundezulegen. Eine derartige Vorgehensweise würde wiederum den Blick auf eine bestimmte Betrachtungsebene einengen. Vielmehr wurde in Anlehnung an Schulte (1961a) den Patienten lediglich eine allgemeine Beschreibung von Angst als Ausgangspunkt des klinischen Interviews angeboten (Kap. D 2.1).

Es geht uns darum, die qualitative Beschaffenheit von Angst einem Verständnis näherzubringen, anstatt Angst als festumrissenes und eindeutiges

Phänomen aufzufassen und - einer physikalischen Meßgröße vergleichbar - rein quantitativ anhand bestimmter Symptome bzw. Beschwerden zu handhaben. Dem Versuch, das Angsterleben unter Berücksichtigung individueller Besonderheiten und weitgehend frei von konzeptuell bedingten Beschränkungen zu erfassen, würde ein Operationalisierungsversuch von Angst anhand einer standardisierten Erhebung mit einer zuvor festgelegten Anzahl von Themen bzw. Fragen und auf einige vorformulierte Alternativen begrenzten Antwortmöglichkeiten entgegenstehen. Gleichwohl ist instrumentell ein Vergleich mit Tests, d.h. Angstskalen möglich, wie eine Gegenüberstellung der Interviewergebnisse und der Self-Rating Anxiety Scale (SAS) zeigt (Kap. E 5).

Aus methodischer Sicht ist weiter hervorzuheben: Die hier gewählte Vorgehensweise wird zumeist in kasuistischen Studien oder kleineren Patientenstichproben gepflegt. Die Untersuchung des Angsterlebens wurde dagegen an einer großen Zahl von Patienten vorgenommen und erlaubt damit auch eine statistische Verifizierung der erhobenen Befunde. Die Ergebnisse spiegeln über die Darstellung von Einzelaussagen hinaus die Angst in einer selektionsfreien repräsentativen Patientenstichprobe wider. Ungeachtet der grundsätzlichen Schwierigkeiten, die sich bei einer überwiegend an Krankenaussagen orientierten Untersuchung ergeben, soll die vorliegende Arbeit dazu ermutigen, in größerem Umfang als bisher das unmittelbare Erleben der Patienten, wie es in Selbstauskünften zum Ausdruck kommt, zu berücksichtigen. Insofern wollen wir versuchen, der Psychopathologie neue methodische Zugangswege zu eröffnen.

Dabei stellen die verbalen Mitteilungen, die schriftlich fixierbar und unmittelbar auszuwerten sind, die Hauptquelle der Befunderhebung dar. Daneben sind aber auch die Form der sprachlichen Äußerung sowie die nonverbale Kommunikation der Patienten zu beachten, denn auch in ihnen kann sich das Angsterleben ausdrücken. Zu erfassen wären also auch Ausdrücksphänomene wie Mimik, Gestik und Körperhaltung, sodann Stimmlage, Klang und Lautstärke sowie deren Variabilität während des Sprechaktes, desweiteren die zeitliche Abfolge der sprachlichen Äußerungen (von raschen Satzfolgen über sprachliche Verzögerungen bis zu langen Sprechpausen). Schließlich findet auch das Gesamterscheinungsbild des Patienten und das beobachtbare Verhalten unabhängig vom gesprochenen Wort Eingang in die nichtstrukturierten Anteile des Interviews.

Tonband- und Filmaufnahmen würden zwar eine nachträgliche Analyse von Interviews erlauben. Jedoch können die hieraus gewonnenen Eindrücke und Befunde schwerlich "objektiv" vermittelt werden, und eine Übereinkunft wäre zwischen verschiedenen Beurteilern kaum zu erzielen. Wie sich die aufgeführten Patientenvariablen auf die Gestaltung und den Verlauf eines Interviews auswirken können, soll an beispielhaften Interviewsituationen veranschaulicht werden:

Manche Patienten greifen die an sie gerichteten Fragen und Anregungen trotz mehrfacher Wiederholungen nur zögernd auf. Psychomotorische Unruhe oder eine "ängstlich"-gespannte Mimik des Patienten bei Erwähnung bestimmter Themen veranlassen den Untersucher, besonders gezielt und eingehend zu explorieren. Wenn schließlich der Patient das Vorhandensein von Angsterleben mit knappen Worten oder auch nur mit einem stummen Kopfnicken bejaht bzw. verneint, so wird der Untersucher diese Aussage als gültig akzeptieren. Er stellt weitere Fragen (gemäß Interviewanleitung) über die Beschaffenheit und inhaltliche Ausgestaltung der jeweils bejahten Angst; bei einem krankheitsbedingt gehemmten und in seinem Äußerungsvermögen eingeschränkten Patienten wird der Untersucher aber davon absehen müssen, auf einer erschöpfenden Antwort zu bestehen.

Andere Patienten wiederum schildern spontan eine Reihe von Ängsten. Bei einigen erwecken rascher Themenwechsel, heiter anmutender Erzählstil und lebhafte Mimik und Gestik beim Untersucher Zweifel an der Echtheit des vermeintlich ängstlich-verzweifelten Erlebens. In diesen Fällen wird er den Patienten die Frage vorlegen, ob die Bezeichnung "Angst" tatsächlich auf alle oder doch nur auf einen Teil der aufgeführten Erlebnisbereiche zutrifft. Der Untersucher ruft dem Patienten auch ggf. die oben aufgeführte Angstdefinition mehrfach in Erinnerung. Es ist jedoch zu betonen, daß in allen Interviews die Entscheidung darüber, was als beängstigend zu charakterisieren ist und was nicht, jeweils vom Patienten gefällt wird.

Vergegenwärtigen wir uns noch einmal den Gang der bisherigen Erörterung, so zeigt sich: Was Angst grundsätzlich und in ihrem Kern bedeutet, läßt sich nicht bestimmen. Die Frage: "Was ist Angst?" führt unweigerlich zu der Überlegung, welche Zugangsmöglichkeiten zum Phänomen der Angst bestehen, d.h. allgemein-psychopathologische treten gegenüber methodischen Überlegungen in den Hintergrund.

2 Zur speziellen Psychopathologie melancholischen und neurotischen Angsterlebens

2.1 Häufigkeit von Angsterleben

Schon die rein quantitative Erfassung, also das Auszählen der Häufigkeit von Angsterleben, verdeutlicht: Praktisch alle untersuchten Patienten leiden unter Angst. Nur 3,2% der melancholischen und 1,2% der neurotischen Patienten bezeichneten sich im Interview als angstfrei; die neurotisch-depressiven Patienten gaben ausnahmslos an, unter Angst zu leiden. Dies zeigt mit einer bemerkenswerten Regelmäßigkeit: Angst gehört zur Melancholie, Angst gehört zur Neurose und nimmt im Erlebnisgefüge psychisch Kranker eine zentrale Stellung ein.

Das wird auch durch andere Autoren bestätigt. Sie fanden bei der überwiegenden Zahl ihrer depressiven Patienten Angst, aber nicht in einem so hohen Prozentsatz wie wir. Z.B. gibt Pöldinger (1971) die Häufigkeit melancholischer Ängste mit 62% an, eine ängstliche Stimmung stellte Wolfersdorf (1986) bei 74% (wahnhafte Depression) und 63% (nicht-wahnhafte Depression) der melancholischen Patienten fest.

Wenn in der vorliegenden Untersuchung Angst noch häufiger als in den zitierten Arbeiten, nämlich bei nahezu allen Patienten nachgewiesen werden konnte, so dürfte hierfür in erster Linie das methodische Vorgehen bei der Befragung verantwortlich sein: Die vorgenannten Untersucher beschränkten sich auf einzelne globale Fragen nach dem Vorhandensein von Angst. Dagegen haben wir jeweils die oben dargestellten Ängste einschließlich körperlicher Angstäußerungen zur Sprache gebracht und darüber hinaus offene Fragen nach zusätzlichem Angsterleben gestellt, auch wenn die Patienten sich zunächst nicht spontan über das Vorkommen von Angst äußerten. Man könnte nun gegen unser Vorgehen einwenden, wir hätten zuviel aus dem Patienten herausgefragt und manche Äußerung über affektive Störung sei nicht unbedingt als Angst zu bezeichnen; denn wo Angst bestehe, müsse man damit rechnen, daß der Patienten sie jederzeit empfinde und auch spontan vorbringe. Jedoch war es das Ziel unserer Untersuchung, Ängste möglichst vollständig auch und gerade bei solchen Patienten zu erfassen, denen es krankheitsbedingt besonders schwer fällt, über ihr Erleben zu sprechen.

Neurotische Patienten geben Angst bzw. eine ängstliche Stimmung auch nach Pöldinger (1971) und Wolfersdorf (1986) nicht bzw. nur geringfügig häufiger als melancholisch Kranke an. Hieraus ist abzuleiten: Das bloße Vorhandensein von Angsterleben erlaubt keine Unterscheidung zwischen endogenen und psychogenen (neurotischen) Depressionszuständen. Es wird noch zu prüfen sein, ob unter Berücksichtigung der Angstinhalte, also bei detaillierter qualitativer Erfassung, gleichwohl eine Differenzierung möglich ist. In neueren amerikanischen Klassifikationssystemen (DSM-III) wird das Symptom Angst bei der Beschreibung depressiver Erkrankungen nicht berücksichtigt; es findet sich weder unter den Kriterien der MDE noch der MDE mit "Melancholie". Vielmehr werden Depressivität und Angst im Rahmen der "affektiven Störungen" (affective disorder) und "Angstsyndrome" (anxiety disorder) einander gegenübergestellt, während in der ICD Angst als Symptom affektiver Psychosen ausdrücklich Erwähnung findet. Wenn aus den Diagnosekriterien des DSM-III gefolgert werden sollte, daß Angst nicht der Kennzeichnung depressiver Erkrankungen dient, so wären jedenfalls gegen eine solche Auffassung von psychopathologischer Seite erhebliche Bedenken anzumelden.

Berücksichtigt man als ein quantitatives Maß des Angsterlebens die Anzahl der je Patient geäußerten Ängste bzw. die Befunde der Angst-Selbstbeurteilungsskala SAS, so zeichnet sich - wie in Strian u. Klicperas (1984) Untersuchung - eine ausgeprägtere Angst bei neurotisch-depressiven und angstneurotischen Patienten als bei Melancholischen ab. Natürlich ist aus der Summe abgefragter Ängste nicht auf den Grad des Angsterlebens und der damit verbundenen subjektiven Beeinträchtigung zu schließen.

2.2 Psychosomatik der Angst

Zu den grundlegenden Merkmalen von Angst gehört die Störung des leib-seelischen Gleichgewichts. Diese Kennzeichnung betrifft alle kreatürlichen, d.h. menschlichen wie tierischen Erscheinungsformen der Angst. So überrascht es nicht, daß sich bei der überwiegenden Mehrzahl der befragten Patienten - unabhängig von der diagnostischen Zuordnung - eine enge Verknüpfung zwischen Angst als seelischem Gefühl und Angst als körperlich erlebtem Geschehen nachweisen läßt.

In welcher Beziehung stehen nun seelische und körperliche Angst? Eine derartige Gegenüberstellung bleibt künstlich und soll hier lediglich als ein Zwischenschritt in der Darstellung der Ergebnisse verstanden werden. Wie wenig Körperliches und Seelisches voneinander getrennt sind, sondern im Gegenteil psychosomatisch erfaßt werden müssen, zeigt sich gerade in der Erfahrung der Angst. Diese grundsätzliche Überlegung muß uns jedoch nicht davon abhalten, die Erlebnisweisen und Qualitäten des Angsterlebens möglichst differenziert zu erfassen und dabei auch die Häufigkeit ausdrücklich als körperlich bezeichneten Angsterlebens auszuzählen, zumal hieraus Überlegungen abzuleiten sind, die in der Psychopathologie seit längerem diskutiert werden:

Körperliche Angst bedarf, um vom Patienten als Angst gekennzeichnet zu werden, eines wenn auch noch so vagen, gegebenenfalls auch gegenstandslosen seelischen Empfindens von Angst. Umgekehrt gab immerhin eine Minderzahl der Patienten an, für sie sei Angst als seelisches Empfinden nicht mit einer körperlichen Angstäußerung verbunden.

Wir finden hier eine Bestätigung für Störrings (1934) Auffassung, ein Teil der depressiven Patienten sei primär und ausschließlich "seelisch" ängstlich. Demgegenüber hatte K. Schneider (1920) angenommen, seelische Angst sei stets als verständliche Reaktion auf die zugrundeliegende Störung der Vitalgefühle aufzufassen. Nun erweisen sich diese Anschauungen durchaus nicht als unvereinbar: Möglicherweise ist sich der "nur" seelisch ängstliche Patient des vitalen, d. h. körperlichen Hintergrundes seiner Empfindung nicht bewußt, die hiermit angesprochenen sinnlichen (lokalisiert) und Leibgefühle (diffus) - im Sinne Schelers (1913) - werden von ihm nicht erlebt und sind damit der direkten psychopathologischen Erfassung nicht zugänglich. Beschränken wir uns aber ausschließlich auf das, was der Patient als Angst erlebt, so läßt sich über die Schichtung der Angstgefühle aussagen: Seelisches Angstempfinden hat im Erleben der Patienten nicht notwendig ein sinnlich-leibliches Gefühl von Angst zur Voraussetzung.

Derartige Überlegungen gehen nun aber von der Annahme aus, daß der Kranke zu einer differenzierenden Wahrnehmung von körperlicher und seelischer Angst in der Lage ist. Die Mehrzahl der Patienten, die Angst sowohl körperlich als auch seelisch erlebten, konnten keine eindeutige Unterscheidung zwischen diesen beiden Äußerungsformen der Angst treffen. Für einige Patienten sind körperliche und seelische Angst ausdrücklich identisch, eine Trennung erscheint ihnen nicht sinnvoll, vielmehr ist für sie das eine Ausdruck des anderen. "Die Angst und daß der Kopf zusitzt, das ist eins".

Nur wenige Kranke vermögen anzugeben, ob sich zunächst ein seelisches Empfinden von Angst und erst anschließend eine körperliche Angstäußerung als Reaktion eingestellt hat oder ob umgekehrt anfänglich körperliche Beschwerden bestanden, die sekundär als beängstigend identifiziert wurden. Es mußte daher darauf verzichtet werden, die zeitliche Abfolge der Entwicklung von körperlich und seelisch empfundener Angst systematisch zu erfragen. Das spricht für die Auffassung Störrings (1934), eine scharfe Trennung von körperlicher und seelischer Angst sei klinisch nicht aufrechtzuerhalten.

Betrachten wir gleichwohl die von unseren Kranken körperlich erlebte Angst (siehe Kap. E 2.14), so bestätigt sich für alle untersuchten Patientengruppen, daß neben lokalisierten (sinnlichen) Gefühlen auch diffuse, nicht-lokalisierbare Leib-/Vitalgefühle mit einer beträchtlichen Häufigkeit auftreten (vgl. K. Schneider 1920, Westermann 1922, Lange 1928). In einem großen Teil der Fälle bestehen lokalisierte und diffuse körperliche Ängste nebeneinander, wobei offensichtlich eher lokalisiertes Angstempfinden im Sinne einer Ausbreitung/ Generalisierung in diffuse Angstäußerungen übergeht als umgekehrt. Ähnlich wie eine trennscharfe Abgrenzung von seelischer und körperlicher Angst nicht gelingt, ist wiederum unter den körperlichen Angstäußerungen die Beziehung zwischen sinnlichen und Vitalgefühlen nicht zweifelsfrei bestimmbar. Nur wenige Patienten waren im Interview in der Lage, hierzu auswertbare Aussagen zu machen. Die beschriebenen Gefühle (seelische, sinnliche, Leibgefühle) stehen in enger wechselseitiger Beziehung und sind Ausdruck des einen Phänomens "Angst". Diese Schichten/Ebenen des Angsterlebens widersetzen sich mithin dem Versuch, sie eindeutig auseinander abzuleiten.

Unter den lokalisierbaren Angstempfindungen nimmt die Lokalisation Brust/ Herz die weitaus größte Bedeutung ein. Allerdings erweist sich die Präkordialangst der älteren psychopathologischen Literatur durchaus nicht als charakteristisch oder gar spezifisch für die Melancholie, vielmehr tritt sie bei neurotischen Patienten mit gleicher Häufigkeit auf (und dürfte auch die verbreitetste Ausducksform körperlicher Angst bei Gesunden sein). Druckgefühl über der Brust und (subjektiv empfundenes) Herzrasen sind unspezifische körperliche Äuerungen des mit der Angst einhergehenden Gefühls der Beengung (vgl. angustia, Kap. B 1) und vermutlich phylogenetisch tief verwurzelte somatische Korrelate für die Situation der Bedrohung und Ausweglosigkeit. Demgegenüber treten andere Angstlokalisationen der Häufigkeit nach deutlich in den Hintergrund. Die Lokalisation der körperlichen Angst weist damit bei den melancholischen Kranken ein völlig anderes Verteilungsmuster als die übrigen zyklothymen Mißempfindungen auf, welche nach Wieck (1965) in ca. 50% der Fälle den Kopf betreffen.

Das Überwiegen der Lokalisation: Hände (Extremitäten) bei neurotischen gegenüber melancholischen Angstzuständen läßt daran denken, daß der Angst in der Neurose möglicherweise auch in seinen körperlichen Manifestationsformen stärker als in der Melancholie kommunikative und expressive Funktionen zukommt. In diesem Sinne wäre körperliche neurotische Angst auch als Gebärde und Darstellung bzw. Mitteilung gegenüber der Umgebung aufzufassen.

Diffuse körperliche Angst ist bei melancholischen Patienten nicht häufiger als bei anderen Patientengruppen anzutreffen. Angst als unausgedehntes, nichtlokalisierbares Leib-/Vitalgefühl ist nach unseren Untersuchungsbefunden nicht als besonders kennzeichend für melancholische Angst anzusprechen. Auch von Lopez-Ibor (1952, 1955) wurde die "vitale Angst", analog der "vitalen Traurigkeit" K. Schneiders (1920) zunächst der Melancholie zugeschrieben, nicht als spezifisch für die manisch-depressive Erkrankung aufgefaßt.

Unter den diffusen körperlichen Angstäußerungenn wird allgemeine körperliche Unruhe von den Patienten mit melancholischen und neurotischen Depressionszuständen am häufigsten genannt. Andererseits ist festzustellen: Angst wurde nur von einer Minderzahl der melancholischen Patienten als quälender körperlicher Unruhezustand erlebt. Der Angstaffekt wird also keinesfalls im Empfinden der Patienten mit Unruhe gleichgesetzt. Dies entspricht auch dem Befund, daß Angstempfinden bei psychomotorisch verlangsamten ebenso häufig wie bei agitierten Melancholischen anzutreffen ist (Blaser 1967, Pöldinger 1971).

Bemerkenswert - wenngleich insgesamt selten - ist die Angabe von melancholischen (aber auch neurotischen) Patienten, die Angst drücke sich körperlich als diffuse Abgeschlagenheit und Mattigkeit aus. Auf Befragen gaben diese Patienten an, daß nicht erst das Gefühl der Kraftlosigkeit und Erschöpftheit Angstempfindungen hervorrufe. Offensichtlich kann körperliche Angst auch unter dem klinischen Bild der depressiven Vitalsymptomatik auftreten. Gleichwohl erweisen sich, wie oben dargestellt, dem Verteilungsmuster ihrer Lokalisation nach körperliche Angst und körperlich erlebte Depressivität i.S. von Vitalstörungen in der Melancholie als durchaus unterscheidbar.

Stehen körperliche Angstäußerungen in einer besonders engen Beziehung zu bestimmten Themen der Beängstigung? Wir fanden in unserer Studie keine überzufällig häufige Kombination körperlicher Angst mit irgendeinem anderen untersuchten Angstthema einschließlich gegenstandsloser Angst. Die Eigenständigkeit körperlicher Angst gegenüber allen anderen untersuchten Ausdrucksformen und Themen der Angst wird auch durch die faktorenanalytischen Befunde eindrücklich bestätigt. Körperliche Angst kann jeder Form von Angst, wie immer sie inhaltlich ausgestaltet sein mag, in gleicher Weise zueigen sein. Auch sind körperliche Angstäußerungen nur wenig abhängig vom Alter, Schweregrad der Depression und Geschlecht.

Die Befunde zeigen, daß körperliches Angsterleben wesentlicher Bestandteil von Angst überhaupt ist. Körperliche Angst ist Angst schlechthin, d.h. gehört zum Kern des Angsterlebens.

2.3 Angst und Wahn

Der melancholische Wahn stellt das Extrem des Melancholisch-Seins dar. Dieses Wahnerleben ist unverwechselbar und spricht daher diagnostisch zwingend für Melancholie. Aus dieser Sicht ist nach den Beziehungen zwischen Angst und Wahn bei Melancholischen zu fragen. Zunächst ist über die Häufigkeit der einzelnen Themen des melancholischen Wahns zu informieren:

Schuldwahn trat in unserer Stichprobe in 11,3% der Fälle auf, Tölle u. Wefelmeyer (1987) fanden in einer retrospektiven Erhebung (Auswertung von 421 Krankenakten melancholischer Patienten) Schuldwahn als Hauptwahnthema mit einer Häufigkeit von 10%. Verarmungswahn stellten wir in 7,5%, Tölle u. Wefelmeyer in 2,4% der Fälle fest. Für hypochondrische Wahnbildungen ergab sich in der vorliegenden Studie eine Häufigkeit von 5,6%, in der verglichenen Untersuchung von 2,4%. Schließlich stehen einem Anteil von 4,4% melancholischer Patienten mit Beziehungs- und Verfolgungswahn in Tölle u. Wefelmeyers Arbeit 6,2% Patienten mit Strafwahn gegenüber. Während also die Angaben über das Auftreten von Schuld- und Strafwahn recht genau übereinstimmen, wurde für Verarmungs- und hypochondrischen Wahn im Interview eine größere Häufigkeit als in der retrospektiven Auswertung ermittelt.

Als Erklärung bietet sich an, daß bei einer Verarmungs- und hypochondrischen Thematik die Abgrenzung von zweifelsfreiem Wahn und (ohne klare Trennlinie in den manifesten Wahn übergehenden) Wahnvorstufen größere Schwierigkeiten bereitet als bei Schuld- und Strafwahn. Während letztere ihren realitätsfernen, psychotischen Charakter ohne weiteres zu erkennen geben, muß bei einer retrospektiven Datenerhebung - die die Möglichkeit einer nachträglichen Patientenexploration ausschließt - vielfach die Frage offenbleiben, ob Verarmungs- und hypochondrische Ideen (noch) adäquat in der realen Lebenssituation des Patienten begründet sind oder nicht. Zu bedenken ist auch, daß Schuldvorstellungen und Schuldwahn so eindrucksvoll sind, daß sie wohl regelmäßig schriftlich aufgezeichnet werden, während Verarmungs- und Krankheitsbefürchtungen eher diffus wirken können, zudem bei vielen Kranken vorkommen und somit als weniger spezifische Symptome nicht mit der gleichen Regelmäßigkeit in Krankengeschichten fixiert werden dürften.

Der Schuldthematik kommt die bei weitem größte Bedeutung für die melancholische Wahnbildung zu; dies wird auch durch neuere Auszählungen anderer Untersucher bestätigt (Frangos et al. 1983). In unserer Studie ließ sich bei 19 von 23 melancholischen Patienten mit Wahn (=82,5%) ein Schuldwahnerleben feststellen (zum Vergleich: Verarmungswahn bei 52,2%, hypochondrischer Wahn bei 39,1% der wahnkranken melancholischen Patienten).

Besonders eng ist die Beziehung zwischen Beziehungs- und Verfolgungswahn und Schuldwahn: Bei 6 von 7 Patienten war als Ausgangspunkt für die psychotische Verfolgungs- und Bestrafungsvorstellungen wahnhaft ausgestaltetes Schulderleben nachweisbar. Aber auch Verarmungswahn trat in 10 von 12, hypochondrischer Wahn in 7 von 9 Fällen gemeinsam mit Schuldwahn auf.

Wie oft erreichen melancholische Ängste den Grad des Wahnerlebens? Bei Patienten mit Schuldangst trat in 32,2% der Fälle Schuldwahn auf. Wo eine Verarmungsthematik festzustellen war, äußerte sie sich bei 25% dieser Patienten als Armutswahn. Krankheitswahn zeigten 17% derjenigen Patienten mit hypochondrisch-ängstlichen Erlebnisinhalten. Es kann hinzugefügt werden: Von den Patienten mit Beziehungserleben ließen 17,1% Verfolgungs- und Strafwahn erkennen.

Auch dieser Vergleich unterstreicht die besondere Stellung des Schulderlebens für die melancholische Wahnbildung: So wie Schuldempfinden bei melancholischen Patienten besonders häufig (gegenüber nicht-melancholisch Kranken) mit Angst einhergeht, so begünstigt Schuldangst ihrerseits in stärkerem Maße als andere Angstthemen die Ausbildung von melancholischem Wahnerleben.

Es überrascht nicht, daß eine Versündigungsthematik bei melancholischem Schuldwahn häufiger (in 36,8%, 7 von 19 Fällen) auftritt als bei Schuldangst von nicht-wahnhafter Ausprägung (in 12,5%, 5 von 40 Fällen). Umgekehrt ist festzustellen: Wo das Schulderleben in Form des Versündigungserlebens auftritt, ist die Eskalation dieses Erlebens bis hin zum Wahn relativ häufig (in 58,3%, 7 von 12 Fällen; siehe Kap. E 1.1). Versündigungsthematik ist eine spezielle, nämlich metaphysische Version der Schuldthematik, Versündigungswahn ist die religiöse Variante des Schuldwahns. Diese metaphysische bzw. religiöse Thematik ist also bevorzugt festzustellen, wenn Schuldangst den Grad von Schuldwahn erreicht hat.

Wie verhält es sich nach den empirischen Befunden unserer Studie mit den Beziehungen zwischen Angst und Wahn in der Melancholie, auf die in der älteren psychopathologischen Literatur (siehe Kap. B 3.1) ausführlich, jedoch nicht mit klinisch-statistischer Methodik, eingegangen worden ist? Wahn ist ein relativ seltenes Symptom der Melancholie, Angst hingegen ein sehr häufiges. Unsere Auszählung lehrt, daß melancholischer Wahn nur bei Patienten anzutreffen ist, die thematisch gleichlautende Ängste aufweisen. Da Angst und Wahn in der Melancholie aufs engste miteinander verknüpft sind, erstreckt sich die Auseinandersetzung mit der Angst des Melancholischen zwangsläufig auch auf melancholischen Wahn. Die Inhalte des wahnhaften und nicht-wahnhaften melancholischen Erlebens legen die Auffassung nahe, daß melancholischer Wahn nichts anderes als die extreme Steigerung melancholischer Ängste (insbesondere Schuldangst) ist. So gesehen beinhalten Angst und Wahn bei Melancholiekranken gleiches, ohne daß aber die Begriffe synonym verwendet werden könnten: Für melancholischen Wahn ist Angst unbedingte Voraussetzung, nicht aber muß Angst regelmäßig Wahngestalt annehmen. Auf Ausnahmen wird im Abschnitt 5 dieses Kapitels einzugehen sein.

Die Befunde der vorliegenden Arbeit zeigen, daß konkrete gegenüber allgemeinen Schuld-, Verarmungs- und hypochondrischen Ängsten bei weitem überwiegen. Im melancholischen Wahn erfährt das Angsterleben eine noch weitergehende Konkretisierung: Melancholischer Wahn ist stets an einen konkreten Inhalt gebunden und bewirkt ausnahmslos eine Vergegenständlichung der melancholischen Angst.

2.4 Zukunftsbezogenheit der Angst

Die Zukunftsbezogenheit gehört neben der Störung des leib-seelischen Gleichgewichts zu den grundlegenden Charakteristika von Angst schlechthin (von Baeyer u. von Baeyer-Katte 1973). Wenn wir dieses Kennzeichen von Angsterleben im Anschluß an die Erörterung melancholischer Wahnbildungen anführen, so geschieht dies aus folgendem Grund: Im melancholischen Angstwahnerleben tritt besonders eindrucksvoll die Störung zeitlicher Bezüge zutage. Dem Kranken ist die Entwicklung auf Zukünftiges hin so grundsätzlich versperrt, daß er in der Zukunft mögliches Unheil (Krankheit, Verarmung) als gegenwärtig und damit unmittelbar beängstigend erfährt. So lebt der Melancholische in der bereits eingetretenen Zukunft (Tölle u. Wefelmeyer 1987).

Wie kommt nun - ausgehend von den Themen des Angsterlebens - die Veränderung des Zukunftsbezugs in den Äußerungen unserer Patienten zur Darstellung?

Fragen nach der Zukunftsbezogenheit von *Schulderleben* (Folgen der vermeintlichen Schuld) erwiesen sich in unserer Untersuchung als wenig aufschlußreich (siehe Kap. E 1.1 und 2.1). Besonders auffällig ist, daß sich hierzu bei einem Drittel der Patienten überhaupt keine verwertbaren Angaben ermitteln ließen. Wohl kann der Kranke konkret angeben, welche Verfehlung er sich rückwärtsschauend schuldhaft zum Vorwurf macht; schwerer fällt es ihm, vorwärtsschauend die Folgen der vermeintlichen Vergehen für sich und/oder andere zu ermessen, das Wovor der Angst ist weniger eindeutig benennbar. Schuld bannt den Menschen angstvoll an Vergangenes. In der (allerdings insgesamt verhältnismäßig selten explizit geäußerten) Angst, Schuld nicht abtragen, nicht wiedergutmachen zu können, kommt besonders deutlich zum Ausdruck, daß dem Schuldiggewordenen die Zukunft versperrt ist. Das Schulderleben wurde aus phänomenologischer Sicht als Hinweis für die Störung des zeitlichen Geschehens in der Melancholie hervorgehoben; mit den Worten Binswangers (1960) zieht sich im melancholischen Selbstvorwurf die freie Möglichkeit in die Vergangenheit zurück. Nach unseren Befunden sind jedoch sowohl die Angst, die Schuld nicht wiedergutmachen zu können, als auch überhaupt eine fehlende Aussage über das Wovor der Schuldangst bei melancholischen und neurotisch-depressiven Patienten mit gleicher Häufigkeit anzutreffen. Es stellt sich die Frage: Ist die Versperrtheit von Zukunft, wie sie in der Ausrichtung von Schuld auf die Vergangenheit zum Ausdruck kommt, ein grundsätzliches, nicht nur den melancholisch Kranken in Besonderheit kennzeichnendes anthropologisches Phänomen? Dieser Frage soll weiter unten vor dem Hintergrund phänomenologischer Überlegungen nachgegangen werden.

Zunächst soll auf die zeitliche Struktur weiterer im Interview erörterter Ängste anhand einiger Beispiele eingegangen werden. Was *hypochondrisches Angsterleben* anbetrifft, so werden nach den vorliegenden Befunden in etwa der Hälfte der Fälle Angaben über die Folgen der vermeintlichen Krankheit bei melancholischen und neurotisch-depressiv Erkrankten vermißt (siehe Kap. E 1.3 und 2.3). Ähnlich wie wir dies für die Schuldthematik gezeigt haben, wird das Erleben ganz überwiegend durch die gegenwärtige Situation bzw. das unmittelbar bevorstehende Leiden beherrscht. Die Vorstellung, krank zu sein bzw. zu erkranken, füllt den Patienten so aus, daß kein Raum mehr bleibt für die Frage, welche Konsequenzen sich daraus für die Zukunft ergeben. Die Angst, daß keine Besserung eintritt, zeigt besonders eindrucksvoll, daß dem sich Ängstigenden die Zukunft verschlossen ist. Der Kranke hat jede Hoffnung aufgegeben, daß das Leiden einen günstigen Verlauf nehmen könnte. Diese Angst tritt bei den melancholischen Patienten wesentlich häufiger als bei den neurotisch-depressiv Erkrankten auf; unsere Befunde erlauben aber nicht, die Angst vor einer ausbleibenden Besserung der vermeintlichen körperlichen Erkrankung als besonders kennzeichnend oder gar spezifisch für melancholische Angst hervorzuheben, da sich gleichlautende Angaben bei nicht-depressiv neurotischen Patienten ähnlich häufig ermitteln ließen.

Auch Ängste, die sich nicht auf körperliches, sondern auf psychisches Kranksein beziehen, geben unschwer ihre Zukunftsbezogenheit zu erkennen; *Ängste der psychischen Krankheit wegen* sind weit mehr auf den weiteren Krankheitsverlauf als auf den gegenwärtigen psychischen Zustand gerichtet (siehe Kap. E 1.4 und 2.4). Nicht so sehr, was ist, sondern was sein wird oder sein kann, wird zum Thema der Angst; der Kranke führt sich die vermeintlichen Konsequenzen des seelischen Krankseins vor Augen. Die Beängstigung zeigt sich hier besonders deutlich als Konfrontation mit der Ungewißheit und Unbestimmbarkeit der Zukunft. Weil in der Zukunftsbezogenheit ein grundsätzliches Kennzeichen von Angst zutage tritt, überrascht es wiederum nicht, daß die Angst vor ausbleibender Besserung melancholische und neurotische Patienten mit etwa gleicher Häufigkeit betrifft.

Daß die Zukunft versperrt ist, kommt am anschaulichsten und konsequentesten in der *Angst vor dem Tode* zum Ausdruck. Unter den Gestalten der Angst nimmt diese Thematik eine besondere Stellung ein (siehe Abschnitt 5 in diesem Kapitel).

Im Interview wurden auch ausdrücklich Fragen nach der vom Patienten verantworteten und nicht verantworteten Zukunft gestellt *(Versagens- versus "Zukunfts" bzw. Katastrophenängste)*. Im Gegensatz zu "Ängsten vor allem" (Alltagsängsten) beziehen sich die hier zu erörternden Ängste nicht auf Vertrautes im Hier und Jetzt, d.h. nicht auf die unmittelbare, sondern auf die entferntere Zukunft. Diese Thematik der Angst wird bei neurotischen, insbesondere bei depressiv-neurotischen Kranken noch häufiger als in der Melancholie angetroffen. Die in der Melancholie weit überwiegenden Ängste vor dem Nächstliegenden, dem Vertrauten im Alltag, bestätigen, wie in den Vorgesprächen bereits erkennbar wurde, daß manche melancholisch Kranken durch das bloße Dasein im Gegenwärtigen so verunsichert und geängstigt sind, daß ihnen der Blick in die fernere Zukunft - zumal mit zunehmender Vertiefung der Depression - gänzlich verstellt ist. Für einen Teil der melancholischen Patienten ließe sich vermuten, daß die Angst sie so sehr an das unmittelbar Bevorstehende, das Heute bindet, daß die weitere Zukunft in ihrem Denken und Erleben kaum existiert.

Nach diesen klinischen Erörterungen wollen wir uns nun den *phänomenologisch-anthropologischen Beiträgen zum Thema der Zeitlichkeit* in der Melancholie zuwenden. Neben der Angst eröffnet das Zeiterleben in sehr geeigneter Weise den Blick auf das Wesen der Melancholie.

Die Störung des Zeiterlebens wird nur von wenigen Patienten bewußt erlebt und direkt wahrgenommen (vgl. von Gebsattel 1939). Aus den spontanen Selbstschilderungen der Kranken konnte Kloos (1938) nur bei drei von mehreren hundert Patienten eine Veränderung des Zeiterlebens unmittelbar erschließen.

Daß gleichwohl das gestörte Zeitgeschehen in der Melancholie zumeist nicht vom Patienten bewußt erlebt, sondern nur indirekt erschlossen werden kann, hat zu grundsätzlicher Kritik Veranlassung gegeben: Jaspers (1973) führt aus, der von von Gebsattel sogenannten konstruktiv- genetischen Psychopathologie liege eine Theorie zugrunde, die auf das Ganze des Menschseins abziele. "Totalität und Ursprung des Menschseins" könne aber überhaupt nicht "Gegenstand einer forschenden Erkenntnis" sein. Außerdem betont er die Unspezifität der basalen Störung des Werdens, die nach von Gebsattel (1939) selbst sowohl melancholischen als auch anderen psychiatrischen Erkrankungen (vor allem der Zwangskrankheit) zugrundeliege. Es bleibt daher - so Jaspers - die Frage offen, warum sich dieselbe Grundstörung in so unterschiedlichen klinischen Erscheinungsbildern äußert.

Die Kontroverse zwischen klassischer und konstruktiv-genetischer Psychopathologie soll an dieser Stelle nicht weiter vertieft werden. Es sei lediglich vermerkt: Die konstruktiv-genetische Psychopathologie ist zwar konstruktivdeduktiv, aber - ungeachtet der schmalen klinischen Basis - ein nützliches, weil verständniseröffnendes Interpretationsmodell. Stattdessen ist anhand unserer empirischen Befunde der Frage nachzugehen, inwiefern in den Aussagen der melancholischen Patienten ein verändertes Erleben der Zeit zum Ausdruck kommt und in welchem Maße die mannigfaltigen Ängste unserer Patienten auf die basale Störung des Werdens zurückzuführen sind.

Wir haben die Patienten im Interview nicht aufgefordert, Gedanken über ihr Zeiterleben zu äußern. Ein solches Vorgehen würde dem Kranken bereits eine Vorentscheidung für eine bestimmte Interpretation der anderweitig geäußerten Ängste und Sorgen nahelegen. Es ging uns eben nicht um die Frage, wievielen Patienten eine Störung des Zeiterlebens bewußt gemacht werden kann, sondern wieviele dieses Phänomen spontan im Zusammenhang mit Angsterleben vortragen. Das Ergebnis überrascht nicht: Nur 5% der melancholischen Patienten schildern ein verändertes Erleben der Zeit, das ausnahmslos als beängstigend empfunden wird (vgl. Kloos 1938, von Gebsattel 1939). Vergegenwärtigen wir uns die Angaben der Patienten im einzelnen (siehe Kap. E 1, Exkurs), so steht ganz im Mittelpunkt das Erleben persönlicher Insuffizienz; d. h.

nicht weiter, nicht vorwärts zu kommen, länger für eine Verrichtung als in gesunden Tagen zu benötigen, keinen Antrieb zu haben. So steht die Störung des Zeiterlebens in enger inhaltlicher Beziehung zu Ängsten vor alltäglichen Aufgaben und Versagensängsten. Das Erleben des eigenen Nicht-weiter-Könnens läßt - wie ein melancholischer Patient dies ausdrückt - alles in einem Stillstand verharren. Die Zeit scheint stillzustehen, jedoch fährt derselbe Patient fort: "...das Leben um mich geht weiter, nur bei mir geht es nicht weiter." Der Kranke leidet darunter, daß eigenes Voranschreiten und Sich-Entfalten zum Stillstand kommen, während die Welt ihren Lauf nimmt. Die Diskrepanz zwischen Verlangsamung des subjektiven Zeitempfindens (Ich-Zeit) und der unveränderten zeitlichen Entwicklung des umgebenden Lebens (Welt-Zeit) wird als besonders quälend erlebt (vgl. Straus 1928). Der oben zitierte Patient fühlt die Ausweglosigkeit und Unfreiheit, die mit dieser Befindlichkeit einhergeht, er ist "einfach der Zeit ausgesetzt".

Dem Kranken erscheint die vor ihm liegende Zeit endlos ausgedehnt. Experimentell ließ sich bei depressiven Patienten eine Unterschätzung der vor ihnen liegenden (prospektive Zeitschätzung) sowie eine Überschätzung der zurückliegenden Zeit (retrospektive Zeitschätzung) nachweisen (Bojanowski u. Tölle 1973 sowie Kuhs et al., in Vorb.) Daß die Zeit nicht weitergeht, wird von einem Patienten als "furchtbare Ungewißheit und Unruhe" erlebt. Es ist nicht die Ungewißheit darüber gemeint, ob die Zeit objektiv weitergeht, sondern das eigene Zurückbleiben hinter dem natürlichen (Entwicklungs-) Prozeß des Lebens versetzt den Melancholischen in Unruhe und Angst und beraubt ihn der Gewißheit, am Leben teilzunehmen, der Welt der anderen zugehörig zu sein. Eine solche fundamentale Infragestellung der lebensweltlichen Bezüge, wie sie in der Störung des Zeiterlebens zum Ausdruck kommt, ist erwartungsgemäß eng mit Unwirklichkeitsängsten verknüpft.

Andere Patienten sprechen nicht über die Zeit, sondern schildern eine Angst, das Leben gehe nicht weiter, es gebe für sie keine Zukunft. Drückt sich nicht hierin inhaltlich ähnliches aus wie in den zitierten Äußerungen der wenigen melancholisch Kranken, die das veränderte Verhältnis zur Zeit direkt zu benennen vermögen? Bewußtes Erleben der Zeitstörung und fehlende Angaben zum Zeiterleben können offenbar doch nur den Rang eines formalen Unterscheidungskriteriums in Anspruch nehmen, keineswegs verbirgt sich dahinter eine grundsätzliche inhaltliche Andersartigkeit. Jedoch hatten wir festgestellt:

Auch in zahlreichen Schilderungen neurotisch Kranker über ihr Angsterleben kommt das Unvermögen zum Ausdruck, sich dem Strom der vorwärtsdrängenden Zeit anzuvertrauen. Gleichwohl hat es den Anschein, als sei dieses Nicht-mehr-weiter-Kommen weniger total und allgemein auf die gesamte Existenz gerichtet als in der Melancholie.

Bei neurotischen Patienten werden Angaben über eine Veränderung des Zeiterlebens fast ganz vermißt. Es ist nicht zu vermuten, daß neurotisch Kranke weniger gut als Melancholische zur Wahrnehmung und Reflektion von etwaigen Störungen in ihrem Verhältnis zur Zeit befähigt sind. Wenngleich die relative Seltenheit von Angaben über das Zeiterleben insgesamt Zurückhaltung bei einer Interpretation unserer Befunde gebietet, so erscheint doch eine unmittelbar empfundene und angstvoll erlebte Veränderung der Zeitlichkeit den melancholischen Patienten eher als den neurotisch Kranken zueigen zu sein.

Allerdings ist die Verschlossenheit und Unzugänglichkeit der Zukunft wesentliches Kennzeichen der zeitlichen Struktur von pathologischer Angst schlechthin. Wie Lopez-Ibor (1960) darlegt, hat sich bei der krankhaften Angst die Zukunft der Gegenwart angenähert. So überrascht es nicht, wenn Nichtvollziehenkönnen von Zukunftsgerichtetheit, Auf-der-Stelle-Treten, Infragestellung von Reifung und Entfaltung der Persönlichkeit zahlreichen Patientenschilderungen über Angsterleben zugrundeliegt. Bei der Erörterung der Interviewbefunde hatten sich zahlreiche Themen der Beängstigung als besonders geeignet erwiesen, die Unfähigkeit des Kranken zu veranschaulichen, wachsend, werdend in die Zukunft hineinzuleben. Die Häufigkeit dieser Angstthemen und ihre inhaltliche Ausgestaltung im einzelnen unterscheidet sich jedoch bei melancholischen und neurotischen Patienten nicht erheblich voneinander.

Unsere Ergebnisse zum Angsterleben können jedenfalls nicht als Beleg dafür herangezogen werden, daß die Kontinuität des zeitlichen Werdens in der Melancholie in grundsätzlich andersartiger Weise gestört sei als bei neurotischen Erkrankungen.

Es ist also zusammenfassend festzustellen, daß zahlreiche Angaben unserer Patienten über ihr Angsterleben auf eine Störung des Zeitgeschehens zurückgeführt werden können; damit ist aber keine spezifische Aussage über die melancholische Angst getroffen. An dieser Stelle sei betont: Auch von Gebsattel (1959) räumt ein, die "Angst des Nicht-leben-Könnens", in der die depressive Werdenshemmung zum Ausdruck komme, sei nicht nur in der Melancholie nachweisbar, vielmehr trete diese Angst grundsätzlich schon in der einfachen Trauer zutage. Damit wird die Störung des zeitlichen Grundgeschehens sogar auf nichtkrankhafte Zustände ausgedehnt. Als allgegenwärtiges Phänomen büßt die Zeitlichkeit ebenso wie ihre Infragestellung im (vorübergehenden) Verlust von Zukunftsbezogenheit auch nach phänomenologischer Auffassung an Trennschärfe ein.

Die Melancholie wurde auch aus psychopathologischer Sicht immer wieder als Zeitkrankheit bezeichnet. Als klinischer Beleg hierfür dient vor allem die "typische" Tagesschwankung des Befindens mit Morgentief und abendlicher Aufhellung. Jedoch ist auch dieser Tagesschwankungstyp bei Melancholischen nicht eindeutig häufiger als bei anderen psychisch Kranken und Normalpersonen anzutreffen (Tölle u. Goetze 1988). In der chronobiologischen Depressionsforschung wurde weiterhin angenommen, die zirkadiane Rhythmik physiologischer Funktionen sei gegenüber Gesunden verändert (Papousek 1975). Es gibt jedoch bislang keine überzeugenden Belege für die Annahme, daß melancholische Patienten tatsächlich eine krankheitseigene Rhythmik aufweisen (Goetze u. Tölle,1988; siehe dort auch weiterführende Literatur zur Chronobiologie depressiver Erkrankungen).

2.5 Angst und Tod

Als wesenhafte und nicht weiter ableitbare Grundangst wurde aus phänomenologischer Sicht die Angst vor dem Tode herausgestellt. Von Gebsattel (1954) betont aber, die Angst vor dem Tod, vor der Aufhebung der eigenen Existenz, sei vielfach nicht unmittelbar zu erschließen und verberge sich hinter den zahlreichen Masken und Verkleidungen der Angst. Dies bestätigt sich in der vorliegenden Arbeit: Auch in der Melancholie weicht der Kranke vor Gedanken an das Letzte, Endgültige, den Tod aus. Nur von einer Minderzahl der Patienten wurden auf gezieltes Nachfragen Ängste vor dem Tode bejaht. Die "Unmöglichkeit des Sein-Könnens in der Welt" - in der die Todesangst nach von Gebsattel gründet - kommt weit häufiger in der Angst vor Zukünftigem, der Sorge um körperliches und seelisches Kranksein u.ä. zum Ausdruck. Und wenn Tod und Sterben zum Thema der Beängstigung werden, so tritt diese Angst selten in unbestimmter und allgemeiner Form auf. In dieser Gestalt kommt zwar am deutlichsten die grundsätzliche Angst des Menschen angesichts seiner Sterblichkeit zum Ausdruck, die keiner Begründung, etwa der Sorge um das körperliche Wohlergehen, bedarf. Die vage Angst, daß das Leben vorbei ist, finden wir unter unseren Kranken noch am ehesten bei den melancholischen Patienten. Jedoch ist festzustellen: Auch der melancholische Kranke ist bemüht, der unmittelbar erlebten Bedrohung seiner Existenz - wie sie sich in seinem psychischen Krank- und Anderssein ausdrückt - eine faßbare und nachvollziehbare Gestalt zu geben. Die sich aufdrängende Frage, woher die Angst vor dem Sterben und Tod rührt, wird nur von wenigen Patienten nicht gestellt bzw. bleibt nur selten unbeantwortet. Die meisten versuchen, ihre Angst zu motivieren, nehmen Zuflucht zu einer "vernünftigen" und gegenüber Außenstehenden mitteilbaren Erklärung (hypochondrische Thematik), die die grauenhafte Angst vor dem Tod als dem Nichts lindern hilft.

Wie wir bei der Darstellung der Ergebnisse betont haben (siehe Kap. E 1.5 und 2.5), wird nur von wenigen Patienten eine klare Unterscheidung zwischen der Angst vor dem Prozeß des Sterbens und dem Zustand des Todseins getroffen. Die Erfahrungen aus den Voruntersuchungen zeigten, daß die Mehrzahl der Kranken zu einer derartigen Differenzierung nicht in der Lage ist. Es ist zu vermuten, daß die angegebenen Ängste vor Sterben und Tod annähernd identisch sind. So findet sich in beiden Fällen bei weitem am häufigsten ein Zusammenhang mit hypochondrischen Ängsten.

Auch wenn es schwierig ist, Angst vor dem Sterben und Todesangst voneinander abzugrenzen, so zeichnet sich doch ab: Die Angst des Melancholischen handelt mehr vom Tod als vom Sterben. Für manche Kranke ist der Übergang des hoffnungslosen gegenwärtigen Zustands in das Nicht-Sein des Todes eine geradezu unausweichliche Konsequenz, so wie ein Rad, das keinen Antrieb, keinen Impuls mehr erhält, stehenbleibt. Mit den Worten eines Melancholischen: "Wenn das so weiter geht, was soll dann anderes daraus werden, als daß es bald vorbei ist."

Ängste vor dem Sterben stehen dagegen bei den neurotischen (neurotisch-depressiven) Patienten stärker als bei den melancholischen im Vordergrund. Manche neurotischen Patienten führen sich das Sterbenmüssen als einen leidvollen, quälenden Prozeß detailliert und anschaulich vor Augen: "Wenn ich erst einmal tot bin, da habe ich keine Angst vor. Aber daß ich sterben muß, und es dauert und ist schrecklich."

Im Zusammenhang mit der Thematik des Todes kommt auch die *angstvolle Beschäftigung mit suizidalen Gedanken und Handlungen* zur Sprache, was zunächst widersprüchlich erscheint: Die Angst vor dem Sterben-Müssen und die Angst, selbst den gefürchteten Tod herbeizuführen, stellen formal-logisch einen Widerspruch dar. In der Krankheit nähern sich aber Ängste vor dem passiv erlittenen und dem aktiv herbeigeführten, d.h. zwischen dem von außen und von innen drohenden Tod einander an, ja können sogar miteinander verschmelzen. Ein melancholischer Patient drückt den Zwiespalt zwischen Leben-Wollen und Nicht-weiterleben-Können mit den Worten aus: "Das ist Angst vorm Leben und Angst vorm Tod." Der Tod, als Erlösung herbeigesehnt, ist gleichzeitig Quelle von Schrecken und Beängstigung. Auf diese scheinbare Antinomie zwischen Lebenswunsch und Todessehnsucht hat auch Janzarik (1957a) im Zusammenhang mit der Erörterung hypochondrischer Themen in der Melancholie hingewiesen.

Lebensverneinende, autodestruktive Tendenzen kennzeichnen depressiv verstimmte Patienten allgemein, unabhängig von der diagnostischen Zuordnung. Wenn im Zusammenhang mit der Suizidthematik die Angst vor einem Verlust der Selbstkontrolle überwiegt, so drückt sich hierin ein wichtiges Merkmal suizidalen Erlebens aus: Der Kranke empfindet Angst vor sich selbst, ist sich der Ungeheuerlichkeit, der Ferne von natürlichen menschlichen Empfindungen bewußt und vermag sich trotzdem nicht aus dem Sog der Suizidgedanken zu befreien. Der Suizid ist nicht - wie das Wort "Freitod" glauben macht - eine freiheitliche Entscheidung des Kranken, vielmehr fühlt er sich passiv den selbstzerstörerischen Impulsen ausgesetzt. Er ängstigt sich davor, "daß irgendetwas mich aus dem Fenster springen läßt... daß ich automatisch Dinge tue, die ich sonst nicht tue."

Unter den übrigen Inhalten der Suizidängste ist hervorzuheben: Nur wenige melancholische Patienten beschäftigen sich mit der Frage, ob eine geplante Suizidhandlung mißglücken und welche Konsequenz dies zur Folge haben könnte. Daß Beängstigung im Zusammenhang mit dieser Thematik so überraschend selten festgestellt wurde, kann kaum auf methodische Faktoren zurückgeführt werden, denn es wurden mögliche Gründe der Beängstigung im Zusammenhang mit der Suizidthematik ausdrücklich vom Untersucher erfragt. Suizidängste sind bei melancholischen Patienten so allgemein und abstrakt, daß kein Raum bleibt für konkrete Überlegungen über ein mögliches Scheitern der Suizidpläne.

Sofern die Patienten einen Suizidversuch im Vorfeld der jetzigen Erkrankung verübt haben, geben sie in der Mehrzahl der Fälle an, die Entscheidung zum Suizid sei mit Angsterleben verbunden gewesen. Von einigen Kranken erfuhren wir, daß unmittelbar vor der Suizidhandlung die Angst in den Hintergrund getreten sei: "Der Verstand hat ganz ausgesetzt" (melancholischer Patient) oder "Nachher war alles ganz ruhig" (neurotisch-depressiver Patient). Diese Äußerungen gleichen den Selbstschilderungen von Binswangers (1960) Patient, für den Erleichterung von der Angst erst möglich wird, nachdem er "wirklich zum vollen und ganz eindeutigen Entschluß des Selbstmordes" gelangt ist.

Suizidangst tritt bei melancholischen Patienten seltener im höheren als im jüngeren Lebensalter auf; entsprechend ist das häufigere Auftreten dieser Angstthematik bei Früh- gegenüber Spätdepressiven nach Alterskorrektur nicht mehr nachweisbar. Unsere Befunde stimmen mit den Ergebnissen von Matussek et al. (1965) und Baker (1971) überein, die ebenfalls eine Abnahme von Suizidgedanken bei älteren melancholischen Patienten fanden. Möglicherweise tritt an die Stelle von Suizidgedanken mit zunehmendem Alter die Sorge um die körperliche Gesundheit (siehe hypochondrische Angst). Suizidangst fanden wir unter den melancholischen Patienten häufiger bei Frauen als bei Männern. Suizidhandlungen hingegen sahen Matussek et al. (1965) häufiger bei Männern als bei Frauen. Diese Befunde schließen sich insofern nicht aus, als Suizidangst dazu beitragen kann, Selbstmordhandlungen zu verhindern.

Weiterhin ist erwähnenswert, daß Suizidangst bei den neurotischen (auch bei den neurotisch-depressiven) Patienten mit zunehmender Vertiefung der Depression häufiger auftritt, während sie bei melancholischen Patienten unabhängig von dem Ausmaß der Depressivität anzutreffen ist. Die Suizidthematik ist offenbar der Melancholie im Gegensatz zur depressiven Neurose zugehörig, gleichgültig wie ausgeprägt die Erkrankung ist.

2.6 Psychisches Kranksein als Thema der Beängstigung

Die Angst als elementares Gefühl der Bedrohtheit ist eng mit der durch die psychische Krankheit bedingten Erlebnisveränderung verknüpft bzw. geht aus ihr hervor. So verwundert es nicht, wenn psychisches Kranksein selbst zu einem der zentralen und der Häufigkeit nach wichtigsten Themen der Beängstigung wird. Dies gilt insbesondere für die Melancholie, wird doch deren klinisches Erscheinungsbild wesentlich durch die ständig wiederholten Klagen der Patienten über ihr Nicht-Können und ihre hoffnungslose Auffassung über den zu erwartenden Verlauf der Erkrankung bestimmt. Jedoch zeigt das ebenso häufige Auftreten dieser inhaltlichen Ausgestaltung der Angst bei neurotischen Patienten, daß die Beängstigung über die mit der psychischen Erkrankung einhergehenden Leiden und Beeinträchtigungen als unspezifische Reaktion auf psychisches Kranksein schlechthin aufzufassen ist. Die Befunde weisen auch nachdrücklich auf die Bedeutung hin, die der Auseinandersetzung mit der Krankheit im therapeutischen Umgang mit dem Patienten zukommt.

Unter den Ängsten, die das gegenwärtige Kranksein betreffen, stößt man bei depressiven Patienten am ehesten auf die Thematik: Nicht mehr richtig denken können/Vergeßlichkeit (siehe Kap. E 1.4 und 2.4). Wird hier zum einen ein Verlust an kognitiven und mnestischen Fähigkeiten beklagt, so weisen zum anderen manche Selbstschilderungen darüber hinaus auf eine grundsätzliche Infragestellung der Eigenverfügbarkeit des Kranken hin. Der Verlust von Verstandes- und Gedächtnisleistung steht hier stellvertretend für die bedrohte Identität des Patienten, mit den Worten eines Melancholischen: "Mein Verstand oder was. Die Gedanken sind immer weg, es ist alles weg."

Das beängstigende Gefühl einer Kontaktverarmung, das melancholische relativ häufiger als neurotische Patienten angeben, läßt an den sogenannten melancholischen Autismus denken (Kranz 1962). Manche depressiven Gedanken und Empfindungen scheinen fast ausschließlich auf die eigene Innerlichkeit gerichtet, ohne Bezug zur umgebenden Welt zu nehmen. Wenn in unserer Untersuchung nur wenige Melancholische Kontaktverarmung als Angstinhalt angaben, so dürfte dies darauf zurückzuführen sein, daß die meisten melancholisch Kranken zwar eine Verarmung ihrer Beziehung zur Umwelt und zu den Mitmenschen erleiden, aber kaum rational erkennen und Außenstehenden gegenüber darlegen können. Es sei auch betont, daß die verschiedenen Inhalte der hier zu besprechenden Ängste nicht vom Untersucher aktiv erfragt wurden.

Den weiteren Krankheitsverlauf betreffend fanden wir am häufigsten die Angst, daß keine Besserung der Krankheit eintritt. "Die Hauptangst ist, daß ich nicht wieder gesund werde." Es ist die ständig wiederholte Klage, nicht mehr zur gesundheitlichen Verfassung vor der Erkrankung oder in einem weiteren Sinne nicht mehr zu sich selbst zurückzufinden. "Ich bin nicht mehr dieselbe wie früher... ich ruhe nicht in mir, kann nicht lachen, kann nicht weinen... daß ich nicht mehr die Alte werde, die ich früher mal war." Die stereotypen Wendungen der Patienten veranschaulichen, daß es meist nicht bestimmte präzisierbare Komplikationen der psychischen Krankheit sind, die zu Angsterleben führen, sondern die melancholische Krankheit an sich. Die Angst vor fehlender Besserung bleibt vielfach unbestimmt und inhaltlich vage.

Unter den übrigen Ängsten um den weiteren Krankheitsverlauf ist das Thema: Verrückt werden/den Verstand verlieren hervorzuheben. Was der Laie sich auch immer hierunter vorstellen mag, so ist folgendes bemerkenswert: Weniger die von der psychotischen Realitätsverkennung ("Verrücktheit") bedrohten melancholischen Patienten, sondern weit häufiger die neurotisch Kranken fühlen sich - wie dies ein Patient ausdrückt - durch das "Gegeneinander von Kräften" (d.h. ihre neurotischen Konflikte) in solchem Maße bedroht, daß sie sich davor ängstigen, den Verstand zu verlieren.

Die Ausprägung der Ängste, die auf die psychische Krankheit selbst bezogen sind, korreliert erwartungsgemäß mit dem Schweregrad der Depression. Auch wenn bei einem Vergleich die Ausprägung der Depressivität berücksichtigt wird, erweist sich diese Thematik des Angsterlebens jedoch nicht als typisch für melancholische gegenüber neurotischer (insb. neurotisch-depressiver) Angst.

2.7 Angst ohne Gegenstand

Die zahlreichen unterschiedlichen Gegenstände der Angst wurden in den vorausgehenden Abschnitten unter bestimmten Gesichtspunkten diskutiert. Im Anschluß hieran ist nun auf die Gegenstandslosigkeit melancholischer Angst einzugehen, die seit der Mitte des 19. Jahrhunderts von zahlreichen Psychopathologen (Richarz 1858, Griesinger 1871, Kraepelin 1887, E. Bleuler 1923) hervorgehoben wurde. Dabei ist gegenstandslose Angst den thematisch ausgestalteten, d.h. gegenständlichen Ängsten insgesamt entgegenzustellen.

Die Auszählung (siehe Kap. E 1.13 und 2.13) ergibt zwar nur eine Häufigkeit gegenstandsloser Angst von 25% bei melancholischen und 19,4% bei neurotisch-depressiven Patienten, was mit den Häufigkeitsangaben von Pöldinger (1971) übereinstimmt (frei-flottierende, d.h. gegenstandslose Angst bei 24% endogen und nicht-endogen depressiven Patienten). Aus der relativen Seltenheit inhaltlich unbestimmter Angst darf jedoch nicht gefolgert werden, in ihr drücke sich lediglich eine Randform des Angsterlebens aus.

Als Ausgangspunkt für konkrete Ausgestaltung der Angst ist ein gegenstandsloses Angsterleben öfter zu vermuten bzw. zu erschließen, als daß es ausdrücklich von den Patienten angegeben wird. Nicht selten bleibt die Angst inhaltlich vage und allgemein; die Gegenstände der Beängstigung sind beliebig und austauschbar, was an sich auf ihre Platzhalterfunktion für die unaussprechliche und namenlose Angst des Kranken hinweist. Aber auch wenn die Angst thematisch ausgeformt ist, wirkt sie wenig authentisch, sondern eher mittelbar metaphorisch. Schließlich bleibt Angst nicht lange objektlos. Als gegenstandslos kann Angst nur vorübergehend, meist in statu nascendi empfunden werden; alsbald drängt sie zur Vergegenständlichung und Konkretisierung, ihr Ursprung in einer allgemeinen und zunächst ungeformten Angst ist den meisten Kranken zum Zeitpunkt des voll entfalteten Angsterlebens nicht (mehr) bewußt. Dementsprechend hat Hole (1962) die Entwicklung psychotischen Schulderlebens aus dem gegenstandslosen Gefühl des Schuldigseins ohne Objekt dargestellt. In inhaltlich vagen Ängsten wird der Übergang von der "reinen" Gegenstandslosigkeit zur konkreten thematischen Gestalt des Angsterlebens anschaulich erkennbar:

Dies trifft besonders für Versagens- und "Zukunftsängste" zu, die jeweils nur in etwa der Hälfte der Fälle thematisch ausgestaltet sind. Sie nehmen, was den Anteil konkreter und allgemeiner Ängste anbetrifft, eine Zwischenstellung zwischen den überwiegend inhaltlich bestimmbaren Schuld-, Verarmungs- und hypochondrischen Ängsten sowie Ängsten vor Sterben und Tod einerseits und den fast ausschließlich vagen Alltagsängsten andererseits ein. Häufiger als bei den anderen Angstthemen bestehen allgemeine und konkrete Versagens- bzw. Zukunftsängste nebeneinander oder gehen ohne eine klare Grenze ineinander über. In einigen Fällen dienen konkrete Inhalte der Beängstigung lediglich der Veranschaulichung eines allgemeinen Angstgefühls. Auch "konkrete" Zukunftsangst ist insofern inhaltlich unbestimmt, als sie sich zwar auf bestimmte Personen, aber nur selten auf konkrete zukünftige Ereignisse bezieht.

Zur Frage, warum die Angst zur Vergegenständlichung drängt und damit auch, warum gegenstandslose Angst eher selten erfaßbar ist, machten einige Patienten aufschlußreiche Angaben. Gegenstandslose Angst sei schwerer als gegenständliche zu ertragen, "weil es unsinnig ist, vor etwas Angst zu haben, was nicht faßbar ist", und "Was man nicht definieren kann, was von innen kommt, das ist das Schlimmste". Die diffuse Angst wird als "etwas furchtbar Bedrängendes" geschildert, es ist von einem "hintergründigen Angstgefühl" die Rede, das den Kranken "wie ein Schicksalsschlag" überkommt. Ein beträchtlicher Anteil der Patienten erlebt demgegenüber gegenständliche und gegenstandslose Angst als gleich unangenehm. Einige Kranke geben sogar an, ihre gegenstandslose Angst sei "weniger unangenehm als andere Angst, weil ich dabei an nichts denke". Unsere Befunde können somit nicht uneingeschränkt als Beleg für die naheliegende Vermutung herangezogen werden, der Kranke schaffe sich durch die Flucht in ein konkret benennbares und damit kommunizierbares Angstthema eine gewisse, wenigstens partielle Erleichterung von der Qual seiner gegenstands- und grundlosen Angst.

In diesem Zusammenhang sei auch daran erinnert, daß die Angst im melancholischen Wahn zwar stets inhaltlich konkret ausgestaltet ist, gleichwohl aber nicht an Intensität verliert, sondern im Gegenteil sich besonders eng mit dem Wahnerleben verbindet. So wird die Angst in der Melancholie durch ihre Vergegenständlichung nicht besser handhabbar als gegenstandslose Angst, der beängstigende Affekt bleibt vielmehr im Erleben unvermindert erhalten, welche Gestalt die Angst auch immer annimmt.

Wie stellt sich nun aus der Sicht derjenigen Patienten, die sowohl gegenständliche als auch gegenstandslose Angst wahrnehmen und erleben, die Beziehung zwischen diesen beiden Weisen der Angst dar? Nur wenige Kranke - es sind ausschließlich melancholische Patienten - meinen, es handele sich dabei lediglich um unterschiedliche Ausdrucksformen eines Grunderlebens Angst. Nur einzelne Patienten können das formulieren, z.B.: "Ich kann auch gar nicht sagen, ob das nicht alles dasselbe ist, das geht alles ineinander über". Wahrscheinlich trifft diese Aussage auf weit mehr Patienten zu.

Eine Beängstigung ohne Inhalt und Angst, die an noch so vage Vorstellungen anknüpft, wird aber von der Mehrzahl der Befragten als etwas grundsätzlich Verschiedenes erlebt, so daß die meisten Kranken auf Befragen angeben, eine Abgrenzung treffen zu können. Zur Beziehung gegenstandsloser und gegenständlicher Angst zueinander äußern sich die Kranken unterschiedlich: Manche erleben sie als voneinander unabhängig, andere als auseinander hervorgehend. Wiederum andere meinen, die Beziehung dieser Ängste zueinander sei wechselhaft und nicht eindeutig bestimmbar. Diese unterschiedlichen und unbestimmten Äußerungen lassen offen, ob tatsächlich eine klare Trennlinie zwischen diesen Ängsten gezogen werden kann, ob sich die enge wechselseitige Verflechtung dieser beiden Modi der Angst überhaupt auflösen läßt. Mit gegenständlicher und gegenstandsloser Angst sind jedenfalls nicht - wie die verwendeten Begriffe nahelegen - gegensätzliche und unvereinbare, wohl nicht einmal ihrem Wesen nach unterschiedliche psychopathologische Phänomene bezeichnet. In eindeutig definierbaren Situationen auftretende und unbestimmte oder gar inhaltslose Ängste bilden in der Melancholie nicht einen Gegensatz, sie schließen sich gegenseitig nicht aus, sondern treten überzufällig häufig gemeinsam auf. Dabei sind situationsbezogene Ängste unter allen erfragten Themen der Beängstigung am entschiedensten als gegenständlich zu bezeichnen.

Gegenstandslosigkeit ist zu sehr ein allgemeines Kennzeichen der Angst, als daß ihr Nachweis als typisch oder gar spezifisch für die Melancholie angesehen werden könnte. Auch nach Elimination der Einflußgrößen Alter, Geschlecht und Schweregrad der Depression ist gegenstandslose Angst bei melancholischen und neurotisch-depressiven Patienten mit annähernd gleicher Häufigkeit anzutreffen.

Es ließ sich in einem weiteren Schritt die Häufigkeit gegenständlicher, aber gleichwohl vager und inhaltlich unbestimmter Ängste in der Melancholie und in der Neurose als Gradmesser der Gegenständlichkeit des Angsterlebens heranziehen. Aber auch ein derartiges Vorgehen läßt keine differentialdiagnostisch verwertbaren Unterschiede hervortreten: Zwar sind die vornehmlich inhaltlich vagen Alltagsängste in der Melancholie weit häufiger als bei Neurosen anzutreffen, andererseits sind aber gerade in der Melancholie zahlreiche Ängste - so die "klassischen" Wahnthemen - inhaltlich in der Mehrzahl der Fälle thematisch konkret ausgestaltet.

Es läßt sich allerdings anhand der Patientenaussagen nicht klären, ob in der Melancholie das Angsterleben in stärkerem Ausmaße als in der Neurose seinen Ausgangspunkt von einem gegenstandslosen Gefühl der Beängstigung nimmt.

Zu bedenken ist auch: In der Melancholie tritt uns die Angst vielfach - vom normalpsychologischen Standpunkt aus betrachtet - als "gegenstandslos" entgegen. Dahinter verbirgt sich aber nicht selten das Erleben einer "grundlosen" Veränderung der Bezüge zur eigenen Person und zur Umwelt, worauf im nächsten Abschnitt einzugehen sein wird.

3 Zur differentialdiagnostischen Bedeutung des Angsterlebens bei depressiven Erkrankungen

3.1 "Melancholisches" Angsterleben

Betrachten wir anhand der diskriminanzfunktionsanalytischen Ergebnisse den Beitrag der einzelnen Ängste zur Differentialdiagnose melancholischer und neurotischer Depressionszustände (siehe Kap. E 4.2), so zeigt sich: Beängstigendes Unwirklichkeitserleben und (noch ausgeprägter) Ängste vor alltäglichen Aufgaben und Situationen ("Angst vor allem") sind am ehesten kennzeichnend für das Angsterleben melancholischer Patienten. Hierfür spricht auch die ausdrückliche Nichtzugehörigkeit von Alltagsängsten zu dem faktorenanalytisch gefundenen Symptomverband "neurotisch-depressiver Ängste", worauf weiter unten einzugehen sein wird.

3.1.1 Beängstigendes Unwirklichkeitserleben

Die qualitativen Besonderheiten melancholischen Angsterlebens tun sich besonders anschaulich in den Aussagen melancholisch Kranker über *beängstigende Unwirklichkeitsempfindungen* kund (siehe Kap. E 1.8): Sie sind Ausdruck für einen Verlust fundamentaler lebensweltlicher Bezüge. Dabei handelt es sich um eine radikale Infragestellung von außerhalb des Krankheitszustandes nicht hinterfragten grundsätzlichen Vorbedingungen für menschliches Dasein und Erleben. "Radikal" meint in diesem Zusammenhang: Wenn die Wurzeln, die das Dasein des Kranken in der allgemein-menschlichen Existenzweise gründen lassen, durch die melancholische Krankheit nicht mehr zugänglich und aktualisierbar sind, erlebt sich der Melancholische von allem Leben abgeschnitten, ausgeschlossen, wie abgestorben: "Ich bin innerlich ein Krüppel, ein Torso. Es ist, als wenn ich keinen Anteil am Leben draußen habe, als wenn das Leben nicht mehr zu mir gehört". Von Gebsattel (1937) spricht bei der Erörterung des Depersonalisationssyndroms in der Melancholie von einer "Störung der ganz allgemeinen Lebensverbindung zwischen Menschen und Welt."

Im allgemeinen geht man davon aus, Depersonalisationssymptome würden in den Äußerungen melancholischer Patienten selten zutage treten. Als Begründung hierfür gibt von Gebsattel (1937) an, die depressive Hemmung behindere die Selbstbeobachtung. Unwirklichkeits- und Fremdheitsgefühle wurden in unserer Studie jedoch von immerhin etwa 1/3 der melancholischen Patienten auf Befragen bejaht. Den Klagen über Gleichgültigkeit und Gefühllosigkeit steht vielfach die Angabe der Patienten entgegen, das Unwirklichkeitserleben gehe mit einem Gefühl von Traurigkeit und Ratlosigkeit einher. Von der Hälfte der melancholischen Patienten mit Unwirklichkeitsgefühlen werden diese ausdrücklich als beängstigend erlebt. Wir begegnen hier dem von Janzarik (1957b) herausgestellten Nebeneinander von Gefühlsversagen und Angst als für die Melancholie charakteristischer emotionaler Konstellation. Das scheint ein Widerspruch zu sein; Nicht-fühlen-Können und Angst schließen sich formal-logisch aus. Es wird noch zu klären sein, welches Erleben bei melancholischen Patienten ohne Angst an deren Stelle tritt (siehe Abschnitt 5).

Fremdheitsgefühle sind bei den melancholischen Patienten vielfach auf die Menschen ihrer Umgebung gerichtet (allopsychisches Depersonalisationserleben), ihr Ursprung im Erleben der Fremdheit gegenüber der eigenen Person (autopsychisch) ist jedoch, von wenigen Ausnahmen abgesehen, unmittelbar aus den Angaben der Patienten zu erschließen: "Ich habe keine richtige Beziehung zu den anderen, weil ich mir selbst über mich nicht im klaren bin". Der Melancholische erlebt sein Entrücktsein im Spiegel der gestörten bzw. aufgehobenen Beziehung zu anderen als besonders schmerzlich und beängstigend, um so mehr, als sein Nichtgenügen in dem emotionalen Versagen gegenüber Nahestehenden besonders deutlich hervortritt. "Ich gehöre da gar nicht zu.., so ein Isolationsgefühl... Abgeschnittensein. Das ist etwas Bedrohliches, weil ich da irgendwie mit allein bin". Bei den neurotischen Patienten bleibt das Unwirklichkeitserleben weit mehr auf die eigene Person bezogen; dies läßt mit Einschränkungen die Interpretation zu, daß das Unwirklichkeitserleben noch keine Ausweitung auf allopsychische Bezüge zu den Mitmenschen erfahren hat. Das Unwirklichkeitserleben kreist bei neurotisch Kranken um das "Ich".

Besonders eindrucksvoll sind Schilderungen melancholischer Patienten über ihr *Leereempfinden*. In Anlehnung an Janets "sentiment de vide" hat von Gebsattel (1937) das Leeregefühl als eine besondere Veränderung des Daseinsgefühls in der Melancholie herausgestellt. Das Erleben wird hier nicht nur als andersartig und fremd beschrieben, was ja immer noch die Möglichkeit in sich birgt, daß sich diese Andersartigkeit in einem weiteren Schritt positiv beschreiben ließe und damit grundsätzlich einem Verständnis zugänglich wäre. In der Leere kommt vielmehr unmißverständlich zum Ausdruck, daß an die Stelle der natürlichen Bezüge zur eigenen Person und zur Welt nichts Neues tritt, sondern - sozusagen ersatzlos - das blanke Entsetzen, d.h. das Nichts . "Es ist alles so tot in mir" - "Dieses Seelenlose, das erschreckt einen so... Das Seelische ist abgestorben, da ist nur noch die Hülle". Das Leeregefühl läßt sich somit als stärkster Ausprägungsgrad melancholischer Depersonalisation auffassen. Beängstigendes Unwirklichkeiterleben trafen wir auch bei den neurotischen Patienten an, jedoch in keinem Fall bis zu dieser Intensität gesteigert.

Von beängstigendem Leeregefühl bis zum nihilistischen Angsterleben wahnhafter Ausprägung führt psychopathologisch nur ein kurzer Weg. Wer sich seelisch abgestorben fühlt, für den ist mutatis mutandis auch alles außerhalb seines Ichs abgestorben, tot, nicht existent. Es ist gleichwohl zu betonen: So spezifisch Leeregefühl und nihilistisches Angsterleben für melancholische gegenüber neurotischen Depressionszuständen und anderen neurotischen Erkrankungen sind, so selten sind sie überhaupt zweifelsfrei nachweisbar. Stattdessen treten uns diese Phänomene weit häufiger in den "Verdünnungsformen" von Unwirklichkeitsgefühlen und Unwirklichkeitsängsten entgegen.

Die Angst vor einem Verlust weltanschaulicher Bindungen (*metaphysische Ängste*) ist in unserer Stichprobe ganz überwiegend, abendländisch-christlichem Verständnis entsprechend, auf eine göttliche Instanz bezogen. Nur ein melancholischer Patient spricht in allgemeiner Form von einem gestörten "Kontakt nach oben", ein neurotisch-depressiv Kranker formuliert, alle Werte seien in Frage gestellt, nirgendwo sei ein Halt, ohne sich ausdrücklich auf religiöse Bindungen zu beziehen.

Die Bedrohung des Verhältnisses zu Gott steht der Bedrohung des Verhältnisses zur eigenen Person und zur Welt nahe. Es überrascht daher nicht, daß metaphysische Angst in enger Beziehung zu Unwirklichkeitsängsten steht. Jedoch: Metaphysische Ängste trafen wir noch weit seltener als Unwirklichkeitsängste bei melancholischen als auch neurotischen Patienten an. Diese Thematik ist dem Kranken, der sich dem Hier und Jetzt seines innerweltlichen Ungenügens ausgesetzt fühlt, so weit entrückt, daß Angst weltanschaulichen Inhaltes auch auf Befragen von der überwiegenden Mehrzahl der Patienten verneint wird. Unsere Befunde entsprechen der klinischen Erfahrung, daß in der Melancholie vielfach eine emotionale Entleerung des religiösen Empfindens und Glaubenslebens eintritt (Schulte 1954). Dabei fand auch Hole (1977) zwischen melancholischen und neurotisch-depressiven Patienten nur geringfügige Unterschiede.

Metaphysische Angst ist bei den neurotischen Patienten weniger einförmig als bei den Melancholischen. Manche neurotisch Kranke erleben das Religiöse als" etwas Geisterhaftes", sprechen von übernatürlichen und überirdischen Kräften etc. Derartige bilderreiche Schilderungen erwecken jedoch eher Zweifel, ob der Verlust der Gottesbeziehung von diesen Patienten in seiner ganzen Tragweite und existentiellen Bedrohung erfahren und erlebt wird.

Einige Äußerungen neurotischer Patienten lassen einen intrapsychischen Konflikt erahnen, etwa, wenn sie sich zwischen die Mächte des Guten und des Bösen gestellt sehen: "Das Religiöse, da will ich gar nicht darüber nachdenken, sonst geht das los mit Gott und Teufel, und ich dazwischen und so". In diesem Zusammenhang ist auch erwähnenswert, daß bei neurotisch-depressiven Patienten metaphysische Angst überzufällig häufig mit Kontrollverlustangst einhergeht (wenngleich dieser Befund wegen der relativen Seltenheit beider Angstthemen mit Zurückhaltung zu interpretieren ist).

3.1.2 "Angst vor allem"

Die hier zu erörternden Alltagsängste sind auf "tausend Kleinigkeiten" im gewohnheitsmäßigen Ablauf des täglichen Lebens gerichtet. Während beängstigendes Unwirklichkeitserleben nur von einer Minderzahl der Patienten bewußt wahrgenommen wird, geben mehr als die Hälfte der melancholischen Kranken an, sie kämen mit den von besonderen Belastungen freien Tätigkeiten des täglichen Lebens nicht zurecht, sie fühlten sich den geringsten Aufgaben nicht gewachsen.

Demgegenüber richten sich Versagensängste auf ungewohnte, in ihren Folgen nicht abzuschätzenden Belastungen und Anforderungen. Die Inhalte der Versagens- und Alltagsängste mögen sich einer eindeutigen begrifflichen Trennung widersetzen, Übergangsformen sind möglich. Die Mehrzahl der Patienten war jedoch spontan oder auf gezieltes Befragen durchaus in der Lage, zwischen diesen beiden Angstbereichen eine Unterscheidung zu treffen. Falls sich die Angstäußerung auf Vertrautes und Ungewohntes bezog oder wenn die Angaben der Patienten sich nicht eindeutig Alltags- bzw.Versagensängsten zuordnen ließen, wurden beide Angstthemen verschlüsselt. Bei dieser Vorgehensweise ergab sich für alle untersuchten Stichproben, daß Alltags- und Versagensängste nicht häufiger als statistisch zu erwarten gemeinsam auftreten und somit als weitgehend unabhängig voneinander aufzufassen sind.

Auch bei der Erörterung der "Angst vor allem" kommt es wieder vor allem auf die Qualität dieses Angsterlebens an. Die Schilderungen unserer Patienten (siehe Kap. E 1.7) geben anschaulich zu erkennen: In der Melancholie geht die natürliche Selbstverständlichkeit im Umgang mit bislang Vertrautem verloren und schafft damit die Voraussetzungen für ein beängstigendes Erleben. Der Inhalt dieser Alltagsangst ist kaum je im einzelnen konkret bestimmbar. "Angst, daß alles, was auf mich zukommt, und wenn es eine Kleinigkeit ist, daß ich damit nicht fertigwerde". Bei keinem anderen der im Interview erfragten Angstthemen treten konkrete Inhalte der Beängstigung so sehr hinter der allgemeinen Angst vor jedem neuen Tag, ja vor allem zurück. "Wenn ich morgens wach werde, habe ich Angst vor dem ganzen Tag an sich". Wie wenig die Alltagsangst inhaltlich ausgestaltet ist, geht auch aus den von einem Patienten zum anderen annähernd gleichlautenden stereotypen Klagen, mit dem Alltag nicht fertig zu werden, hervor. Demgegenüber sind differenzierte Angaben über den Inhalt der Alltagsängste selten. Auffällig erscheint vor allem, wie wenige Patienten über Fremdheitsgefühle im Umgang mit alltäglichen Aufgaben klagen. Dabei sind solche Äußerungen für ein vertieftes Verständnis von Alltagsängsten von erheblicher Bedeutung: "Ich kann ja nichts mehr... ich weiß nicht, wie viel ich meinem Kind zu essen geben soll. Ich denke immer, wie stehen andere auf, wie machen sie dies und das". Wir werden solche Patientenaussagen bei der Erörterung phänomenologischer Beiträge zum vorliegenden Thema noch einmal aufgreifen.

Etwa 10% der melancholischen Patienten mit "Angst vor allem" können nicht einmal die Frage beantworten, inwiefern der Alltag für sie beängstigend ist. Zwar darf in diesen Fällen auch unterstellt werden, daß der Kranke sich davor ängstigt, den Alltag nicht zu schaffen. Möglicherweise ist es aber der Tag, und das heißt: das Leben an sich, dem der Melancholische sich passiv ausgesetzt fühlt, ohne daß es dazu einer noch so kleinen Aufgabe bedarf, die der Alltag an den Kranken heranträgt. Das bloße Dasein wird zur Qual.

Der fehlenden inhaltlichen Bestimmbarkeit der Alltagsangst entspricht auch ihre Beliebigkeit und Austauschbarkeit: "Das eine ist abgeschlossen, dann kommt schon das Neue auf mich zu" - "Wenn das eine weg ist, kommt das nächste angetanzt." So erscheint die Alltagsangst der gegenstandslosen Angst benachbart, in der kein Inhalt der Beängstigung mehr greifbar ist. Eine enge Beziehung zwischen diesen Äußerungsformen der Angst läßt sich auch korrelationsstatistisch nachweisen. Die hier erörterte Alltagsangst entspricht am ehesten der Pantophobie Kraepelins (1887): Der Kranke fürchtet sich vor nahezu allem, auch den harmlosesten Dingen. Ähnlich äußert Bleuler (1923): "Die Angst greift irgendetwas auf, was Angst machen könnte" (vgl. Kap. B 3.1).

Alltagsangst tritt bei neurotischen Patienten wesentlich seltener als bei melancholischen Kranken in Erscheinung. Betrachtet man die Patientenaussagen wiederum im einzelnen, so unterscheiden sie sich im übrigen kaum von denen Melancholischer. Bei den neurotischen Patienten sind konkrete gegenüber allgemeinen Alltagsängsten ebenso wie bei den Melancholischen bedeutungslos. Auch bei den neurotisch Kranken fanden wir eine überzufällig häufige Koinzidenz von Alltagsangst und gegenstandsloser Angst. Einige dieser Patienten geben wiederum Auskunft darüber, wie sehr sich ihr allgemeines Verhältnis zum Dasein verändert hat. "Ich habe kein Maß mehr für die Dinge" - "Ich kriege keine Linie mehr hin, auf die ich vertraue."

Der Befund, daß Alltagsängste nicht nur bei schwerer Ausprägung der Depression, sondern auch bei höherem Lebensalter der Patienten bevorzugt auftreten, weist nachdrücklich auf persönliche und situative Faktoren bei melancholischen wie auch bei neurotisch Kranken hin. Erwähnenswert ist demgegenüber die Seltenheit von beängstigendem Umwirklichkeitsempfinden im Alter (und bei Spätmelancholien). Offenbar tritt hier im Gegensatz zum "abstrakten" Fremdheitserleben die "konkrete" beängstigende Erfahrung in den Vordergrund, dem alltäglichen Leben hilflos ausgeliefert zu sein.

Wenn die Angst vor dem Alltäglichen in der Melancholie bei Frauen stärker ausgeprägt ist als bei Männern, so ist zur Erklärung der Lebensstil des größten Teils der Frauen in unserer Gesellschaft mit heranzuziehen: Insbesondere im Haushalt (den auch berufstätige Frauen zu versorgen haben) und in der Kommunikation mit den Familienangehörigen (welche für die Frau im allgemeinen und nach wie vor eine noch größere Rolle spielt als für den Mann) nimmt das Alltägliche eine weit größere Bedeutung ein als in den meisten "Männerberufen".

Für melancholisch Kranke ist festzuhalten, daß auch unabhängig vom Alter, Schweregrad der Depression und Geschlecht Alltagsängste gegenüber neurotischen Patienten weit überwiegen. Die "Angst vor allem" erweist sich damit als ein wesentliches Kennzeichen der Krankheit Melancholie.

Zwischen den Verlaufsformen der Melancholie (unipolar - bipolar) und den Themen der Angst dieser Patienten besteht nach unseren Befunden keine regelhafte Beziehung. Es sei allerdings erwähnt, daß in einer Arbeit von Donelly et al. (1978) ein stärkeres Auftreten offener und verdeckter Angst (nach IPAT Anxiety Scale, Cattell u. Scheier 1963) bei unipolar Depressiven gegenüber bipolar Depressiven (Diagnosekriterien nach Feighner et al. 1972) festgestellt wurde. Ein direkter Vergleich mit unseren Befunden ist aufgrund unterschiedlicher methodischer Vorgehensweisen nicht möglich. Die von Akiskal et al. (1983) herausgestellten symptomatologischen Unterschiede betreffen den Schlaf und die Psychomotorik. Eine symptomatologische Sonderstellung der bipolaren Affektpsychose läßt sich nicht begründen.

Dem Erstmanifestationsalter kommt nach älterer Auffassung (vgl. Kap. B 3.1) eine wesentliche Bedeutung für die Symptomatik der Melancholie zu. Dies wurde in neueren Arbeiten anhand von empirischen Untersuchungsbefunden unter Berücksichtigung des Alterseinflusses widerlegt (Rudolf 1980, Brown 1984). Der alterskorrigierte Vergleich von früh- und späterkrankten Melancholischen zeigt auch anhand des Angsterlebens kaum belangvolle Unterschiede und stützt die Auffassung, daß die Melancholie mit spätem Krankheitsbeginn keine nosologische Sonderstellung beansprucht.

3.2 Angstthemen mit wahnhafter Ausgestaltung

Bei den im folgenden zu besprechenden Themen der Beängstigung handelt es sich um Angstinhalte, die bei melancholischen Patienten in allen Intensitätsgraden vorkommen und bis zum synthymen Wahn ausgestaltet sein können. Diese Wahnerlebnisse gelten dann als spezifische Symptome der Melancholie und sicheres diagnostisches Kriterium. Das betrifft aber nicht alle, sondern nur einige Angstinhalte, und zwar: Schuld, Verarmung und Hypochondrie sowie wahnhaft ausgestaltetes Beziehungs, Verfolgungs- und Bestrafungserleben, sofern es sich auf die depressive Grundstimmung zurückführen läßt. Aus der Sicht unserer Untersuchung ist zu fragen, ob den genannten Angstinhalten bei nicht-wahnhafter Ausprägung in der Melancholie und depressiven Neurose differentialdiagnostische Bedeutung zukommt.

3.2.1 Schuld

Neben der Todesangst führt von Gebsattel (1954) als "Urängste des Daseins" das Thema der Sünde und Schuld an. Wenn Schulderleben grundsätzlich dem Wesen der Angst zueigen ist, so verwundert es nicht, wenn nach unseren empirischen Befunden das Vorhandensein von schuldhaften Empfindungen und Gedanken - mit und ohne begleitendes Angstgefühl - nicht zur Differenzierung von melancholischen und neurotischen Depressionszuständen beiträgt. Demgegenüber werden Schuldgefühle, sofern sie sich erst einmal eingestellt haben, von melancholischen eher als quälend und beängstigend empfunden als von neurotisch-depressiven Patienten. Gleichwohl sind auch in der Melancholie Schuldgefühl und Schuldangst nicht gleichzusetzen; etwa einem Drittel der melancholischen Patienten gelingt es, Selbstvorwürfe und schuldhaftes Erleben ohne begleitende Angstempfindungen zu verarbeiten.

Für die thematische Ausgestaltung der melancholischen Angst haben Schuld- und Versündigung eine beträchtliche Bedeutung, werden aber von anderen Angstthemen - zumindest wenn man die Häufigkeit ihres Auftretens zugrundelegt - bei weitem übertroffen. Die Häufigkeit von Schuldangst in unserer Studie weicht mit 36,9% der Fälle nur unwesentlich von Janzariks Untersuchungsergebnissen (1957a) ab, der Schuldinhalte bei 200 melancholischen Patienten in 42,5% feststellte. Hierbei und bei den folgenden Vergleichen ist jeweils zu berücksichtigen, daß Janzarik (1957a, 1957b, 1956) nicht ausdrücklich Ängste untersuchte, sondern im klinischen Erscheinungsbild der Patienten besonders hervortretende melancholische Themen.

Eine Versündigungsthematik fand Janzarik (1957 a) bei 21,2% der Patienten mit Schuldinhalten; nach unserer Erhebung gaben 20,3% der melancholischen Kranken mit Schuldangst an, die Angst sei auf eine göttliche Schuldinstanz bezogen. Jeweils in ca. einem Fünftel der Fälle tritt also die Schuldthematik in der besonders ausgeprägten Form des Versündigungserlebens in Erscheinung.

Nur 5,1% der Patienten mit Schuldangst vermochten lediglich ein unbestimmtes Schuldgefühl anzugeben (in Janzariks Untersuchung 3,5% der Patienten mit Schuldthematik). In der Mehrzahl der Fälle hat die Schuld einen konkreten Inhalt. Die Angst erfährt offensichtlich durch das Schulderleben eine eindeutige inhaltliche Ausrichtung und Prägung. Diese Feststellung gilt für alle untersuchten Patientengruppen. Betrachten wir jedoch einzelne Patientenaussagen, so drängt sich eine weitergehende Differenzierung auf. Manche Patienten geben konstant nachweisbare Schuldthemen an, mit den Worten eines Kranken: "Ich denke dabei an fest umrissene Ereignisse", andere sind sich der Beliebigkeit und Austauschbarkeit ihrer Angstinhalte bewußt, gleichwohl bleiben die Schuldängste an konkrete, wenn auch wechselhafte Themen gebunden. "Wenn ich nichts mehr habe, irgendwas finde ich immer, was ich falsch gemacht habe".

Die Schuldangst bezieht sich inhaltlich in allen untersuchten Patientengruppen in mehr als der Hälfte der Fälle auf den unmittelbaren zwischenmenschlichen Bereich. Unter den melancholischen Patienten beträgt der Anteil 50,8%, in Janzariks Studie schildern 45,9% der Patienten mit vorwiegender Schuldthematik Selbstvorwürfe, gegenüber Angehörigen versagt zu haben. Schuld meint zunächst und vor allem Scheitern in der konkreten Begegnung mit nahestehenden Mitmenschen. Hingegen erweitern sich bei den melancholischen Patienten die Instanzen, gegenüber denen sie sich schuldig fühlen, vom unmittelbaren zwischenmenschlichen Nahbereich auf Gesellschaft und Beruf. Hierbei geht es weniger um die Verantwortung gegenüber konkreten Menschen als um die anonyme Schuld gegenüber (vermeintlichen) Ansprüchen der Öffentlichkeit und gegenüber ethisch- moralischen Normen. Die Menschen, auf die sich das Schulderleben richtet, werden vom Patienten weniger als persönlich Begegnende denn als Repräsentanten von gesellschaftlicher Ordnung und Gesetz erlebt. In ähnlicher Weise spricht Kraus (1977) bei melancholischen Kranken von einer Überidentifikation mit normativen Rollenerwartungen und "hypernomischem" Leistungsverhalten.

Wiederum fällt die Übereinstimmung der Häufigkeit der melancholischen Themenwahl zwischen Janzariks und den eigenen Ergebnissen auf: Janzarik fand mangelnde Leistung bei der Arbeit und andere Vergehen gegenüber der Gesellschaft bei 23,5% der Patienten mit Schuldthematik; auf Pflichten in Gesellschaft und Beruf bezogene Schuldangst stellten wir in 22,0% der Fälle fest.

Eine derartige inhaltliche Ausrichtung von Schuldangst ist bei den neurotisch-depressiven Patienten nur selten nachweisbar (siehe Kap. E 2.1); sie leiden unter partnerschaftlichen Konflikten, fühlen sich in der Auseinandersetzung mit Eltern und Kindern schuldig. Die Ansprüche und Forderungen der Gesellschaft treten demgegenüber ganz in den Hintergrund.

Eine weitere inhaltliche Besonderheit melancholischer Schuldangst ist die gegenüber den neurotischen Patienten relativ häufige Angabe, am gegenwärtigen Zustand schuldig zu sein. Dieses Erleben kann Ausdruck der bei melancholischen Patienten vielfach nachweisbaren eingeschränkten oder aufgehobenen Fähigkeit sein, das Krankhafte ihrer Störung zu erkennen. Von Weitbrecht (1947) und Schulte (1958) wurde betont, daß diese sogenannte Krankheitsuneinsichtigkeit wiederum eng mit Wahnerleben, insbesondere primärem Schuldwahn, verknüpft sei. Unsere Untersuchungsergebnisse stützen diese Beobachtung: Patienten mit Schuldwahn empfinden besonders häufig die Angst, ihr Leiden sei nicht eine Krankheit, sondern Folge eigener Schuld.

In der psychopathologischen Literatur wurde immer wieder die Bedeutung von Schuldinhalten für die melancholische Angst hervorgehoben (K. Schneider 1950), doch betrifft dies nach unseren Untersuchungsbefunden in erster Linie Patienten mit schwerer Depressionsausprägung. Eine Vertiefung der Depression geht bei melancholischen Patienten mit einem häufigeren Auftreten von Schuldangsterleben einher (ein gleichlautender Zusammenhang zeichnet sich - wenngleich weniger deutlich - auch bei den neurotisch-depressiv Erkrankten ab).

Matussek et al. (1965) beschreiben bei melancholischen Patienten eine altersabhängige Abnahme von Schuldgefühlen sowie ein bevorzugtes Auftreten von Grübelzwängen im männlichen Geschlecht; diese Befunde ließen sich in unserer Stichprobe zwar der Tendenz nach bestätigen, jedoch nicht statistisch belegen.

Nach Elimination der genannten Einflußgrößen (Schweregrad der Depression, Alter, Geschlecht) ist die Häufigkeit von Schuldangst bei melancholischen und neurotisch-depressiv Erkrankten annähernd gleich.

Beängstigendes Schulderleben kommt aber nicht nur in den explizit erfragten Schuldängsten, sondern auch in zahlreichen anderen Themen zum Ausdruck: So beziehen sich die häufig geäußerten *Versagensängste* ausdrücklich auf den unmittelbaren Einfluß- und Verantwortungsbereich des Patienten, d.h. der Kranke ängstigt sich davor, im Falle eines zukünftigen Scheiterns schuldig zu werden.

"*Zukunftsängste*" sind zwar auf schicksalhafte zukünftige Ereignisse gerichtet, die der Kranke als nicht von ihm verantwortet und verantwortbar erlebt. Es stellt sich allerdings die Frage, ob nicht auch in diesen Fällen ein Zusammenhang mit eigenem Schulderleben besteht, ob sich die Angst nicht eher auf die noch nicht vom Kranken verantwortete Zukunft bezieht. Ein Patient betont ausdrücklich, er wisse nicht, ob "irgendetwas Schreckliches" von innen oder von außen komme, ob er auf die drohende Gefahr einwirken könne oder nicht. Bei den melancholischen Patienten wird auch besonders deutlich, wie sich das Erleben der eigenen Verunsicherung auf ihre Umgebung überträgt: Die Mitmenschen, um deren Schicksal der Kranke sich ängstigt, werden zum Spiegel des inneren Zusammenbruchs in der Melancholie. So erweist sich der Inhalt der "Zukunftsangst", wenn nicht als vom Patienten verantwortet, so doch als eng verknüpft mit seinem Kranksein.

Insgesamt tritt "Zukunfts"- gegenüber Versagensangst bei allen untersuchten Stichproben der Häufigkeit nach in den Hintergrund. Auch der neurotisch Depressive erlebt zukunftsgerichtet weniger oft eine Beängstigung, deren Inhalt sich eindeutig seinem Einwirkungsbereich entzieht als Angst vor dem Hintergrund seines subjektiv empfundenen Ungenügens.

Katastrophen- und Zukunftsängste - dem Verantwortungsbereich des Kranken entzogen - sind bei den beiden depressiven Patientengruppen deutlich seltener als Versagensängste anzutreffen. Dies zeigt: Der depressive Mensch empfindet sich als verantwortlich - und damit potentiell schuldig - für das, was in der Zukunft geschieht.

Auch die *Suizidthematik* weist enge Beziehungen zum Schuldproblem auf. So erlebt sich der melancholische Patient mehr als der neurotisch Kranke bezüglich eines früheren Suizidversuchs oder auch eines in Zukunft möglichen Suizides in Schuld verstrickt. Er kann auch diese letzte Entscheidung zum Tod nicht unabhängig von den (tatsächlichen oder vermeintlichen) Ansprüchen seiner Umgebung und von seinem ethisch-moralischen Verantwortungsgefühl gegenüber seinen Mitmenschen fällen. Der Melancholische ist damit in einem doppelten Sinne unfrei: Er fühlt sich nicht nur von innen, sondern auch von außen bedrängt, der Konflikt zwischen Leben- und Sterben-Wollen wird damit zur unerträglichen Qual.

Als weiteres Beispiel für die Allgegenwart des Schuldthemas seien *metaphysische Ängste* angeführt:

Bei melancholischen Patienten steht metaphysische Angst erwartungsgemäß am häufigsten in Verbindung mit Versündigungserleben. Der Kranke hält sich für schuldig vor Gott und leidet entweder unter einer Gottesferne, einer "Distanz zu Gott", oder er ängstigt sich vor Gottes Strafe. Auf das Auftreten von Bestrafungsängsten bei Vorliegen einer Versündigungsthematik haben wir bei der Darstellung melancholischer Schuldangst bereits hingewiesen (siehe Kap. E 1.1). Auch bei den neurotischen Patienten nimmt die Angst vor einem Verlust der Beziehung zu Gott nicht selten ihren Ausgangspunkt von beängstigendem Versündigungs- bzw. Schulderleben. Die Bedrohung metaphysischer Bindungen gründet also hier in dem als schuldhaft empfundenen persönlichen Versagen des Kranken.

3.2.2 Verarmung

Auch die Häufigkeit der Verarmungsängste stimmt in unserer und der Untersuchung von Janzarik bemerkenswert überein. Eine Verarmungsthematik fand Janzarik (1956) unter 200 manisch-depressiv Erkrankten in 57 Fällen (=28,5%), wir fanden Verarmungsangst bei 30% der melancholischen Patienten. Verarmungsthemen treten dagegen bei den neurotischen Patienten in ihrer Bedeutung für die thematische Ausgestaltung des Angsterlebens in den Hintergrund.

Abgesehen von der unterschiedlichen Häufigkeit beängstigenden Verarmungserlebens lassen sich jedoch melancholische und nicht-melancholische Verarmungsängste nicht hinreichend anhand ihrer inhaltlichen Ausgestaltung im einzelnen differenzieren (siehe Kap. E 1.2 und 2.2); dies betrifft sowohl das Verhältnis von allgemeinen und konkreten Verarmungsängsten, wie auch die Inhalte, auf die sich diese Ängste richten. Allenfalls die Angst, die Kosten für die Krankenhausbehandlung nicht aufbringen zu können, fällt bei den melancholischen Patienten gegenüber den neurotisch-depressiv Erkrankten (bei denen dieser Angstinhalt ganz vermißt wird) ins Gewicht. Dieser Befund ist Ausdruck eines ausgeprägteren Realitätsverlustes in der Melancholie, was auch das besonders häufige Auftreten dieses Angstinhaltes bei melancholischen Patienten mit Verarmungswahn belegt. Eine weitere Besonderheit melancholischer Verarmungsangst kommt in der überzufällig häufigen Koinzidenz mit Schuldangsterleben zum Ausdruck (bei neurotischen Patienten ist ein solcher Zusammenhang nicht nachweisbar). Wenngleich dieser Befund keine Aussage über die Art der inhaltlichen Verknüpfung von Verarmungs- und Schuldangst zuläßt, ist die Vermutung berechtigt, daß melancholische Patienten sich mehrheitlich als schuldhaft verstrickt und verantwortlich für die vermeintliche Bedrohung ihrer materiellen Existenz erleben.

Unter den melancholischen Patienten fiel in unserer Studie ein bevorzugtes Auftreten von Verarmungsängsten beim männlichen Geschlecht auf. Diese Themenwahl ist wohl im wesentlichen darauf zurückzuführen, daß Männern nach traditionellem Rollenverständnis häufiger als Frauen die Aufgabe des Gelderwerbes und der Besorgung von Besitz- und Vermögensangelegenheiten zukommt. Janzarik (1956) stellt in seiner eine Generation früher angestellten Untersuchung zwar fest, daß Angehörige bestimmter Berufsgruppen, für die Besitz von besonders großer Bedeutung ist (Bauern, selbständige Geschäftsleute), in der Depression häufig eine Verarmungsthematik aufgreifen, es finden sich in der genannten Arbeit aber keine ausdrücklichen Angaben zur Geschlechtsabhängigkeit von Verarmungsideen. Auch in der neurotischen Patientenstichprobe wurden Verarmungsängste häufiger von Männern als von Frauen angegeben, wenngleich dieser Unterschied hier weniger ausgeprägt ist.
In allen untersuchten Patientengruppen fanden wir eine ausgeprägte Altersabhängigkeit von Verarmungsängsten: Mit dem Alter nimmt die Sorge um die Sicherung der materiellen Existenz zu. Auch Hole (1962) fand bei melancholischen Patienten eine altersabhängige Zunahme der Verarmungsthematik.

Eine beängstigende Verarmungsthematik ist nicht als differentialdiagnostisches Kriterium geeignet, denn die statistische Auswertung ergab nach Elimination der Einflußgrößen Alter, Geschlecht und Schweregrad der Depression, daß ein häufigeres Auftreten von Verarmungsangst bei melancholischen gegenüber neurotisch-depressiv Erkrankten nicht mehr festzustellen ist.

3.2.3 Hypochondrie

Hypochondrische Ängste werden bei ungefähr 1/3 bis 1/2 der melancholischen Patienten angetroffen. Während wir sie bei 33,1% unserer melancholischen Patienten fanden, stellte Janzarik (1957 b) eine hypochondrische Thematik bei 43,0% seiner zyklothym Erkrankten fest. In unserer Stichprobe stimmt die Häufigkeit von hypochondrischen Ideen im weiteren Sinne und hypochondrischen Ängsten bei melancholischen und neurotisch-depressiven Patienten nahezu überein. Hypochondrische Themen erreichen bei den verglichenen depressiven Erkrankungen jeweils in etwa zwei Drittel der Fälle ein Ausmaß, welches die Patienten als beängstigend beschreiben.

Konkrete Inhalte der hypochondrischen Angst sind bei melancholischen Patienten keinesfalls seltener, sondern im Gegenteil häufiger als bei den neurotisch-depressiven Patienten anzutreffen. Das Thema der Hypochondrie leistet offenbar einer präzisen inhaltlichen Ausgestaltung der melancholischen Angst Vorschub. Ähnlich fanden wir bei den beiden anderen "klassischen" melancholischen Angstthemen Schuld und Verarmung nur selten ausschließlich allgemeine Inhalte der Beängstigung, d.h. nur selten bleibt das Schuld- bzw. Verarmungserleben thematisch unbestimmt und vage. Allerdings lassen die Selbstschilderungen der Patienten erkennen, daß bestimmte Krankheiten und Leiden anscheinend beliebig und zufällig zum Inhalt der hypochondrischen Angst werden können. Vielfach erscheinen die Vorstellungen der Patienten vage, etwa wenn ein Patient die Angst äußert, "daß ich vielleicht Krebs kriegen könnte oder so was." Ein Patient verzichtet im Bewußtsein der Austauschkeit seiner Angst auf eine konkrete Benennung des befürchteten Leidens: "Ich mache mir Sorgen um dieses und jenes Organ..., aber ich weiß wohl, daß es nicht um ein bestimmtes Organ dabei geht."

Als Anknüpfungspunkt dienen manchen Patienten nicht so sehr konkrete körperliche Beschwerden oder anderweitige Auffälligkeiten, die nach laienhaftem Verständnis bestimmte Erkrankungen nahelegen, sondern es drückt sich vielmehr in der hypochondrischen Angst - so konkret auch ihr Inhalt sein mag - die grundsätzliche Befindlichkeit des Leidenden aus, etwa das quälende allgemeine Gefühl, daß es nicht mehr weitergeht. Ein melancholischer Patient äußert etwa im Zusammenhang mit der Angst vor einer Bewußtlosigkeit: "... daß ich nicht mehr kann, daß ich einfach zusammenklappe."

Betrachten wir die Inhalte der hypochondrischen Angst im einzelnen, so fällt eine Bevorzugung von Herz-Kreislauf-Leiden und Krebserkrankungen in allen untersuchten Patientengruppen auf (siehe Kap. E 2.3). Die Patienten greifen auf solche Krankheiten zurück, die jedermann bekannt sind und tatsächlich zu den häufigsten Leiden und Todesursachen gehören. Dagegen lassen sich ungewöhnliche, nicht nachvollziehbare Themen auch bei melancholischen Patienten nur in einem kleinen Teil der Fälle feststellen, dies ist vor allem auf die Seltenheit wahnhafter hypochondrischer Angst zurückzuführen.

"Hypochondrisch" ist bekanntlich ein relativ unbestimmter und vieldeutiger psychiatrischer Terminus. Wenn er hier auf Ängste depressiver Patienten verschiedener Art angewendet wird (entsprechend dem in dieser Hinsicht wenig differenzierenden psychiatrischen und auch allgemeinen Sprachgebrauch), so zeigt sich, daß recht unterschiedliche Erlebnisqualitäten gemeint sind. Dies ist schon daran zu erkennen, daß die Arten der befürchteten Krankheiten verschieden sind. So deutet sich eine Differenzierung nach der Art der befürchteten Krankheit an: Die relative Bevorzugung von Ängsten um Magen-Darm-Erkrankungen und der Angst vor Immobilisierung (nicht mehr laufen können) bei melancholischen Patienten dürfte am ehesten mit der Obstipationsneigung und der oft als besonders quälend erlebten psychomotorischen Hemmung (teilweise Bettlägerigkeit) in dieser Patientengruppe in Verbindung stehen.

Hole (1962) stellte eine altersabhängige Zunahme der hypochondrischen Thematik bei melancholischen Patienten fest. Dieser Befund bestätigt sich in unserer Stichprobe für hypochondrisches Angsterleben (allerdings nicht statistisch signifikant). Eine mit dem Alter zunehmende Beschäftigung mit vermeintlichen oder tatsächlichen körperlichen Beeinträchtigungen und Leiden erscheint unmittelbar verständlich. Rudolf (1980) ermittelte nach Alterskorrektur bei spätmelancholischen Patienten eine größere Häufigkeit hypochondrischer Befürchtungen als bei Früherkrankten. In unserer Untersuchung zeichnete sich eine Abhängigkeit hypochondrischer Angst vom Erstmanifestationsalter nicht ab.

Nach unseren Untersuchungsbefunden sind hypochondrische Ängste bevorzugt bei schwerer Ausprägung der Depression anzutreffen; dies ließ sich für alle Patientengruppen nachweisen. Vergleicht man die melancholischen und neurotisch-depressiv Erkrankten nach Elimination der Einflußgröße Schweregrad der Depression (neben Alter und Geschlecht), so treten die hypochondrischen Ängste bei den melancholischen gegenüber den neurotisch-depressiven Patienten der Häufigkeit nach ganz in den Hintergrund.

Betrachten wir *zusammenfassend* die den drei "klassischen" Wahnthemen zugrundeliegenden Ängste, so läßt sich feststellen:

Bei melancholischen Patienten scheinen Schuld- und insb. Verarmungsängste häufiger als bei neurotisch-depressiv Erkrankten vorhanden zu sein. Unter Berücksichtigung von Alter, Geschlecht und Schweregrad der Depression ist ein Häufigkeitsunterschied jedoch nicht mehr nachweisbar. Hypochondrische Ängste sind nach Elimination dieser Einflußgrössen im Gegenteil bei neurotisch-depressiven häufiger als bei melancholischen Patienten vorhanden. Desweiteren treten die genannten drei melancholischen Angstthemen nicht überzufällig häufig gemeinsam auf (abgesehen von Verarmungs- und Schuldangst).

Auch Janzarik (1957b) fand Schuld-, Verarmungs- und hypochondrische Thematik bei 200 Patienten nur in 10 Fällen kombiniert (dies entspricht dem statistischen Erwartungswert in seiner Stichprobe).

Bemerkenswert ist auch die weitgehende Übereinstimmung zwischen den Angaben Janzariks zur Häufigkeit der erörterten Themen in der Melancholie und den Befunden der vorliegenden Arbeit zum Auftreten von Angsterleben. Sie weist darauf hin, daß das Hervortreten der jeweiligen Thematik im klinischen Erscheinungsbild der Melancholie und dazugehöriges Angsterleben nahezu dasselbe beinhalten. Der Vergleich mit den Häufigkeitsangaben Janzariks nach etwa 30 Jahren zeigt desweiteren, daß die hier erörterten Inhalte der melancholischen Angst offensichtlich keinem erkennbaren epochal bedingten Symptomwandel unterliegen. Auch bei einem Vergleich von melancholischen Wahnbildungen über einen Zeitraum von 60 (Kranz 1955) bzw. 90 Jahren (Eagles 1982) zeigte sich eine bemerkenswerte Konstanz dieser Wahnthemen.

Die Bedeutung von Schuld, Verarmung und Hypochondrie für die inhaltliche Ausgestaltung des melancholischen Wahns ist unumstritten. Die genannten Themen sind aber für die melancholische Angst nicht gewichtiger als andere Angstthemen. Wenn nachgewiesen wurde, daß Schuld, Verarmung und Hypochondrie nicht häufiger als andere Themen im Angsterleben miteinander verknüpft sind, so müssen auch Zweifel hinsichtlich ihrer inhaltlichen Zusammengehörigkeit und phänomenalen Verwandtschaft entstehen.

Zur vorliegenden Fragestellung liegt bisher keine empirische Untersuchung unter Berücksichtigung der o.g. Einflußgrößen vor. Wenn von psychopathologischer Seite die Themen Schuld, Verarmung und Hypochondrie bei melancholischer Angst herausgestellt wurden, so geschah dies vor allem im Hinblick auf schwere melancholische Verstimmungszustände, in denen dem Untersucher diese Angstinhalte in besonders einprägsamer Form, nämlich als wahnhaft-psychotische Angst, entgegentraten.

Nun ließe sich einwenden, daß nicht nur die Häufigkeit von Ängsten, sondern mehr noch qualitative Gesichtspunkte, d.h. vor allem die inhaltliche Ausgestaltung der Ängste, im einzelnen zu berücksichtigen sind. Es ist zu bedenken, daß auch das hier verwendete Interview, obwohl es sich um eine detaillierte Erfassung des Angsterlebens bemüht, nicht in jeder Hinsicht dem Anspruch einer weitergehenden Differenzierung von Angst bei melancholischen und neurotisch-depressiven Patienten genügen kann. Auf einige Unterschiede hinsichtlich der Beschaffenheit von insbesondere Schuld- und hypochondrischer Angst haben wir oben hingewiesen. Gleichwohl ist festzustellen: Soweit die erörterten Ängste nicht wahnhaft ausgeprägt sind, können sie nicht zur Differentialdiagnose von Melancholie und depressiver Neurose verwendet werden.

3.2.4 Beziehungs-, Verfolgungs- und Bestrafungserleben (Mißtrauen)

Bei den melancholischen Patienten läßt sich die Angst vor dem, was andere über sie denken und reden bzw. gegen sie unternehmen, fast ausschließlich als Externalisierung eigenen Unvermögens und Versagens auffassen: Es könne den Mitmenschen nicht verborgen bleiben, daß der Kranke nicht genügend leiste, daß er die Arbeit nicht schaffe. Daß die anderen über ihn reden, erscheint dem Melancholischen nur folgerichtig und damit rechtens, es kommt in dieser Einschätzung kaum je ein Vorwurf gegen die Umgebung zum Ausdruck. Wenn die Mitmenschen über den Kranken reden, so meint der Melancholische, tun sie es nicht, um ihn ihrerseits zu peinigen, sie stellen das Leistungsvermögen des Melancholischen aus dessen Sicht nicht übertrieben ungünstig dar. Vielmehr spiegelt sich in den vermeintlichen Äußerungen der anderen nichts anderes als das, was der melancholisch Kranke an sich selbst wahrzunehmen glaubt. Manche Patienten betonen ausdrücklich, der Grund für ihre "Angst vor den anderen Leuten" liege in ihrem eigenen Fehlverhalten begründet: "Ich bin überhaupt überempfindlich geworden, ich kann kein schiefes Wort vertragen."

Meist beschränkt sich die Angst des Melancholischen darauf, daß andere schlecht über ihn reden. Eine weitergehende nicht-wahnhafte Beängstigung, daß etwa die Mitmenschen aktiv (auch mit körperlicher Gewalt) gegen den Kranken vorgehen, ihn betrügen, seine Existenz zu zerstören trachten, fanden wir nur in wenigen Fällen. Die Übergangsstufen zwischen der "einfachen" Mißtrauenshaltung und ihrer wahnhaften psychotischen Ausgestaltung werden in der Melancholie kaum angetroffen. Eine Entwicklung auf das Wahnerleben hin ist bei dieser Thematik nicht aus den Äußerungen der Patienten abzuleiten. Die Angst, in den Augen der anderen unfähig und verachtungswürdig zu sein, gestaltet sich vor dem Hintergrund melancholischen Insuffizienz- und Schuldempfindens; mit zunehmender Vertiefung der Schuld schlägt das Beziehungserleben in einen Strafwahn fern von jeglichem Realitätsbezug um. Dieser Befund bestätigt frühere Anschauungen Scheids (1934): Der "Zeiger der Schuld" kann in der Melancholie eine Umkehrung erfahren, indem aus (primärer) Ich-Schuld (sekundäre) Fremdschuld hervorgeht, ohne daß Übergänge zwischen diesen Schuldstrukturen erkennbar wären. Die Beziehung zur vorangegangenen Ich-Schuld mag vorübergehend verschwinden, gleichwohl ist die Diagnose einer affektiven Psychose (Melancholie) beizubehalten.

Der Häufigkeit nach ist mit Angstempfindungen einhergehendes Mißtrauen bei neurotisch-depressiven Patienten von noch größerer Bedeutung als bei den melancholisch Kranken. So bestätigt sich, was für die "klassischen" melancholischen Angstthemen bereits hervorgehoben wurde: In nicht-wahnhafter Ausprägung kommt dem Thema "Mißtrauen" in der Melancholie - zumindest der Häufigkeit nach - keine wichtigere Stellung als in der depressiven Neurose zu.

Wir wollen im weiteren wiederum der Frage nachgehen, ob die Interviewbefunde im einzelnen dennoch eine weitergehende Differenzierung des zugrundeliegenden Angsterlebens erlauben. Die Patientenaussagen der neurotisch-depressiven Kranken zeigen zunächst, daß auch hier eigenes (krankheitsbedingtes) Unvermögen vielfach den Hintergrund für die Mißtrauenshaltung bildet. Der Kranke ängstigt sich, "daß andere meine Unsicherheit sehen", oder befürchtet, daß man ihn durchschaut. Im Gegensatz zu melancholischem Erleben erscheint dem neurotisch Kranken aber das vermeintliche Urteil der anderen weniger als bloßer Ausdruck der eigenen Defizienz, sondern er nimmt eher an, es werde aktiv gegen ihn vorgegangen, zumindest würden seine Schwächen von den Mitmenschen zu seinem Nachteil ausgenutzt. In fast der Hälfte der Fälle fanden wir bei den neurotisch-depressiven Patienten derartige Ängste, die über die Befürchtung hinausgingen, man rede schlecht über sie. Dabei ist in diesem Zusammenhang unerheblich, wieweit solches "realiter" vorkam und wieweit es von dem unsicher-ängstlichen neurotischen Menschen überinterpretiert wurde. Inwiefern sich im Mißtrauen der Neurosekranken ein zwischenmenschlicher Konflikt ausdrückt, soll im nächsten Abschnitt erörtert werden. Bei Melancholischen hingegen geht die geschilderte Mißtrauenshaltung eher mit einer Isolierung von der Welt einher.

Das Auftreten von "Mißtrauen" bei melancholischen und neurotischen Patienten weist jeweils eine Bevorzugung des jüngeren Lebensalters auf. Dem widerspricht nur scheinbar, daß in der älteren Literatur (z.B. Bostroem 1938, Zeh 1957) eine altersabhängige Zunahme von paranoiden Symptomen hervorgehoben wurde. Denn in unserer Studie wurde paranoide Symptomatik im engeren Sinne, also nicht-stimmungskongruentes Wahn- und Angsterleben, nicht berücksichtigt. Die genannten Befunde müssen sich nicht ausschließen; es ist denkbar, daß im jüngeren Lebensalter häufigeres stimmungskongruentes Beziehungserleben später im fortgeschrittenen Lebensalter zugunsten paranoider Züge in den Hintergrund tritt.

3.3 "Neurotisch-depressives" Angsterleben

Wenn nun nach charakteristischen neurotisch-depressiven Ängsten gefragt wird, so gehen wir zunächst von denjenigen aus, die sich auf das psychoanalytische Konzept seit Freud (1917b) zurückführen lassen. Hoffmann (1986) stellt unter diesem Aspekt für die neurotische Depression folgendes heraus: Einerseits drängende Wünsche nach Annahme und Ängste vor Ablehnung, andererseits aufgrund narzißtischer Kränkungserlebnisse im Zusammenhang mit Enttäuschungen und Verlusten eine Neigung zu Wut und latenter Aggressivität. Dieser psychodynamischen Kennzeichnung entspricht in unserer Untersuchung, daß Angst vor einem Partnerverlust und Angst vor dem Alleinsein, weiterhin Kontrollverlust- und Bindungsängste sich faktorenanalytisch und diskriminanzfunktionsanalytisch als typisch für depressive Neurosen und zur Differenzierung melancholischer und neurotischer Depressionszustände geeignet erweisen. Die statistischen Angaben (siehe Kap. E 4.1 und 4.2) sollen hier erörtert und durch weitergehende Überlegungen vertieft werden. Im Anschluß an diese Thematik - die sich zusammenfassend als "Angst und zwischenmenschlicher Konflikt" beschreiben läßt - werden ebenfalls für depressive Neurosen charakteristische situationsbezogene Ängste zu erörtern sein.

3.3.1 Angst und zwischenmenschlicher Konflikt

In den für die depressive Neurose besonders typischen Ängsten kommt vielfach Konflikthaftes in der Auseinandersetzung mit nahestehenden Mitmenschen und "Partnern" zum Ausdruck. In dieser Hinsicht unterscheiden sich auch nach Matussek u. Luks (1981) neurotisch-depressive erheblich von melancholischen Patienten.

Betrachten wir die Äußerungen unserer Patienten über *Partnerverlustängste* im einzelnen, so lassen sich die Angaben der neurotisch-depressiv Erkrankten in immerhin nahezu einem Drittel der Fälle auf einen Partnerkonflikt zurückführen (siehe Kap. E 2.9); hier ist es die Angst, durch Kritik, durch Nein-Sagen eine Trennung, einen "Zuneigungsentzug" zu provozieren. In einigen Fällen besteht eine enge Beziehung zu Ängsten vor einem Verlust der Gefühlskontrolle, etwa wenn ein neurotisch-depressiver Patient äußert: "Wenn ich Alkohol trinke und dann aggressiv werde, daß meine Freundin dann geht."

Einen derartigen konflikthaft-persönlichen Hintergrund der Partnerverlustthematik fanden wir dagegen bei keinem der melancholischen Patienten; vielmehr besteht stets ein Zusammenhang mit dem eigenen krankhaften Unvermögen und Versagen. Auch korrelationsstatistisch läßt sich zwischen Partnerverlustangst und Ängsten um die psychische Krankheit eine enge Beziehung nachweisen. Weil es um den Melancholischen hoffnungslos steht, weil er nicht erwarten kann, noch von anderen verstanden und geliebt zu werden, weil er keine vollwertige Person mehr ist, erscheint ihm die Auflösung seiner bisherigen Beziehungen zu Angehörigen, Freunden und Bekannten als geradezu unentrinnbare Konsequenz.

Ängste vor dem Alleinsein sind - ebenso wie Partnerverlustängste - bei melancholischen Patienten weitaus seltener anzutreffen als bei neurotisch Kranken.

Wenn wir in der vorliegenden Untersuchung diese Angstthemen getrennt erfragt und ausgewertet haben, so ist eine erhebliche Überschneidung zu erwarten. Eine Koinzidenz dieser Angstthemen läßt sich nun auch in der neurotischen Stichprobe bei mehr als der Hälfte der Patienten mit Ängsten vor dem Alleinsein nachweisen und korrelationsstatistisch bestätigen: Dem befürchteten Partnerverlust folgt die "Angst vor dem Alleinsein und Alleinbleiben". Es sei aber angemerkt, daß sich eine solche Beziehung bei den melancholischen Patienten nur ausnahmsweise feststellen läßt. Partnerverlust und Alleinsein werden - anders als bei den neurotisch Kranken - nicht konkret aufeinander bezogen, sondern erscheinen in der Melancholie als voneinander unabhängige Themen der Beängstigung.

Während in der Angst vor dem Alleinsein bei den neurotischen Patienten wiederum die konflikthafte Auseinandersetzung mit dem Partner zum Ausdruck kommt ("Man will nichts mit mir zu tun haben"), steht sie bei melancholisch Kranken eher im Zusammenhang mit schicksalhaft verhängtem eigenen Unvermögen ("Ich weiß nicht, wie ich dann fertig werden soll.").

Die aufgeführten Angstthemen weisen bei den neurotischen, einschließlich neurotisch-depressiven Patienten eine ausgeprägte Bevorzugung des jüngeren Lebensalters auf. Der Wunsch nach Annahme, die Angst vor Ablehnung und damit verbundener Kränkung sowie Aggressionen in der Auseinandersetzung mit wichtigen Bezugspersonen treten mit zunehmendem Alter in den Hintergrund, partnerschaftliche Konflikte verlieren an Intensität und Aktualität. Aber auch bei melancholischen Patienten fanden wir Partnerverlustängste, i.e. Ängste, durch eigenes Unvermögen zu einer Trennung beizutragen, im jüngeren häufiger als im höheren Lebensalter. Eine Erklärung für diesen Befund muß offen bleiben.

Kontrollverlustängste treten bei den neurotisch-depressiven erheblich häufiger als bei den melancholischen Patienten auf (siehe Kap. E 2.15). Dabei ist bemerkenswert, daß Ängste vor einem Verlust der Gefühlskontrolle insgesamt selten angegeben werden. Bei melancholischen Patienten sind sie nur vereinzelt festzustellen und dienen lediglich der Veranschaulichung des Ausmaßes ihrer Krankheit (Angst, verrückt zu werden; nicht mehr Herr über ihre Gefühle und Gedanken zu sein). Aber auch unter den neurotisch-depressiven Patienten nimmt nur eine Minderzahl aggressive Empfindungen als beängstigend wahr. Es ist aber einschränkend zu betonen, daß Kontrollverlustängste nicht aktiv vom Untersucher erfragt wurden, sondern nur die spontanen Angaben der Patienten hierzu in die Auswertung eingingen. Daher muß offen bleiben, wieviele Patienten auf gezieltes Befragen über Angst vor einem Verlust der Gefühlskontrolle berichten würden.

Mit der Angst vor eigener Aggressivität korrespondiert bei den neurotisch-depressiven Patienten die Angst vor der Aggression anderer, d.h. eine mißtrauische Einstellung den Mitmenschen gegenüber. Hierin kommt bei Neurosekranken - im Gegensatz zu Melancholischen - auch Konflikthaftes in zwischenmenschlichen Beziehungen zur Darstellung, wie das überzufällig häufige gemeinsame Auftreten von beängstigend erlebtem Mißtrauen und Partnerverlustängsten zeigt.

Bindungsängste stellen formal-logisch einen Gegensatz zu Partnerverlustängsten dar; in der Neurose erscheinen sie jedoch als unterschiedliche Ausdrucksformen bzw. Verarbeitungsmodi des gleichen Grundkonflikts, nämlich der Unfähigkeit, Abhängigkeits- und Autonomiebestrebungen in den zwischenmenschlichen Beziehungen zu integrieren.

Zunächst sei aber darauf hingewiesen daß Bindungsängste bei melancholischen Kranken nicht vorkommen. Der Melancholische leidet nicht unter Angst, sich emotional an einen Menschen zu binden, seine Befindlichkeit und sein Erleben in der Krankheit sind vielmehr diametral entgegengesetzt: Er ängstigt sich darum, anderen gegenüber schuldig zu werden, seiner Pflicht nicht Genüge zu leisten, wegen seines hilflosen Zustandes vom Leben der anderen ausgeschlossen zu sein und so fort.

Dagegen treten Bindungsängste mit etwa gleicher Häufigkeit wie Kontrollverlustängste bei sowohl depressiv-neurotischen Kranken als auch anderen Neuroseformen auf. Zur geringen Häufigkeit von Bindungsängsten (ca.10% der neurotischen Patienten) sei auf die Ausführungen über Kontrollverlustängste hingewiesen; beide Themen wurden nicht aktiv vom Untersucher erfragt. Die Patientenaussagen im einzelnen verdeutlichen weiterhin, daß die Bindungsthematik bevorzugt die Beziehung zum anderen Geschlecht, seltener allgemein zu Menschen betrifft.

Bindungsangst tritt - in Übereinstimmung mit den vorgenannten Angstthemen - bevorzugt bei jüngeren Patienten auf. Bemerkenswert, wenngleich schwierig zu interpretieren, ist, daß unter den neurotisch Kranken Bindungsangst eher bei Frauen als bei Männern, Partnerverlustangst dagegen häufiger im männlichen als im weiblichen Geschlecht (in der neurotisch-depressiven Stichprobe signifikant) anzutreffen ist.

3.3.2 Situationsbezogenheit der Angst

Situationsbezogene Ängste (Phobien) nehmen im Angsterleben eine gewisse Sonderstellung ein. Sie sind nicht an eine wie auch immer beschaffene abstrakt-gedankliche Vorstellung geknüpft, sondern nehmen ihren Ausgangspunkt von einer eindeutig definierbaren konkreten äußeren Situation.

Das Kriterium der Situationsbezogenheit von Angst ist nach unseren Befunden für die Differentialdiagnose von neurotischer Depression und Melancholie am brauchbarsten. Dies bestätigt sich auch nach Elimination der Einflußgrößen Alter, Geschlecht und Schweregrad der Depression und verweist nachdrücklich auf die Zugehörigkeit der depressiven Neurose zum Formenkreis des neurotischen Krankseins. Überdies zeigen die Ergebnisse im einzelnen (siehe Kap. E 2.12), daß sich situationsbezogene Ängste bei depressiven und anderen neurotischen Erkrankungen kaum voneinander unterscheiden. Es fällt allerdings auf, daß bei den nicht-depressiven Neuroseformen selten Angaben über den Inhalt der situationsbezogenen Angst vermißt werden, d.h. die Angst ist hier in noch stärkerem Maße als in der depressiven Neurose konkret ausgestaltet.

Bei den melancholischen Patienten spielen situationsbezogene Ängste im Gegensatz zu neurotisch Kranken eine untergeordnete Rolle. Desweiteren ist bei näherer Betrachtung den Patienten-schilderungen zu entnehmen, daß die jeweils beängstigende Situation vorwiegend zur Veranschaulichung des allgemeinen krankheitsbedingten Unvermögens herangezogen wird. Daß die aufgeführten Angstäußerungen den Patienten lediglich als Anknüpfungspunkt für die Schilderung ihres Erlebens in der Melancholie dienen, geht auch daraus hervor, daß sie mehrheitlich keine Angaben über konkrete Inhalte ihrer situationsbezogenen Angst machen können.

Schließlich ist erwähnenswert, daß situationsbezogene Angst bei melancholischen Patienten mit leichter Depressivität häufiger als bei schwerer Krankheitsausprägung auftritt (dieser Befund erreicht aufgrund der geringen Fallzahlen nicht das Signifikanzniveau). Demgegenüber zeigen bei neurotisch-depressiven Patienten situationsbezogene Ängste eine Zunahme mit dem Schweregrad der Depression. Während also die hier erörterten Ängste bei melancholischen Patienten mit zunehmender Vertiefung der Erkrankung noch weiter an Bedeutung verlieren, tragen sie offenbar zum klinischen Vollbild der neurotischen Depression bei.

In dieser Arbeit wird hauptsächlich die Angst des Melancholiekranken untersucht. Wenn dabei Vergleiche mit der Angst neurotischer Patienten gezogen werden, so besteht dies vornehmlich in der Gegenüberstellung melancholischer und depressiv-neurotischer Patienten. Aber auch bei allen *anderen neurotischen Erkrankungen* ist Angst im Erleben der Patienten und der Häufigkeit nach von zentraler Bedeutung. Neurosen stellen die "Hauptfundstelle des Angstvorkommens" (von Gebsattel 1954) dar; Angst gilt als eines der allgemeinen Symptome der Neurosen schlechthin (z.B. Bräutigam 1978).

Was die inhaltliche Ausprägung der Angst im einzelnen anbetrifft, so steht die depressive Neurose hinsichtlich einiger Angstthemen der Melancholie näher als den übrigen neurotischen Erkrankungen:

Hypochondrische Ängste treten bei nicht-depressiv neurotischen Patienten mehr als doppelt so häufig wie bei den melancholisch und neurotisch-depressiv Erkrankten auf, am häufigsten bei angstneurotischen Patienten, und beanspruchen hier unter den Themen der Angst der Häufigkeit nach das größte Gewicht. Bemerkenswert erscheint weiterhin, daß in dieser Patientengruppe hypochondrische Vorstellungen ganz überwiegend als beängstigend erlebt werden: Ähnlich wie Schuldempfindungen melancholischer Patienten gehen hypochondrische Ideen im weiteren Sinne bei nicht-depressiv neurotischen Patienten mit so ausgeprägt bedrohlichen Empfindungen einher, daß es nur wenigen Kranken gelingt, sie angstfrei zu bewältigen. Mit der Häufigkeit hypochondrischer Ängste korrespondiert auch der Stellenwert der Todesthematik im Erleben nicht-depressiv neurotischer Patienten.

Demgegenüber tritt *beängstigendes Schulderleben* bei nicht-depressiven Neuroseformen, insbesondere bei einer Konversions- oder Zwangsneurose, gegenüber der depressiven Neurose in den Hintergrund. Sofern sich Schuldgefühle einstellen, sind sie nur in einer Minderzahl der Fälle so ausgeprägt, daß sie als beängstigend erlebt werden. Der Seltenheit von Schulderleben entspricht bei den nicht-depressiv Neurotischen auch das relative Überwiegen von Ängsten vor der nicht verantworteten ("Zukunfts"- und Katastrophenängste) gegenüber Ängsten vor der vom Patienten verantworteten (Versagensängste) Zukunft. Demgegenüber erweist sich (neben der Suizidthematik) beängstigendes Schulderleben als besonders charakteristisch für die Melancholie und die depressive Neurose.

Die Mehrzahl der Angstthemen, die als typisch für die neurotische Depression herausgestellt wurden, sind auch bei nicht-depressiv neurotischen Patienten anzutreffen, und zwar wiederum häufiger als bei Melancholischen. Neben *Partnerverlust- und Bindungsängsten* betrifft dies - wie bereits dargelegt - vor allem *situationsbezogene Ängste*.

Angsterleben ist - zumal bei neurotischen Erkrankungen - eng mit Zwangserscheinungen verknüpft. Während *mit Angst einhergehende Zwänge* immerhin bei 3,1% der melancholischen Patienten beobachtet wurden ((nach Lauter (1961) beträgt die Häufigkeit anankastischer Depressionen 1,8%)), konnten wir bei neurotisch-depressiven Patienten in keinem Falle Zwangsvorstellungen oder -handlungen nachweisen. Dabei ist natürlich zu bedenken, daß Patienten mit sowohl anankastischer wie auch depressiver Symptomatik klassifikatorisch eher den anankastischen Depressionen zugeordnet werden. So könnte zu erklären sein, daß Zwangssymptome und damit verbundene Ängste nicht bei den von uns als neurotisch-depressiv klassifizierten Patienten vorkamen. Beängstigendes Zwangserleben wurde (außer bei den zwangsneurotischen Patienten) immerhin auch bei anderen nicht-depressiven Neuroseformen hier und da beobachtet.

Hinsichtlich der Themen der Angst ist festzustellen, daß depressiv-neurotische Patienten eine Zwischenstellung zwischen den Melancholischen (mit denen sie die Depressivität gemeinsam haben) und den übrigen Neurosekranken einnehmen.

4 Zur Nosologie depressiver Erkrankungen, ausgehend vom Angsterleben

Inwiefern lassen die Befunde der vorliegenden Arbeit eine Aussage über die nosologischen Beziehungen depressiver Erkrankungen zu? Lassen sich Melancholie und neurotische Depression anhand des Angsterlebens unterscheiden?

Hierzu werden heute verschiedene Konzeptionen vertreten. Einige Autoren sind der Auffassung, es handele sich um zwei voneinander abgrenzbare Krankheiten/Krankheitskategorien; als Beleg hierfür werden multivariate statistische Untersuchungen angeführt, die auf ein diskontinuierliches bimodales Verteilungsmuster der endogenen und neurotischen Depression hinweisen (z.B. Kiloh u. Garside 1963). Demgegenüber wird von anderen Untersuchern angenommen, es handele sich um eine Krankheit "Depression" von unterschiedlichem Ausprägungs- und Schweregrad, d.h. mit einem unimodalen Verteilungsmuster zwischen zwei Polen eines Kontinuums, innerhalb dessen eine Abgrenzung verschiedener Depressionsformen nicht möglich sei (z.B. Kendell u. Gourlay 1970).

Wenn hier versucht wird, zur Nosologie Stellung zu nehmen, muß zunächst bedacht werden, daß neben symptomatischen bzw. psychopathologischen Gesichtspunkten zahlreiche andere Befunde, insb. zur Ätiologie und zum Krankheitsverlauf zu berücksichtigen sind, desweiteren, daß hier nur unter einem speziellen psychopathologischen Aspekt, nämlich dem des Angsterlebens, argumentiert werden kann. Bei dieser eingeengten Perspektive ist es dennoch bemerkenswert, daß eine korrekte Zuordnung der Patienten zu den Diagnosen Melancholie (ICD296) und Neurotische Depression (ICD300.4) in immerhin 4 von 5 Fällen möglich ist (siehe Kap. E 4.2).

Abgrenzbarkeit bedeutet jedoch noch nicht grundsätzlich Andersartigkeit. Deshalb genügt - unter nosologischem Aspekt - die Häufigkeit der untersuchten Ängste nicht zur Beweisführung. Vielmehr ist besonders hervorzuheben: Die aufgezeigten Unterschiede lassen sich nicht auf unterschiedliche Schweregrade der Depressivität zurückführen, sondern sind vielmehr Ausdruck einer qualitativ divergierenden Beschaffenheit des Angsterlebens.

Gleichwohl ist einschränkend aufgrund unserer Befunde zu betonen: Entsprechend der unimodalen Verteilung der Diskriminanzpunktwerte stellt sich das Angsterleben als ein Kontinuum zwischen den Polen "melancholische Angst" und "neurotisch-depressive Angst" dar; es handelt sich nicht um zwei disparate Angstkategorien. Entsprechend ist im Übergangsbereich die Trennschärfe zwischen melancholischem und neurotischem Angsterleben unbefriedigend.

Dieser Befund schließt jedoch die Annahme zweier unterschiedlicher depressiver Erkrankungen/Erkrankungsgruppen nicht aus. Es ist zu bedenken, daß auch neurotische Menschen melancholisch erkranken können (Tölle 1988). In diesem Falle sind sowohl Merkmale - hier: Angsterleben - der einen wie der anderen Erkrankung anzutreffen. Hierfür sprechen auch die clusteranalytischen Untersuchungen von Matussek (1983).

Für das ebenfalls qualitative Merkmal "different quality of mood" (siehe Kap. B 3.4) konnte in multivariaten statistischen Untersuchungen gezeigt werden, daß es durchaus zur Kennzeichnung der endogenen Depression herangezogen werden kann. So ergibt sich für weitere Untersuchungen die Frage, ob auch eine qualitative Bestimmung des Angsterlebens in Verbindung mit weiteren symptomatologischen und anderen Variablen bei multivariater Vorgehensweise zur Erforschung der nosologischen Beziehungen depressiver Erkrankungen nutzbar gemacht werden kann.

Die Trennschärfe der Abgrenzung endogener von nicht-endogenen Depressionen mittels psychopathologischer Befunderhebung, nämlich Angst, ließe sich mit pathophysiologischen, insbesondere neuroendokrinologischen Untersuchungsergebnissen vergleichen. So erwies sich die Nichtsupprimierbarkeit von Cortisol durch Dexamethasongabe im Dexamethason-Suppressions-Test (DST) bei melancholischen Patienten als differentialdiagnostisch unbefriedigend: Allenfalls bei 70% der Melancholischen läßt sich ein pathologisches DST-Ergebnis nachweisen (Carroll 1982). Der nicht geringe Anteil falsch-positiver Befunde bei nicht-endogenen depressiven Kontrollgruppen und Patienten mit anderen psychiatrischen Erkrankungen sowie Normalpersonen schränkt die diagnostische Selektivität des DST weiter ein. Außerdem wird das Testergebnis durch zahlreiche andere Variablen beeinflußt (Übersicht bei Berger u. Klein 1984). Somit erweist sich das Angsterleben im Vergleich mit sog. "biologischen Markern" (wie dem DST) im Hinblick auf die Differenzierung melancholischer und nicht-melancholischer Depressionszustände als zumindest ebenbürtig.

Schließlich erlauben die erhobenen Befunde zum Angsterleben aus psychopathologischer Sicht auch eine Aussage über die Homogenität der Pole "Melancholie" und "Depressive Neurose": Die Melancholie stellt sich danach als
recht gleichförmig und durch eine beschränkte Anzahl immer wiederkehrender
Ängste charakterisierbar dar. Dies entspricht auch den Ergebnissen der
meisten multivariaten statistischen Untersuchungen, die übereinstimmend ein
melancholisches Kernsyndrom mit einigen wenigen depressiven Symptomen erkennen lassen (Übersicht bei Nelson u. Charney 1981).

Demgegenüber weist ein großes Spektrum von Angstthemen auf das Vorliegen einer neurotisch-depressiven Erkrankung hin. Auch im übrigen zeichnet
sich für nicht-melancholische Depressionszustände im Gegensatz zur Melancholie ein uneinheitliches, heterogenes Symptommuster ab, wie clusteranalytische Arbeiten gezeigt haben (Overall 1966, Paykel 1971, Matussek 1983). So
ließe sich die Beziehung zwischen Melancholie und depressiver Neurose mo-
dellhaft anstelle eines polar angeordneten Krankheitspaares durch mehrere
Kontinua zwischen verschieden ausgestalteten neurotischen Depressionsformen
einerseits und der einen Krankheit Melancholie andererseits beschreiben.

Weiterhin muß bei der Erörterung der Untersuchungergebnisse berücksichtigt werden, daß sich die Klassifikation psychiatrischer, insbesondere depressiver Erkrankungen, ebensowenig an natürlichen Grenzen orientieren kann
(Angst 1987) wie der Begriff der Angst einer eindeutigen Definition, d. h. Abgrenzung von anderen Erlebnisqualitäten zugänglich ist. Insbesondere wurde
die der Konzeption der ICD (9. Auflage) zugrundeliegende Unterscheidung
zwischen endogener/ psychotischer und exogener/ reaktiver Depression ver-
schiedentlich kritisiert (Kendell 1976). Im DSM-III wird auf den Begriff der
"neurotischen Depression" verzichtet. Stattdessen wird für alle Formen depressiver Erkrankungen der Terminus "major depressive episode" verwendet, der
anhand symptomatologischer Kriterien operationalisiert ist. Die Bezeichnung
"Melancholie" tritt nur noch als Unterkategorie dieser major depression mit besonders schwerer Symptomausprägung auf. Qualitative symptomatische Merkmale werden für die Diagnose einer major depressive episode mit "Melancholie" ebensowenig wie Verlaufsparameter verwendet. Bei einer Gegenüberstellung der genannten Klassifikationssysteme (siehe Kap. E 4.3) ergab sich in unserer Stichprobe, daß neurotisch Depressive zwar nur in Ausnahmefällen, die
melancholischen Patienten aber auch nur in 61 von 160 Fällen (= 38,1%) die
Kriterien der major depressive episode mit "Melancholie" erfüllen.

Maier et al. (1986) ermittelten einen ähnlichen Befund: Nur 48% ihrer endogen-depressiven Patienten (nach ICD) weisen nach dem DSM-III eine major
depressive episode mit "Melancholie" auf, während nicht als endogen-depressiv
diagnostizierte Patienten nur in 12% der Fälle die "Melancholie"-Kriterien des
DSM-III erfüllten. Die Patienten mit einer major depressive episode, die den
DSM-III-Kriterien einer "Melancholie" nicht genügen, stellen vom Standpunkt
des ICD-Klassifikationssystems eine heterogene Gruppe von Kranken mit einem beträchtlichen Anteil von melancholischen neben neurotisch-depressiven
Patienten dar. Der Versuch einer diskriminanzfunktionsanalytischen Trennung
von depressiven Patienten mit und ohne "Melancholie" (nach DSM-III) ergibt

ein unbefriedigendes Resultat: Die Mißklassifikationsrate beträgt etwa 30% und ist deutlich höher als bei einer Gegenüberstellung melancholischer und neurotisch-depressiver Patienten (nach ICD). Mit anderen Worten: Die ICD erweist sich für die hier dargestellte Erhebung von Angsterleben gegenüber dem DSM-III als valideres diagnostisches Instrument. Dies dürfte u. a. darin begründet liegen, daß in die verwendeten ICD-Diagnosen bereits qualitative Aussagen über die depressive Symptomatik Eingang finden.

Immerhin ist bemerkenswert, daß Alltags- und Unwirklichkeitsängste, die wir als besonders kennzeichnend für melancholisches Angsterleben herausgestellt haben, in der Gruppe der depressiven Patienten mit "Melancholie" häufiger als bei major depression ohne dieses Attribut (nach DSM-III) anzutreffen sind. Insofern findet die Bedeutung dieser Ängste für die Melancholie auch nach dem DSM-III-Klassifikationssystem - trotz der grundsätzlichen Unterschiede gegenüber dem diagnostischen Konzept der ICD - eine Bestätigung.

5 Depression und Angst

Wir haben einleitend die Frage der *Differenzierungsmöglichkeit von Angst und Depressivität* anhand neuerer Untersuchungsergebnisse erörtert (siehe Kap. B 2.3). Dabei fällt auf, daß Angst und Depressivität, ängstliche und depressive Syndrome auf symptomstatistischer und auch auf nosologischer Ebene diskutiert werden, noch bevor die verwendeten Begriffe auf ihre Aussagekraft und auf ihre Beziehung zueinander geprüft sind. Dabei stellt sich aus der Sicht der vorliegenden Arbeit insbesondere die Frage, was "Angst" im melancholischen Erleben überhaupt bedeutet. Ohne eine hinreichende psychopathologische Klärung von Angst und Depressivität kann man das Thema in beliebiger Form variieren und auf Übereinstimmungen wie auf Divergenzen zu bestehenden Befunden hinarbeiten (siehe Angst 1987).

Wenn "Angst" quasi unbesehen in Fragebögen und andere psychopathometrische Techniken eingeht und bei Depressiven untersucht wird, kann es nicht verwundern, daß Korrelationen zwischen Angst und Depressivität festgestellt werden. Diese können jedoch nicht ohne weiteres in dem Sinne interpretiert werden, daß es sich um gleichartige und nicht unterscheidbare oder gar identische psychopathologische Phänomene handelt. Zu folgern ist aus solchen Untersuchungen zunächst nur, daß mit der gewählten Methodik eine Abgrenzung von Angst und Depressivität nicht gelingt.

Zwar zeigt die vorliegende Studie, eine wie enge und im melancholischen Wahn unauflösliche Beziehung Angst mit der depressiven Gesamtsymptomatik eingeht. Aus der Ausprägung der Depressivität läßt sich jedoch nicht auf eine bestimmte Ausprägung von Angst schließen, wie insbesondere der Vergleich melancholischer und depressiv-neurotischer Patienten zeigt (siehe Kap. E 3.5): Bei vergleichbar schwerer Depressivität (abgelesen an der Hamilton-Depressionsskala) unterscheidet sich das Angsterleben melancholischer und depressiv-neurotischer Patienten wesentlich voneinander. Erst aufgrund einer soweit wie möglich qualitativen Bestimmung der Angst werden Aussagen über die Beziehung zwischen Depressivität und begleitendem Angstaffekt sinnvoll.

Nachdem die Regelhaftigkeit und der Stellenwert des Angsterlebens bei depressiven Patienten ausführlich dargestellt wurde, entsteht nun die Frage nach den Ausnahmen: Nur wenige Melancholische (3,8%) gaben ausdrücklich an, nicht unter Angst zu leiden (siehe Kap. E 1.17). Wie ist das melancholische Erleben dieser Patienten ohne Angst beschaffen? Welche Empfindungen treten an die Stelle der Angst?

Die melancholischen Patienten ohne Angst beschreiben ein Gefühl der Resignation und Gleichgültigkeit, der Ohnmacht, nichts an ihrer Situation ändern zu können. Wiederholt kommen Unwirklichkeitsgefühle zur Sprache ("Es ist alles so leer"). Ein Patient empfindet es als besonders befremdlich, keine Angst zu haben. "Das ist ja gerade das Komische, daß ich keine Angst habe". Er habe Grund genug, sich zu ängstigen. Anstelle von Angst gibt er ein eigentümliches Gefühl des Nicht- Berührtseins an, welches er als so weit entfernt von natürlichen Empfindungen erlebt, daß er zu nihilistisch anmutenden Beschreibungen greift: "Mein Denken und meine Gedanken sind kaputt". Alles sei bei ihm tot, aber eben auch die Gefühle, die das Bewußtsein der Kälte, des inneren Abgestorbenseins begleiten würden, wenn der Patient noch irgendetwas an sich als nicht tot, d.h. empfindungsfähig erleben könnte.

Von psychopathologischer Seite wurde als wesentliches Kennzeichen des melancholischen Erlebens Nicht-traurigsein-Können (Schulte 1961b) und Gefühllosigkeit (K. Schneider 1920) bei gleichzeitig erhaltener Fähigkeit, eben dieses Nicht-fühlen-Können als quälend zu erleben, herausgestellt. Es stellt sich die Frage, ob Angst überhaupt den übrigen Gefühlen zur Seite zu stellen ist, oder ob nicht vielmehr Angst auf einer anderen Ebene der Emotionalität angesiedelt ist. Es hat den Anschein, daß "Angst" bei manchen Patienten auch und gerade jenes quälende Erleben des Nicht- fühlen- Könnens und Nicht-traurigsein-Könnens bezeichnet. Wie anders ließe sich begreifbar machen, daß der gefühlsgelähmte Melancholische dennoch Angst empfindet.

Wenn aber in den genannten Patientenaussagen trotz erheblichen Leidens Angst ausdrücklich verneint wird, so erinnert dies an die Kranke von Gebsattels (1937), die das Erleben der Leere, der Gefühllosigkeit - so beängstigend sie empfunden wird - als "etwas Greifbares, woran man sich halten kann" bezeichnet. Im intensivsten Moment der Angst wird der Patient des Nicht-fühlen-Könnens im vollen Umfang gewahr. Die Angst findet gleichsam ihren Höhepunkt und einen vorläufigen Abschluß, mit den Worten der Patientin von Gebsattels: "Die Qual läßt nach, es tritt eine Art Abstumpfung ein". Ist diese "Abstumpfung" nicht gerade eine absolute Gefühlslosigkeit, in der selbst das Gefühl für die Qual verlorengegangen ist? Spricht nicht gerade aus den Äußerungen dieser Patienten eine noch tiefere Resignation? Auch wenn diese Fragen nicht endgültig beantwortet werden können, so drängt sich doch die Vorstellung auf, daß uns das Leiden in der Melancholie hier noch eindrücklicher entgegentritt als bei den Patienten, die Angst bejahen.

Auch bei einem Patienten mit hypochondrischem und Schuldwahn, der auf ausdrückliches Nachfragen ein inhaltlich gleichlautendes Angstempfinden verneinte, ist anzunehmen, daß Angst wesentlich an der Ausformung des melancholischen Wahns beteiligt war:
"Ich habe mir auf den Bauch gedrückt... ganz feste. Das war dumm. Jetzt habe ich keinen richtigen
Stuhlgang mehr... warum habe ich nur so auf den Bauch gedrückt?"
Es liegt die Interpretation nahe, daß die hypochondrischen Wahnvorstellungen hier eine Sühne-
funktion haben und zur Entlastung des primär vorhandenen vermutlich beängstigenden Schuld-
wahnerlebens beitragen.

6 Abschließende Überlegungen zur Phänomenologie der melancholischen Angst

Bei den Darlegungen über die Zukunftsbezogenheit von Angst hatten wir gezeigt, daß eine Störung der Zeitlichkeit zwar aus phänomenologischer Sicht
melancholisches Kranksein im besonderen kennzeichnet, jedoch nicht uneingeschränkt als melancholietypisch oder gar -spezifisch zur Abgrenzung von
neurotischem Angsterleben herangezogen werden kann.

Gleichwohl ist abschließend die Frage nach dem Wesen der melancholischen Angst zu stellen. Betrachten wir erneut die phänomenologischen Beiträge zum vorliegenden Thema, so fällt auf:

Das Ohnmachts- und Angstgefühl, das Minkowski (1933) beschreibt, knüpft
zwar an das "Gefühl der Verschiebung unseres eigenen Lebens im Verhältnis
zum Werden um uns" an. Die Klagen des von Minkowski zitierten Patienten, er
habe Angst, die Grenzen des Normalen zu überschreiten, eine "bestialische
Angst", weisen aber über eine Störung des Zeitverhältnisses hinaus. Hier wird
nicht nur die Stellung des Kranken zwischen Vergangenheit, Gegenwart und
Zukunft ihrer Selbstverständlichkeit beraubt, sondern es wird die ganz allgemeine Lebensverbindung zwischen Menschen und Welt in Frage gestellt bzw.
zerstört. Der genannte Patient spricht von einer "Angst vor Geräuschen", d. h.
alles, was ihn von draußen, vom Leben der anderen, erreicht, wird zur Be-
drängnis. Einer unserer melancholischen Patienten äußert ähnlich: "Ich bekomme schon Angst, wenn ich morgens die Vögel zwitschern höre, ich weiß
aber nicht, was es ist". Die Unmittelbarkeit des Erlebens ist selbst in den
harmlosesten und natürlichsten Bereichen des Lebensvollzuges aufgehoben.

Von Gebsattel (1937) geht bei seinen Darlegungen zur melancholischen
Angst weit über die Werdenshemmung in der Depression hinaus, wenn er
ausführt, im Depressionserleben, aber mehr noch im Leeregefühl äußere sich
eine fundamentale Störung des "sympathetischen Totalitätsverhältnisses zur eigenen Daseinswelt".

Was sich bei Minkowski und von Gebsattel andeutet, findet schließlich in
Binswangers Werk "Melancholie und Manie" (1960) einen vorläufigen Abschluß. Zwar hebt auch er auf die Störung des Zeitgeschehens in der Melancholie ab, zur Veranschaulichung melancholischer Angst führt er aber aus, es
komme in der Melancholie "eine Losgelöstheit von den konstitutiven Bedingungen der natürlichen Erfahrungen überhaupt" zum Ausdruck. Es ließe sich
einwenden, das Zurückbleiben des eigenen Werdens und Sich-Entfaltens hinter
der vorwärtsschreitenden umgebenden Welt, d. h. die Störung der Zeitlichkeit,

sei zum Verständnis dieser von Binswanger herausgestellten fundamentalen Veränderung des Erlebens in der Melancholie ausreichend. Das Ungültig-werden bislang gültiger zeitlicher Strukturen ist aber nur eine Ausdrucksmöglichkeit dafür, daß der Kranke nicht mehr an allgemein-menschlichen und unausgesprochen für alle Menschen verbindlichen Grundsätzen anknüpfen kann. Gestört ist der natürliche Ablauf des Daseins, der die Fraglosigkeit und Selbstverständlichkeit unseres Lebens gewährleistet. Gestört ist das "vorintentionale Weltverhältnis" (Blankenburg 1971) als Basis und Vorbedingung für lebensweltliche Orientierung. Was als Voraussetzung des Daseins für den Gesunden apriorischen Charakter hat, wird für den Kranken zum beängstigenden Inhalt seines Fragens. Mit den Worten melancholischer Patienten:

"Alles ist so komisch... ich muß an so seltsame Dinge denken... warum gibt es überhaupt Menschen, es ist so seltsam, daß ich Angst davor kriege... ich kann damit nichts anfangen."
"Ich kenne mich gar nicht wieder, gegenüber früher bin ich ganz anders. Früher konnte ich noch alles, das ist beängstigend: Ich weiß nicht mehr, wer ich bin".
"Ich weiß nicht, worum es im Leben geht..., alle anderen gehen ihren Weg, und ich komme nicht klar. Habe mir noch nie so viele Gedanken über das Leben gemacht".

So wenig aber die Alltagssprache in der Lage ist, diese fundamentale Veränderung zu beschreiben, so sehr scheitert der Versuch eines psychopathologischen Zugangs. Der Entfremdung des Patienten entspricht die Unfähigkeit des Beobachters, melancholisches Erleben anders als primär-unableitbar, d.h. nicht dem Verständnis zugänglich aufzufassen. Blankenburg (1971) unternimmt den Versuch, den "Verlust der natürlichen Selbstverständlichkeit" in der Abwandlung psychischen Krankseins phänomenologisch zu deuten. Die Aufgabe bestehe darin, anstelle der Defizienz, des Nicht-Könnens den Modus des Fremd- und Andersseins zu beschreiben. Jedoch muß die Sprache auch hier immer wieder auf Gewohntes, Vertrautes zurückgreifen, dessen Nichtvorhandensein zur Kennzeichnung des Krankhaften herangezogen wird. So hebt Blankenburg einen "*Mangel* an Selbst-Stand (Ich-Schwäche)" eine "*mangelnde* intersubjektive Konstitution der Lebenswelt" hervor; die Störung der zeitlichen Organisation komme darin zum Ausdruck, daß die Basis *verloren*gehe, "von der aus der Mensch in die Zukunft hineinleben... kann".
Die Angaben unserer melancholischen Patienten vermitteln noch am ehesten einen Eindruck von der grundsätzlichen Andersartigkeit ihres Erlebens und sind am überzeugendsten, wenn das Nichts, die Leere unmittelbar zur Sprache kommt:

"...dieses Gefühl, nichts Gemeinsames um sich zu haben, Gefühl, in einem leeren Raum zu stehen".
"es ist alles so tot in mir... aus dem Inneren heraus kommt nichts mehr".
"Dieses Seelenlose, das erschreckt einen so... das Seelische ist abgestorben, da ist nur noch die Hülle".
"Ich spüre nichts, und trotzdem sitze ich hier. Ich habe gar keinen Gedanken mehr, was ich mal mit meiner Tochter gemacht habe... ich überlege, was habe ich für Spiele mit ihr gespielt, daß ich überhaupt ein Kind habe, das ist alles weg..."

Es sei daran erinnert, daß nach von Gebsattel (1937) die Existenz im Leeren überhaupt als die charakteristische Daseinsform des melancholischen Menschen aufzufassen ist.

Fraglich erscheint, ob sich überhaupt die Losgelöstheit von den konstitutiven Bedingungen der natürlichen Erfahrung anders als in der Form von Negationen beschreiben läßt. Blankenburg (1971) stellt zwar anstelle eines Verlustes der natürlichen Selbstverständlichkeit die "anthropologische Disproportion von Selbstverständlichkeit und Unselbstverständlichkeit" heraus. Der Frage, wie diese Disproportion beschaffen ist, können wir uns jedoch wiederum nur in Abgrenzung von dem Erleben des Gesunden annähern. Möglicherweise ist melancholisches Kranksein tatsächlich "nur" ein Weniger, ein Minus, konstelliert sich nichts Neues, qualitativ Andersartiges. Wir meinen hierin auch keinen Widerspruch zu Binswanger (1960) zu entdecken, der hervorhob, in der Melancholie trete nicht bereits Vorgegebenes in Erscheinung, sondern die Natur schaffe etwas Neues. Zwar nennt Binswanger anstelle der "normalen" konstitutiven Bindungen den melancholischen Selbstvorwurf und die melancholische Schuld. Aber drückt sich nicht in dem Nicht-Genügen, in dem "melancholischen Verlust überhaupt", den Binswanger im gleichen Zusammenhang beschreibt, zunächst und ursprünglich ein Losgelöstsein von der unreflektiert-selbstverständlichen Basis natürlicher Erfahrung aus? Ähnlich spricht Ruffin (1959) im Hinblick auf den melancholischen Wahn von einem "Verlust des eigenen materiellen Bezuges, des eigenen vitalen Bezuges und des eigenen Wertbezuges". Vielleicht liegt das zutiefst Beängstigende des melancholischen Erlebens auch gerade hierin begründet, daß melancholisches In-der-Welt-Sein für den Betroffenen nicht Ausweg in eine neue, psychotische Realität ist, sondern - wie wir am Beispiel des melancholischen Wahns gesehen haben - stets ein qualvoll erlebtes Zurückbleiben hinter den selbstverständlichen Lebensbezügen der anderen.

So muß auch das Infragestellen der elementaren Voraussetzungen menschlichen Daseins für den Kranken unfruchtbar bleiben, da die Befreiung aus dieser Verunsicherung keinen Zugewinn an Erkenntnis, keinen vertieften Einblick in die eigene Person und ihre Beziehungen zur Welt ermöglicht. Vielmehr bedeutet die Genesung, die Errettung aus dem quälenden Zustand des Andersseins lediglich die Wiedereingliederung in die Gemeinschaft der Nicht-Kranken, die über ein selbstverständliches Verhältnis zu sich und ihrer Umgebung verfügen, ohne sich dessen stets aufs Neue vergegenwärtigen zu müssen. Daß die Melancholie "existentiell" unfruchtbar bleibt, wurde von Binswanger (1960) ausdrücklich betont. Das gilt für weitaus die meisten, beinahe alle Melancholiekranken. Nur wenige nehmen ihr Anders- und Verändertsein in der Gestalt beängstigenden Unwirklichkeits- und Fremdheitserlebens ausdrücklich wahr. Demgegenüber tritt die Störung des allgemeinen Weltverhältnisses im Umgang mit den tausend Kleinigkeiten des Alltags deutlich zutage. Ungeborgen ist der Patient selbst dem Vertrauten in alltäglichen Verrichtungen schutzlos ausgesetzt. Was bislang selbstverständlicher Ausdruck des unmittelbaren Lebensvollzugs und tragender Grund des Hier und Jetzt war, wird fragwürdig und in seiner Nichtverfügbarkeit bedrohlich. Das Hervortreten von Unwirklichkeits- und

Alltagsängsten bei Melancholischen gegenüber neurotisch Kranken stellt sich somit als empirischer Beleg für die grundsätzliche Infragestellung der natürlichen Bezüge zur eigenen Person und zur Welt dar.

Das bisher Erörterte macht verständlich, warum sich melancholisches Erleben so schwer in Worte fassen läßt und ausführliche Selbstschilderungen melancholisch Kranker selten sind. Für den psychotherapeutischen Umgang mit dem Patienten ist es wichtig, möglichen Äußerungsformen seiner Beängstigung - wie wir sie in der vorliegenden Arbeit dargestellt haben - nachzugehen und dem Melancholischen auf diesem Wege die Möglichkeit zu geben, seine namenlose Angst als faßbar, begreifbar, handhabbar zu erfahren. Wichtiger noch erscheint uns: Wo immer sich melancholisches Angsterleben dem Verständnis verschließt, darf die Brücke zwischen der Selbstverständlichkeit des Therapeuten und der Unselbstverständlichkeit des Patienten dennoch nicht abreißen. Therapie bedeutet hier, dem Kranken behutsam den Weg zurück in die von ihm ersehnte Geborgenheit natürlicher Bezüge zu ebnen. Benedetti (1987) äußert in diesem Zusammenhang, die Behandlung melancholischer Patienten müsse in der Initialphase partizipativ sein, es komme darauf an, auf vorwiegend präverbalem Wege eine Atmosphäre der Teilnahme zu schaffen.

Wenn wir die Frage nach der Spezifität der Störung des Zeitgeschehens gestellt haben, ist nun abschließend wiederum zu erörtern, ob sich die Bedrohung der Vorbedingungen lebensweltlicher Orientierung als für die Melancholie charakteristisch erweist. Blankenburg (1971), dessen phänomenologischen Überlegungen die Aussagen symptomarmer schizophrener Patienten zugrunde liegen, betont ausdrücklich, dem Verlust der natürlichen Selbstverständlichkeit komme keine nosologische Spezifität zu. Es wäre aufschlußreich, melancholisches Angsterleben nicht nur neurotischer, sondern auch schizophrener Angst gegenüberzustellen; dies war nicht Gegenstand der vorliegenden Studie. Die Störung des "vorintentionalen Weltverhältnisses" dürfte jedoch den psychotischen Erkrankungen gemeinsam sein, in denen die konstitutiven Bedingungen "natürlicher" Erfahrung ihre Gültigkeit eingebüßt haben. Wir sehen also auch hier - ähnlich wie wir dies für die Störung des Zeitgeschehens festgestellt haben - daß die Frage nach dem Wesen der Melancholie zur Erörterung der grundsätzlichen Beschaffenheit psychischen Krank- und Andersseins schlechthin überleitet.

Was für eine bestimmte psychische Krankheit kennzeichnend, möglicherweise spezifisch ist, wird unseres Erachtens noch am ehesten in der unmittelbaren Gegenüberstellung mit anderen Formen des Krankseins deutlich, wie wir dies für die Abgrenzung melancholischer und neurotischer Depressionszustände darzulegen versucht haben. Und weiter: Um das Spezifische oder doch zumindest Eigentümliche im Unspezifischen aufzuzeigen, bedarf es eines schrittweisen Vorgehens von den Äußerungsformen einer Erkrankung (in Patientenaussagen und Einzelsymptomen) auf dessen phänomenale Beschaffenheit hin, ohne daß sich der Gang der Erörterung im Strom der allgemeinen anthropologischen Grundlagen der Existenz (und deren Infragestellung in der Krankheit) auflöst.

Diese phänomenologischen Überlegungen, die neben anderen grundsätzlichen Themen auch das Wesen der Melancholie betreffen, führen zu der Frage hin: Steht Angst im Zentrum des melancholischen Erlebens? Diese Frage ist schwer zu beantworten. Denn wie ließe sich - über bloße Annahmen hinaus - das Wesen und damit die vermutete Grundstörung der Melancholie überzeugend nachweisen (siehe Kap. B 3.1.6)? Die Analyse der Angst stellt, wie jede andere Vorgehensweise, nur eine Perspektive dar, von der aus der Versuch unternommen werden kann, sich dem Kern der Melancholie anzunähern. Zumindest kann aber Angst, ihrer Signalfunktion entsprechend, wichtiger Indikator der melancholischen Erlebnisveränderung sein. Manche Patientenäußerungen sprechen dafür, daß die Angst eine unauflösliche Verflechtung mit der durchaus hypothetisch gedachten, weil nicht weiter ableitbaren und verstehbaren Basis der Krankheit eingeht. So gesehen scheint der bisher so wenig beschrittene Zugang von der Angst her eine via regia zum Verständnis der Melancholie zu sein.

G. Anhang

Semistrukturiertes klinisches Interview: Auswertungsschema

1. **Schuldängste** = 1   I-I
   Versündigungsängste = 2

   Schuldwahn = 1   I-I
   Versündigungswahn = 2

a) Inhalt der Ängste (vergangenheitsbezogen):   I-I-I
   im zwischenmenschlichen Bereich = 1
   auf Pflichten in Gesellschaft und Beruf bezogen = 2
   wegen suizidalen Verhaltens = 3
   wegen anderer Verfehlungen gegenüber Ansprüchen an die eigene Person = 4
   schuldig sein am jetzigen Zustand = 5

   Schuld, allgemein (nicht genügen, ein schlechter Mensch sein) = 1   I-I

b) Befürchtete Folgen der Schuld (zukunftsbezogen):   I-I-I
   persönlicher Ehrverlust, Gewissensqualen = 1
   Bestrafung = 2
   Folgen der vermeintlichen Schuld für andere = 3
   nicht wiedergutmachen, aus der Welt schaffen können = 4
   keine Angabe = 9

c) reale Schuld = 1   I-I

2. **Materiell- finanzielle Ängste (Verarmungsängste)** = 1   I-I

   Verarmungswahn = 2   I-I

a) Inhalt der Ängste   I-I-I
   Verlust des Vermögens, des Besitzes = 1
   Verlust der beruflichen Existenz, des Einkommens = 2
   Kosten für den Krankenhausaufenthalt nicht aufbringen können = 3
   Schulden, Geldmangel = 4

   Verarmung, allgemein (wie soll es finanziell weitergehen?) = 1   I-I

b) realer materieller Zusammenbruch = 1   I-I

3. **Hypochondrische Ängste** = 1   I-I

   Hypochondrischer Wahn = 1   I-I

a) befürchtetes körperliches Leiden: I-I-I
   Krebs = 1
   Herz-Kreislauf-Leiden = 2
   Magen-Darm-Leiden = 3
   Infektions-, Geschlechtskrankheit = 4
   Ersticken, keine Luft bekommen = 5
   Zusammenbrechen, hinstürzen, bewußtlos werden = 6
   nicht mehr laufen können, Bewegungseinschränkung = 7
   andere Störung, anderes Leiden = 9

Krankheit, körperliche Störung, allgemein (mit   I-I
meiner Gesundheit stimmt etwas nicht) = 1

b)   befürchtete Folgen des körperlichen Leidens: I-I-I
Schmerzen = 1
Vergiftung = 2
Invalidität, Angewiesensein auf andere = 3
langes Leiden = 4
Sterben, Tod = 5
keine Besserung = 6
keiner hilft mir = 7
man findet mich nicht = 8
keine Angabe = 9

c)   reale schwere körperliche Krankheit = 1   I-I

4.   **Ängste der psychischen Krankheit wegen** = 1   I-I

Inhalt der Ängste:
a)   den gegenwärtigen Zustand betreffend: I-I-I
nicht mehr richtig denken können, Vergeßlichkeit = 1
sich nicht mit anderen beschäftigen können, Kontaktverarmung = 2
Verlangsamung, Hemmung = 3
Schlaflosigkeit = 4
Angst vor der Angst, vor Panik = 5
der Therapie, anderen Menschen ausgeliefert sein = 6
man sieht mir meine Krankheit an = 7
Angst, die Beschwerden könnten seelisch bedingt sein = 8
keine konkrete Angabe (mit mir stimmt etwas nicht) = 9

b)   den weiteren Krankheitsverlauf betreffend: I-I-I
keine Besserung, nicht mehr wie früher werden = 1
dauert lange = 2
kommt (immer) wieder = 3
weitere Verschlechterung, Langzeithospitalisierung,
ich werde zum Pflegefall = 4
Gefängnis, Gummizelle = 5
verrückt werden, den Verstand verlieren = 6
Angst vor Versagen (in unmittelbarem Zusammenhang
mit der Krankheit) = 7
keine konkrete Angabe (wie geht es mit der
Krankheit weiter?) = 9

5.   **Ängste vor Sterben und Tod - Suizidängste**

I.   **Ängste vor dem Sterben** = 1   I-I

Beziehung zu andereren Angstthemen: I-I
zu hypochondrischen Ängsten = 1
zu suizidalem Verhalten = 2
Ängste vor dem Sterben, allgemein = 9

II.   **Ängste vor dem Tod** = 1   I-I

Beziehung zu anderen Angstthemen: I-I
zu hypochondrischen Ängsten = 1
zu suizidalem Verhalten = 2
Ängste vor dem Tod, allgemein = 3

III. **Ängste in Verbindung mit suizidalen Gedanken**   I-I
und Handlungen (Suizidängste) = 1

a) Inhalt der Ängste: I-I-I
Verlust der Selbstkontrolle = 1
mißglückte Suizidhandlung = 2
(qualvolles) Sterben = 3
unwiederbringliche Selbstzerstörung (Tod) = 4
Schuld, Strafe = 5
keine Angabe = 9

b) suizidales Verhalten = 1   I-I

6. **Versagens-, "Zukunfts" - und Katastrophenängste**

I. **Versagensängste** = 1   I-I

Inhalt der Ängste: I-I-I
im zwischenmenschlichen Bereich = 1
auf Pflichten in Gesellschaft und Beruf bezogen = 2

Versagen, allgemein (Ich komme mit meinem Leben   I-I
nicht zurecht) = 1

II. **"Zukunftsängste"** (nicht im Verantwortungs- und   I-I
Einflußbereich des Patienten) = 1

a) Inhalt der Ängste: I-I-I
Unfall = 1
Krankheit, Tod (nicht den Patienten selbst betreffend) = 2
anderes Mißgeschick, Schicksalsschlag = 3

b) betroffene Person: I-I-I
selbst = 1
Angehörige = 2

Zukunftsängste, allgemein (was kann alles   I-I
passieren, nicht auf eine konkrete Person bezogen) = 1

III. **Katastrophenängste** = 1   I-I

7. **Alltagsängste** = 1   I-I

a) Inhalt der Ängste: I-I
konkrete Alltagssituationen = 1
"Angst vor allem", vor jedem neuen Tag,
Angst vor tausend Kleinigkeiten = 2

b) Inwiefern ist der Alltag beängstigend?   I-I-I
Angst, es nicht zu schaffen ("wie ein Berg") = 1
Erwartungsangst (was kommt auf mich zu ?) = 2
Entscheidungsunfähigkeit (was soll ich machen?) = 3
Angst vor jeder Veränderung, vor Neuem = 4
Fremdheitsgefühle = 5

8. Unwirklichkeitsängste, metaphysische und Nichtigkeitsängste

I.   Unwirklichkeitsängste = 1   I-I

Inhalt der Ängste: I-I-I
Fremdheitsgefühle, Angst vor Anderssein (mir ist alles fremd, bin
mir selbst fremd), Leere, Empfindungslosigkeit = 1
Gefühl der Unfähigkeit zu mitmenschlichen Kontakten = 2

II.   Metaphysische Ängste = 1   I-I

III. Ängste in Verbindung mit Nichtigkeitsgefühlen = 1   I-I

Nihilistischer Wahn = 1   I-I

9. Partnerverlustängste und Ängste vor dem Alleinsein

I.   Partnerververlustängste = 1   I-I

im einzelnen: Angst,   I-I
durch eigenes Unvermögen, durch die Krankheit zur Trennung
beizutragen = 1
durch Kritik, Nein-Sagen, Aggressionen gegenüber dem Partner
eine Trennung zu provozieren = 2
vom Partner hintergangen zu werden (Mißtrauen) = 3
keine Angabe = 4

II.   Ängste vor dem Alleinsein = 1   I-I

Inhalt der Ängste: I-I
man meidet mich, will nichts mit mir zu tun haben = 1
ich bin unnütz, habe keine Aufgabe = 2
ich komme ohne Hilfe nicht zurecht = 3
keine Angabe = 4

10. Ängste in Verbindung mit Beziehungs-, Verfolgungs-   I-I
und Bestrafungserleben (Mißtrauen) = 1

wahnhaftes Verfolgungs- und Bestrafungserleben = 1   I-I

Inhalt der Ängste: I-I-I
man redet schlecht über mich, reagiert aggressiv (in
Worten) auf mich, bringt mich in Verlegenheit = 1
man nutzt mich aus, betrügt mich = 2
man will meine Existenz zerstören, will mich kaputtmachen,
schlägt mich, tut mir etwas an = 3
man beschattet mich, läuft hinter mir her = 4
man weiß über mich Bescheid = 5
Dinge beziehen sich auf mich = 6
keine Angabe = 9

11. Ängste in Verbindung mit Zwängen = 1   I-I

a)   Art der Zwänge:
aa)   Zwangsgedanken, Zwangsimpulse: I-I-I
ich tue jemand etwas an (Fremdgefährdung) = 1
bestimmte Zwangsgedanken gefährden andere Menschen,(magisches Denken) = 2
Beschmutzungsängste (Fremd- und/oder Selbstgefährdung) = 3

Kontrollverlust (ohne Fremdgefährdung), z.B. Schreien,
Koprolalie = 4
etwas nicht richtig verstehen, nicht kontrollieren können,
nicht wiedersehen = 5
magisches Zahlendenken = 6

ab) Zwangshandlungen: I-I-I
     Waschzwang = 1
     Zählzwang = 2
     Kontroll-Wiedergutmachungshandlungen = 3
     andere Zwangshandlungen = 4

b)   Beängstigende Situation: I-I
     wenn Zwänge unterdrückt werden = 1
     wenn Zwänge unterdrückt und wenn Zwänge ausgeführt
     werden = 2
     keine Angabe = 9

12. Situations- und objektbezogene Ängste

I. Situationsbezogene Ängste = 1   I-I

    Beängstigende Situation: I-I-I
    Benutzung eines Verkehrsmittels = 1
    weite Räume, weite Plätze = 2
    überfüllte Räume, Menschenansammlungen = 3
    enge Räume, geschlossene Türen = 4
    das Haus, die Wohnung verlassen, sich unter Menschen begeben = 5
    Alleinsein = 6
    Dunkelheit = 7
    Höhenangst = 8
    andere Situation = 9

II. Objektbezogene Ängste = 1   I-I

a)   Beängstigender Gegenstand: I-I
     Ungeziefer (Fliegen, Läuse, Spinnen) = 1
     gefährliche Gegenstände (Waffen) = 2
     Haare = 3

b)   Inhalt der Ängste (bezieht sich auf I. und II.):   I-I-I
     ich gerate in Panik (kein konkreter Angstinhalt) = 1
     kann nicht schnell genug aus der Situations heraus-
     kommen, bin in meiner Entscheidungsfreiheit eingeschränkt = 2
     hypochondrische Befürchtungen = 3
     man unternimmt etwas gegen mich (Mißtrauen) = 4
     es passiert ein Unglück, eine Katastrophe = 5
     man wird auf mich aufmerksam (evtl. Bindungsängste) = 6
     ich werde an eine frühere (beängstigende) Situation
     erinnert = 7
     in Verbindung mit Zwängen = 8
     keine Angabe = 9

202

a) Beziehung zwischen gegenstandsloser und
gegenständlicher Angst:
unabhängig, keine Beziehung = 1
wechselnde Beziehung = 2
Übergang von gegenstandsloser in gegenständliche Angst = 3
gleichzeitiges Bestehen, nicht voneinander zu trennen = 4

b) Welche Angst ist unangenehmer?
gegenstandslose Angst = 1
gegenständliche Angst = 2
gleich unangenehm = 3
keine Angabe = 9

14. **Körperliche Angstäußerungen** = 1 I-I

I. **Lokalisiertes körperliches Angstempfinden** = 1 I-I
a) Lokalisation (L):
Brust, bzw. Herz = 1
Magen, Darm = 2
Kopf = 3
Leib = 4
Extremitäten = 5
Augen = 6 I-I-I
Hals = 7 L E
Rücken = 8
andere Lokalisation = 9

b) Art der körperlichen Empfindung (E):
Druck, Beklemmung, Kloßgefühl = 1 I-I-I
Brennen, Stechen, Schmerz = 2 L E
Pochen, Klopfen, Schlagen = 3
Verspannung, Versteifung = 4
Hitze-, Kälteschauer = 5
Unruhe = 6
Kribbeln, taubes Gefühl = 7 I-I-I
Zittern, Beben, Schwirren, Vibrieren = 8 L E
Schwitzen = 9

c) andere nicht-diffuse körperliche Angstempfindungen: I-I-I
Übelkeit, Unwohlsein, Brechreiz, Würgen = 1
Schluckbeschwerden = 2
Erröten = 3
Luftnot, Gefühl zu ersticken = 4
Verdauungsstörungen, Durchfall = 5
Mundtrockenheit = 6
Blutwallung, Blut schießt in den Kopf, die Gefäße ziehen
sich zusammen = 7
Stottern, Stimme versagt = 8
Schwindel, Leeregefühl im Kopf = 9

II. **Diffuses körperliches Angstempfinden** = 1 I-I

Art des diffusen Angstempfindens: I-I-I
Beklemmungsgefühl, wie zugeschnürt = 1
Schmerz, Brennen = 2
Mattigkeit, Abgeschlagenheit, Schweregefühl = 3
Verspannung, Versteifung, wie gelähmt = 4
Hitzegefühl, Schüttelfrost = 5

Unruhe, Aufgewühltsein = 6
Kribbeln, Parästhesien = 7
Beben, Vibrieren, Zittern = 8
Schwitzen = 9

15. Bindungs- und Kontrollverlustängste

I. Bindungsängste = 1   I-I

Inhalt der Ängste: I-I
Angst aufzufallen, daß andere sich für mich interessieren = 1
andere kommen mir zu nahe, Angst vor Sexualität = 2
Angst, sich an jemand zu binden = 3
Angst, auf die Menschheit losgelassen zu werden = 4
Angst, nicht selbständig zu werden, an seiner
Entfaltung behindert zu werden = 5

II. Kontrollverlustängste = 1 (nicht in Verbindung mit Zwängen)   I-I

Inhalt der Ängste: I-I
Aggressionen gegenüber anderen = 1
Macht der Gefühle, Kontrollverlust, allgemein = 2
Eßanfälle = 3

H. Literatur

Abrams R, Taylor MA (1980) A comparison of unipolar and bipolar depressive illness. Am J Psychiatry 137: 1084-1087.

Akiskal JS, Walker P, Puzantian VR, King D, Rosenthal TL, Dranon M (1983) Bipolar outcome in the course of depressive illness. Phenomenologic, familial and pharmacological predictors. J Affective Disorders 5: 115-128

Angst J (1987) Begriff der affektiven Erkrankungen. In: Kisker KP, Lauter H, Meyer J-E, Müller C, Strömgren E (Hrsg): Psychiatrie der Gegenwart, 3. Aufl., Bd. 5. Springer-Verlag. Berlin Heidelberg New York London Paris Tokyo

Angst J, Dobler- Mikola A (1986) Indikationsstellung bei ängstlichen und depressiven Syndromen. In: Hippius H, Engel RR, Laakmann G (Hrsg): Benzodiazepine, Rückblick und Ausblick. Springer-Verlag, Berlin Heidelberg New York Tokyo.

Asmussen A (1957) Affekt und Antrieb im Rahmen der agitierten Depression. Der Nervenarzt 28: 247 - 250.

Auersperg A (1958) Vom Werden der Angst. Der Nervenarzt 29: 193-201.

Baeyer von W (1979) Wege in den Wahn (Angst und Wahn). In: Wähnen und Wahn, ausgewählte Aufsätze. F. Enke- Verlag, Stuttgart.

Baeyer von W (1984) Angst als erlebtes Bedrohtsein. Hinweis auf die Angst - Lehre des Jakob Boehme. Nervenarzt 55: 349-357.

Baeyer von W, Baeyer- Katte W (1973) Angst. Suhrkamp- Taschenbuch.

Baker M, Dorzab J, Winokur G, Cadoret RJ (1971) Depressive disease: classification and clinical characteristics. Comprehensive Psychiatry 12: 354-365

Bech P, Rafaelsen OJ (1980) The use of rating scales exemplified by a comparison of the Hamilton and the Bech- Rafaelsen Melancholia Scale. Acta Psychiat Scand 62 (Suppl. 285) 128-132.

Beck AT, Ward CH, Mendelson M, Erbraugh H (1961) An inventory for measuring depression. Arch Gen Psychiatry 4: 561-571.

Benedetti G. (1959) Die Angst in psychiatrischer Sicht. In: Die Angst. Rascher Verlag, Zürich Stuttgart.

Benedetti, G (1987): Analytische Psychotherapie der affektiven Psychosen. In: Kisker KP, Lauter H, Meyer J-E, Müller C, Strömgren E (Hrsg): Psychiatrie der Gegenwart, 3. Aufl., Bd. 5.. Springer- Verlag, Berlin Heidelberg New York London Paris Tokyo

Berger M, Klein HE (1984) Der Dexamethason-Suppressions-Test. Ein biologischer Marker der endogenen Depression? Europ Arch Psychiat Neurol Sci 234: 137-146.

Bhrolchain MN, Brown GW, Harris TO (1979) Psychotic and neurotic depression: II. Clinical characteristics. Brit J Psychiatry 134: 94-107.

Binder H (1949) Über die Angst. Schweizerische Medizinische Wochenschrift 79: 705-711.

Binswanger L (1960) Melancholie und Manie. Neske, Pfullingen.

Birbaumer N (1977) Angst als Forschungsgegenstand der experimentellen Psychologie. In: Birbaumer N (Hrsg.): Psychophysiologie der Angst, 2 Auflage. Urban und Schwarzenberg, München Wien Baltimore.

Blankenburg W (1971) Der Verlust der natürlichen Selbstverständlichkeit. Ein Beitrag zur Psychopathologie symptomarmer Schizophrener. F. Enke-Verlag, Stuttgart.

Blankenburg W (1981) Nomothetische und idiografische Methodik in der Psychiatrie. Schweizer Archiv für Neurologie, Neurochirurgie und Psychiatrie 128: 13 - 20.

Blaschke (1986) Persönliche Mitteilung. In: Möller H-J, Zerssen von D: Diagnostik von Depression und Angst mit standardisierten Beurteilungsverfahren. In: Helmchen H, Linden M (Hrsg): Die Differenzierung von Angst und Depression. Springer-Verlag, Berlin Heidelberg New York London Paris Tokio.

Blaser P (1967) Die Messung der Angst mit einem Fragebogen. In: Kielholz P (Hrsg): Angst. Huber-Verlag, Bern.

Blashfield RK, Morey LC (1979) The classification of depression through cluster analysis. Comprehensive Psychiatry 20: 516 - 527.

Bleuler E (1923) Lehrbuch der Psychiatrie, 4. Auflage. Springer-Verlag, Berlin.

Bleuler E (1930) Lehrbuch der Psychiatrie, 5. Auflage. Springer-Verlag, Berlin.

Bojanowsky J, Tölle R (1973) Der Einfluß der antidepressiven Therapie auf das gestörte Zeiterleben depressiver Patienten. Psychiat clin 6: 321-329

Bonis de M (1974) Content Analysis of 27 Anxiety Inventories and Rating Scales. Psychological Measurements in Psychopharmacology. Mod. Probl. Pharmacopsychiat, vol. 7 pp. 221-237 (ed) Pichot P. Karger-Verlag, Basel.

Bostroem A (1938) Die verschiedenen Lebensabschnitte in ihrer Auswirkung auf das psychiatrische Krankheitsbild. Arch Psychiatr 107: 155-171.

Bräutigam W (1978) Reaktionen- Neurosen- Abnorme Persönlichkeiten. Seelische Krankheiten im Grundriß. 4.Auflage. G.Thieme Verlag, Stuttgart.

Brown RP, Sweeney J, Loutsch E, Kocsis J, Frances A (1984) Involutional melancholia revisited. Am J Psychiatry 141: 24-28.

Buss AH, Wiener M, Durkee A, Baer M (1955) The measurement of anxiety in clinical situations. J of consulting Psychology 19: 125-129.

Carney MWP, Roth M, Garside RF (1965) The diagnosis of depressive syndromes and the prediction of ECT response. Brit J Psychiatry 111: 659-674.

Carroll BH (1982) The Dexamethasone Suppression Test for melancholia. Brit J Psychiatry 140: 292-304.

Cartell RB, Scheier IH (1963) Handbook of the IPAT Anxiety Scale Questionnaire (2 nd ed). Champaign, Illinois: Institute of Personality and Ability Testing.

Costello CG, Comrey AL (1967) Scales for measuring depression and anxiety. Journal of Psychology 66: 303-313.

Derogatis CR (1977) SCL-90 - Administration, scoring and procedures. Manual- I for the revised version and other instruments of the psychopathology rating scale series. John Hopkins University School of Medicine.

Derogatis LR, Lipman RS, Covi L, Rickels K (1972) Factorial invariance of symptom dimensions in anxious and depressive neuroses. Arch Gen Psychiat 27: 659 - 665.

Diagnosenschlüssel und Glossar psychiatrischer Krankheiten (1980). 5. Auflage, korrigiert nach der 9. Revision der ICD. Springer-Verlag, Berlin Heidelberg New York.

Diagnostic and Statistical Manual of Mental Disorders (1984) 3 rd ed. (DSM-III) der American Psychiatric Assocation; deutsche Bearbeitung: Koehler H, Sass H. Beltz-Verlag, Weinheim-Basel.

Dick (1877) Die Angst der Kranken. Allg. Zeitschrift für Psychiatrie 33: 230-235.

Dilling H (1986) Zum klinischen Gebrauch der Begriffe Depression, Angst, Phobie, Hypochondrie, Neurasthenie. In: Helmchen H, Linden M (Hrsg): Die Differenzierung von Angst und Depression. Springer-Verlag, Berlin Heidelberg New York London Paris Tokyo.

Donnelly EF, Murphy DL, Goodwin FK (1978) Primary affective disorder: Anxiety in unipolar and bipolar depressed groups. J clin Psychology 34: 621-623.

Downing RW, Rickels K (1974) Mixed Anxiety-Depression. Arch Gen Psychiat 30: 312-317.

Dreyfus GL (1907) Die Melancholie, ein Zustandsbild des manisch- depressiven Irreseins, eine klinische Studie. G. Fischer-Verlag, Jena.

Eagles JM (1983) Delusional depressive in-patients, 1892 to 1982. Brit J Psychiatry 143: 558-563

Epstein S (1972) The Nature of Anxiety, with Emphasis upon its Relationship to Expectancy. In: Spielberger CD (Hrsg): Anxiety, Current Trends in Theory and Research, vo. II Academic Press, New York and London.

Feighner JP, Robins E, Guze SB, Woodruff RA, Winokur G, Munoz R (1972) Diagnostic criteria for use in psychiatric research. Arch Gen Psychiatry 26: 57-63.

Feinberg M, Carroll BJ (1982) Separation of subtypes of depression using discriminant analysis. I. Separation of unipolar endogenous depression from non- endogenous depression. Brit J Psychiatry 140: 384-391.

Feinberg M, Carroll BJ (1983) Separation of subtypes of depression using discriminant analysis. II. Separation of bipolar endogenous depression from non-endogenous depression. J Affective Disorders 5: 129-139

Finke J (1964) Über die Zukunftsbezogenheit psychiatrischer Patienten. Confin psychiat 7: 47-84.

Flemming CF (1844) Über Classification der Seelenstörungen nebst einem neuen Versuche derselben. Allg. Zeitschrift f Psychiatrie 1: 97-130.

Flemming CF (1848) Über Prädikordialangst. Allg. Zeitschrift f Psychiatrie 5: 341-361.

Frangos E, Athanassenas G, Tsitourides S, Psilolignos P, Katanou N (1983) Psychotic depressive disorder, a separate entity? J Affective Disorders 5: 259-265

Freud S (1917a) Vorlesungen zur Einführung in die Psychoanalyse. Ges. Werke Band 1. Fischer-Verlag, Frankfurt 1969.

Freud S (1917b) Trauer und Melancholie. G.W. Bd. 2. Fischer-Verlag, Frankfurt 1969.

Gadamer H-G (1987) Vortrag anläßl. der Tagung der dt. Gesellschaft für anthropologische und daseinsanalytische Medizin, Psychologie und Psychotherapie e.V. am 13./14.2. 1987 in Heidelberg.

Garside RF, Roth M (1978) Multivariate statistical methods and problems of classification in psychiatry. Brit J Psychiatry 133: 53-67.

206

Gastpar M, Hobi V, Pöldinger W, Goldsmith S, Maly V, Schmidlin PE (1980) A Placebo - Controlled Comparative Study of the Combined Effects of Oxprenolol and Clomipramine in Depressed Patients. Int Pharmacopsychiat 15: 24-58.

Gebsattel von VE (1928) Zeitbezogenes Zwangsdenken in der Melancholie (Versuch einer konstruktiv- genetischen Betrachtung der Melancholiesymptome). Der Nervenarzt 1: 275-287.

Gebsattel von VE (1937) Zur Frage der Depersonalisation (Ein Beitrag zur Theorie der Melancholie). Der Nervenarzt 10: 169-178, 248-257.

Gebsattel von VE (1939) Die Störungen des Werdens und des Zeiterlebens im Rahmen psychiatrischer Erkrankungen. In: Roggentau CH (Hrsg): Gegenwartsprobleme der psychiatrisch-neurologischen Forschung, S. 54-71. Enke-Verlag, Stuttgart.

Gebsattel von VE (1954) Anthropologie der Angst. In: Prolegommena einer medizinischen Anthropologie, S. 378-389. Springer Verlag, Berlin Heidelberg

Gebsattel von VE (1959) Die depressive Fehlhaltung. In: Frankl V, Gebsattel von VE, Schultz JH (Hrsg.): Handbuch der Neurosenlehre und Psychotherapie, Band II. Urban und Schwarzenberg, München Berlin

Giedke H, Coenen T (1986) Die medikamentöse Behandlung von Angstzuständen. In: Janke W, Netter P (Hrsg): Angst und Psychopharmaka. W. Kohlhammer-Verlag, Stuttgart Berlin Köln Mainz.

Gjerris A, Bech P, Bojholm S Bolwig TG, Kramp P, Clemmesen L, Andersen J, Jensen E, Rafaelsen OJ (1983) The Hamilton Anxiety Scale. Evaluation of homogeneity and inter-observer reliability in patients with depressive desorders. J Affective Disorders 5: 163-170.

Goetze U, Tölle R (1988) Circadian Rhythm of free Urinary Cortisol, Temperature and Heart Rate in Endogenous Depressives and under Antidepressant Therapy. Neuropsychobiology

Goldstein K (1934) Über das Phänomen der Angst. Nederlandsch Tijdschrift voor Psychologie. 1: 434-454.

Griesinger W (1871) Die Pathologie und Therapie der psychischen Krankheiten, 3. Auflage. Verlag von F. Wreden, Braunschweig.

Guislain J (1854) Klinische Vorträge über Geisteskrankheiten. Übersetzt von Laehr, Berlin.

Hamilton M (1959) The assessment of anxiety states by rating. Brit J Med Psychol 32: 50-55.

Hamilton M (1960) A rating scale for depression. J Neurol Neurosurg Psychiatr 23: 56-62.

Hamilton M, White JM (1959) Clinical syndroms in depressive states. J Ment Sci 105: 985-998.

Hauptmann (1922) Der "Mangel an Antrieb" - von innen gesehen. (Das psychische Korrelat des Akinese). Arch Psychiatr 66: 615-687.

Hecker E (1892) Zur Behandlung der neurasthenischen Angstzustände. Berliner Klinische Wochenschrift. 1195-1197.

Hedlund JL, Vieweg BW (1979) The Hamilton rating scale for depression: a comprehensive review. J Operational Psychiatry 10: 149-165.

Heimann H (1979) Psychopathologie. In: Psychiatrie der Gegenwart, 2. Auflage. Bd. I/1 S. 1-42. Springer-Verlag, Berlin Heidelberg New York

Heimann H (1980) Clinical evaluation, self-rated mood and psychophysiological reactivity in depressive syndromes. Prog Neuro-Psychopharmacol 4: 379-390.

Heimann H (1987) Schlußwort. In: Hippius H, Ackenheil M, Engel RR (Hrsg): Angst- Leitsymptom psychiatrischer Erkrankungen. Springer-Verlag, Berlin Heidelberg New York London Paris Tokyo.

Heimann H; Schmocker A (1974) Zur Problematik der Beurteilung des Schweregrades psychiatrischer Zustandsbilder. Arzneimittel-Forschung 24: 1004-1006.

Heinroth FCA (1818) Lehrbuch der Störungen des Seelenlebens. Verlag von FCW Vogel, Leipzig.

Hobi V (1974) Eine Befindlichkeitsskala, unveröffentlicht. Basel.

Hoche (1911) Pathologie und Therapie der nervösen Angstzustände. Dtsch Z Nervenheilkunde 41: 194-204.

Hoffmann SO (1986) Psychoneurosen und Charakterneurosen. In: Kisker , Lauter,H; Meyer J-E, Müller C, Strömgren E (Hrgs): Psychiatrie der Gegenwart 3. Aufl., Bd. 5. Springer-Verlag, Berlin Heidelberg New York London Paris Tokyo.

Hole G (1962) Pathologische Versündigungsideen und echte Versündigung bei endogenen, reaktiven und Involutions-Depressionen. Inaug. Dis. Bonn.

Hole G. (1977) Der Glaube bei Depressiven. Religionspsychopathologische und klinisch-statistische Untersuchung. Enke-Verlag, Stuttgart.

Hole G, Wolfersdorf M (1986) Melancholie. In: Müller C (Hrsg): Lexikon der Psychiatrie, 2. Auflage, Springer-Verlag, Berlin Heidelberg, New York London Paris Tokyo.

Hordern A (1965) Depressive States, a pharmacotherapeutic study. Springfield, Illinois: CC Thomas.

Janke W (1986) Angst: Definition und somatische Grundlagen. In: Janke W, Netter P (Hrsg): Angst und Psychopharmaka. W. Kohlhammer-Verlag, Stuttgart Berlin Köln Mainz.

Janzarik W (1956) Der lebensgeschichtliche und persönlichkeitseigene Hintergrund des cyclothymen Verarmungswahns. Arch Psychiat Z Ges Neurol 195: 219-234.

Janzarik W (1957a) Die hypochrondischen Inhalte der cyclothymen Depression in ihrer Beziehung zum Krankheitstyp und zur Persönlichkeit. Arch Psychiat Z Ges Neurol 195: 351-372.

Janzarik W (1957b) Die zyklothyme Schuldthematik und das individuelle Wertgefüge. Schweiz Arch Neurol Psychiat 80: 173-208.

Janzarik W (1959) Dynamische Grundkonstellationen in endogenen Psychosen. Ein Beitrag zur Differentialtypologie der Wahnphänomene. Springer-Verlag, Berlin Göttingen Heidelberg.

Janzarik W (1965) Psychologie und Psychopathologie der Zukunftsbezogenheit. Archiv für die gesamte Psychologie 117: 33-53.

Jaspers K (1973) Allgemeine Psychopathologie. 9. unveränderte Auflage. Springer-Verlag, Berlin Heidelberg New York.

Jaspers K (1973) Philosophie, 4. Auflage. Springer-Verlag, Berlin

Katschnig (1986) Diskussionsbemerkung zum Referat: Angst J, Dobler-Mikola A - Indikationsstellung bei ängstlichen und depressiven Syndromen. In: Hippius H, Engel RR, Laakmann G (Hrsg): Benzodiazepine, Rückblick und Ausblick. Springer-Verlag, Berlin Heidelberg New York Tokio.

Kendell RE (1968) The classification of depressive illnesses. Maudsley Monograph Nr. 18, Oxford University Press, London.

Kendell RE (1976) The classification of depressions: a review of contemporary confusion. Brit J Psychiatry 129: 15-28

Kendell RE, Gourlay J (1970) The clinical distinction between psychotic and neurotic depressions. Brit J Psychiatry 117: 257-266.

Kierkegaarrd S (1844) Der Begriff Angst. Übersetzung v. E. Hirsch, Ges Werke, 11. und 12. Abteilung, Gütersloher Verlagshaus G. Mohn 1983.

Kiloh LG, Garside RF (1963) The independence of neurotic depression and endogenous depression. Brit J Psychiatry 109: 451-463

Kimura B (1985) Zeit und Angst. Z Klin Psych Psychopath Psychother 33: 41-50.

Klages W (1967) Der menschliche Antrieb, Psychologie und Psychopathologie. Thieme-Verlag, Stuttgart.

Klerman GL (1980) Anxiety and depression. In: Burrows GD, Davies B (eds): Handbook of studies of anxiety, pp. 145-164. Elsevier Biomedical Press, Amsterdam.

Kloos G (1938) Störungen des Zeiterlebens in der endogenen Depression. Der Nervenarzt 11: 225-244.

Krafft-Ebing von R (1874) Die Melancholie, eine klinische Studie. F. Enke-Verlag, Erlangen.

Krafft-Ebing von R (1893) Lehrbuch der Psychiatrie auf klinischer Grundlage, 5. Auflage. F. Enke-Verlag, Stuttgart.

Kraepelin E (1887) Psychiatrie, 2. Auflage. Verlag von JA Barth, Leipzig.

Kraepelin E (1893) Psychiatrie, 4. Auflage. Verlag von JA Barth, Leipzig.

Kraepelin E (1904) Psychiatrie, 7. Auflage. Verlag von JA Barth, Leipzig.

Kraepelin E (1913) Psychiatrie, 8. Auflage. Verlag von JA Barth, Leipzig.

Kranz H (1955) Das Thema des Wahns im Wandel der Zeit. Fortschr Neurol Psychiatr 23: 58-72.

Kranz H (1962) Der Begriff des Autismus und die endogenen Psychosen. In: Huber G, Kranz H (Hrgs): Schizophrenie und Zyklothymie. Thieme-Verlag, Stuttgart.

Kraus A (1977): Sozialverhalten und Psychose Manisch-Depressiver. Enke-Verlag, Stuttgart.

Kraus A (1987): Verstimmung und Angst in der Melancholie. Vortrag auf der Tagung der dt. Gesellschaft für anthropologische u. daseinsanalytische Medizin. Psychologie und Psychotherapie e.V. am 13./14.2.1987 in Heidelberg.

Kuhs H, Hermann W, Kammer K, Tölle R (1989) Zeitschätzung und Zeiterleben bei endogener Depression (Melancholie). Eine experimentelle Untersuchung (in Vorbereitung).

Lader M (1972) The nature of anxiety. Brit J Psychiat 121: 481-491.

Lader M (1980) Einige somatische Aspekte der Angst. Nervenarzt 51: 1-8.

Lader M, Marks IM (1974) The rating of clinical anxiety. Acta psychiat scand 50: 112-137.

Lange J (1928) Die endogenen und reaktiven Gemütserkrankungen. In: Bumke, O (Hrsg): Handbuch der Geisteskrankheiten, Band VI, S. 1-231. Springer-Verlag, Berlin

Lauter H (1962) Die anankastische Depression. Arch Psychiatr Z Ges Neurol 203: 433-451.

Leff JP (1978) Psychiatrists ` versus patients ` concepts of unpleasant emotions. Brit J Psychiat 133: 306-313.

Lersch P (1954) Aufbau der Person. JA Barth-Verlag, München.

Lewis A (1967) Problems presented by the ambiguous Word "Anxiety" as used in Psychopathology. Israel Annals of Psychiatry and related disciplines 5: 105-121.

Lopez-Ibor JJ (1952) Manic-depressive psychosis and anxiety (the timopathic circle) Acta psych scand 27: 279-286.

Lopez-Ibor JJ (1955) Die Dynamik der Angst. Wien Z Nervenheilkunde 10: 299-311.

Lopez-Ibor JJ (1980) Über die pathologische Angst. Fortschritte Psychiat Nervenheilkunde 28: 556-571.

Lorr M (1974) Assessing psychotic behavior by the IMPS. Mod. Probl. Pharmacopsychiat, vol 7, pp. 50-63, Karger-Verlag, Basel.

Mc Nair D, Fischer S (1978) Separating anxiety from depression. In: Lipton M, Di Mascio A, Killam K (eds): Psychopharmacology: A generation of progress, pp. 1411-1418. New York, Raven Press.

Maier W, Philipp M, Benkert O (1984) Die Bedeutung der körperbezogenen Angst für die Differenzierung zwischen Angst und Depression In: Goetze P. (Hrsg): Leitsymptom Angst. Springer-Verlag, Berlin Heidelberg New York.

Maier W, Philipp M, Buller R (1986) Compatibility between ICD-9 and DSM-III Classification of Endogenous Depression (Melancholia) Pharmacopsychiat 19: 58-61.

Matussek P (1983) Clusteranalyse als Methode psychopathologischer Forschung. Symptomdifferenzen zwischen endogenen und neurotischen Depressionen. Der Nervenarzt 54: 363-371.

Matussek P, Luks O (1981) Themes of Endogenous and Nonendogenous Depressions. Psychiatry Research 5: 235-242.

Matussek P, Halbach A, Troeger U (1965) Endogene Depression. Eine statistische Untersuchung unbehandelter Fälle. Urban u. Schwarzenberg, München Berlin.

Matussek P, Söldner M, Nagel D (1981) Identification of the endogenous depressive syndrome based on the symptoms and the characteristics of the course. Brit J Psychiatry 138: 361-372.

Matussek P, Luks O, Nagel D (1982) Depression symptom patterns. Psychological Medicine 12: 765-773.

Mendels J, Cochrane C (1968) The nosology of depression: The endogenous-reactive concept. Am J Psychiat 124: Suppl 1-11.

Mendels J, Weinstein N, Cochrane C (1972) The relationship between depression and anxiety. Arch Gen Psychiatry 27: 649-653.

Minkowski E (1923) Etude psychologique et analyse phenomenologique d ` un cas de melancolie schizophrenique. Journal de Psychologie 20: 543-558.

Minkowski E (1933) Die gelebte Zeit, Band II: Über den zeitlichen Aspekt psychopathologischer Phänomene. Neues Forum: Das Bild des Menschen in der Wissenschaft Revers WJ, Gebser J (Hrsg). Band 13, O. Müller-Verlag, Salzburg.

Möller H-J, Zerssen von D (1986) Diagnostik von Depression und Angst mit standardisierten Beurteilungsverfahren. In: Helmchen H, Linden M (Hrsg): Die Differenzierung von Angst und Depression. Springer-Verlag, Berlin Heidelberg New York London Paris Tokyo.

Mountjoy CQ, Roth M (1982) Studies in the relationship between depressive disorders and anxiety states. J Affective Disorders 4: 127-161.

Nelson JC, Charney DS (1981) The symptoms of major depressive illness. Am J Psychiat 138: 1-13.

Overall JE, Gorham DR (1962) The Brief Psychiatric Rating Scale. Psychol Rep 10: 799-812.

Overall JE, Hollister LE, Johnson M, Pennington V (1966) Nosology of depression and differential response to drugs. JAMA 195: 946-948

Papousek M (1975) Chronobiologische Aspekte der Zyklothymie. Fortschr Neurol Psychiat 43: 381-440.

Paykel ES (1971) Classification of depressed patients: a cluster analysis derived grouping. Brit J Psychiatry 118: 275-288

Perini CH, Battegay R (1977) Unterschiede in der körperlichen Symptomatik der Angst bei Neurotikern, endogen Depressiven und Schizophrenen. Schweiz Rundschau Med 66: 1474-1480.

Peters UH (1978) Dynamik der Melancholie. Med Welt 29: 333-338.

Philipp M, Maier W, Buller R, Gjerris A, Bech, P (1987) Angst und Depression: Erfassung körperlicher und psychischer Aspekte mittels der Hamilton-Skalen. In: Hippius H, Ackenheil M, Engel RR (Hrsg): Angst- Leitsymptom psychiatrischer Erkrankungen. Springer-Verlag, Berlin Heidelberg New York London Paris Tokyo.

Pichot P (1964) Les aspects symptomatiques des etats depressifs. Schweizer Archiv für Neurologie u. Psychiatrie 94: 392-410.

Pichot P (1967) Die Quantifizierung der Angst, Fragebogen und Beurteilungsskalen (Rating Scales). In: Kielholz P (Hrsg): Angst. H. Huber-Verlag, Bern.

Pöldinger W (1971) Psychiatrische Aspekte der Angst. In: Kielholz P (Hrsg): Angst. Das ärztliche Gespräch, Bd. 15. pmi-Verlag, Frankfurt/M.

Prusoff B, Klerman GL (1974) Differentiating depressed from anxious neurotic outpatients. Arch Gen Psychiatry 30: 302-309.

Research Diagnostic Criteria (RDC) (1982): Nach Spitzer L, Endicott J,Robins G; deutsche Bearbeitung: Klein HE. Beltz-Verlag, Weinheim Basel.

Richarz (1858) Über Wesen und Behandlung der Melancholie mit Aufregung (Melancholia agitans). Allg Zeitschrift f Psychiatrie 15: 28-65.

Riemann F (1978) Grundformen der Angst. Eine tiefenpsychologische Studie. 13. Aufl. E. Reinhardt-Verlag, München Basel.

Rosenthal SH, Gudeman JE (1967) The endogenous depressive pattern: An empirical investigation. Arch Gen Psychiatry 16: 241-249.

Roth M, Gurney C, Garside RF, Kerr TA (1972) Studies in the classification of affective disorders. The Relationship between anxiety states and depressive illnesses. Brit J Psychiatry 121: 147-161.

Rudolf GAE (1980) Depression und Lebensalter. Eine klinische Studie. Habilitationsschrift. WWU Münster

Ruffin H (1959) Diskussionsbeitrag zu den Referaten von Conrad, Weitbrecht und Bally. Der Nervenarzt 30: 509-512.

Schalling D, Cronholm B, Asberg M, Espmark S (1973) Ratings of psychic and somatic anxiety indicants. Acta psychiat scand 49: 353-368

Scharfetter C (1984) Die Angst der Psychose. In: Goetze P (Hrsg): Leitsymptom Angst. Springer-Verlag, Berlin Heidelberg New York.

Scheid W (1934) Der Zeiger der Schuld in seiner Bedeutung für die Prognose involutiver Psychosen. Z ges Neurol Psychiat 150: 528-555.

Scheler M (1913) Der Formalismus in der Ethik und die materielle Wertethik. Verlag von M. Niemeyer, Halle a.d.S.

Schmidt-Degenhard M (1983) Melancholie und Depression. Zur Problemgeschichte der depressiven Erkrankungen seit Beginn des 19. Jahrhunderts. Kohlhammer-Verlag, Stuttgart Berlin Köln Mainz.

Schmidt-Degenhard M (1986) Zur Begriffsgeschichte von Angst und Depression in der Psychiatrie. In: Helmchen H, Linden M (Hrsg): Die Differenzierung von Angst und Depression. Springer-Verlag, Berlin Heidelberg New York London Paris Tokio.

Schneider K (1920) Die Schichtung des emotionalen Lebens und der Aufbau der Depressionszustände. Z Ges Neurol Psychiatr 59: 281-286.

Schneider K (1950) Die Aufdeckung des Daseins durch die cyclothyme Depression. Der Nervenarzt 21: 193-194.

Schneider K (1959) Klinische Psychopathologie, 5. Auflage. Thieme-Verlag, Stuttgart.

Schüle H (1880) Handbuch der Geisteskrankheiten, 2. Auflage. Verlag von FCW Vogel, Leipzig.

Schulte W (1954) Das Glaubensleben in der melancholischen Phase. Der Nervenarzt 25: 401-407.

Schulte W (1961a) Angstsyndrome. Monatsschrift für ärztliche Fortbildung. 11: 586-589.

Schulte W (1961b) Nichttraurigseinkönnen im Kern melancholischen Erlebens. Der Nervenarzt 32: 314-320.

Schulte W (1962) Individuelle Psychotherapie bei Psychosekrankheiten. In: Klinik der "Anstalts"-Psychiatrie. G. Thieme-Verlag, Stuttgart.

Schultz JH (1955) Das depressive Gehabe. In: Grundfragen der Neurosenlehre, Aufbau und Sinn-Bild. G. Thieme-Verlag, Stuttgart.

Snaith RP, Bridge WK, Hamilton M (1976) The Leeds Scales for the Self-Assessment of Anxiety and Depression. Brit J Psychiat 128: 156-165.

Snaith RP, Baugh SJ, Clayden AD, Husain A, Sipple MA (1982) The Clinical Anxiety Scale: An Instrument Derived from the Hamilton Anxiety Scale. Brit J Psychiat 141: 518-523.

Specht G (1907) Über den Angstaffekt im manisch-depressiven Irresein. Ein Beitrag zur Melancholiefrage. Centralblatt f Nervenheilkunde Psychiatrie 30: 529-533.

Störring GE (1934) Zur Psychopathologie und Klinik der Angstzustände. S. Karger-Verlag, Berlin.

Störring H (1932/33) Die Depersonalisation, eine psychopathologische Untersuchung. Archiv für Psychiatrie 98: 462-545.

Straus E (1928) Das Zeiterleben in der endogenen Depression und in der psychopathologischen Verstimmung. Monatssschr Neurol Psychiatr 68: 640-656.

Strian F, Klicpera C (1984) Anxiety and Depression in Affective Disorders. Psychopathology 17: 37-48.

Taschev T (1965) Statistisches über die Melancholie. Fortschritte Neurol Psychiatr 33: 25-36.

Tellenbach H (1956) Die Räumlichkeit der Melancholischen. Der Nervenarzt 27: 12-18, 289-298.

Thiele W (1965) Furcht und Angst. Jhb für Psychol Psychotherap u Med Anthropol 13: 110-137.

Tölle R (1988) Neurose und Melancholie. Schweizer Archiv für Neurologie, Neurochirurgie und Psychiatrie 139:43-58.

Tölle R, Goetze U (1987) On the Daily Rhythm of Depressive Symptomatology. Psychopathology 20: 237-249.

Tölle R, Wefelmeyer T (1987) Wahn bei Melancholie. In: Olbrich (Hrsg) Halluzinationen und Wahn. Springer-Verlag, Berlin Heidelberg New York Tokyo

Wandruzka M (1981) Angst und Mut, 2. Aufl. Klett-Cotta-Verlag, Stuttgart.

Weitbrecht HJ (1947) Zur Psychopathologie der zyklothymen Depressionen. Arbeiten zur Psychiatrie, Neurologie und ihrer Grenzgebiete. Willsbach und Heidelberg (Festschrift für K. Schneider).

Weitbrecht HJ (1952) Zur Typologie depressiver Psychosen. Fortschritte Neurol Psychiatr 20: 247-269.

Weitbrecht HJ (1972) Depressive und manische endogene Psychosen. In: Psychiatrie der Gegenwart, 2. Auflage, Bd. II/1 S. 83-141. Springer-Verlag, Berlin Heidelberg New York.

Wernicke C (1906) Grundriß der Psychiatrie, 2. Auflage. Thieme-Verlag, Leipzig.

Westermann J (1922) Über die vitale Depression. Zeitschrift f d ges Neurologie Psychiatrie 77: 391-422.

Westphal A, Kölpin O (1907) Bemerkungen zu dem Aufsatz von Prof. Dr. G. Specht - Über den Angstaffekt im manisch-depressiven Irresein. Centralbl f Nervenheilkunde Psychiatrie 30: 729-731.

Wieck HH (1965) Zur Lokalisation zyklothymer Mißempfindungen. Med Welt 34: 2452-2454.

Wolfersdorf M (1986) Die Angst des depressiv Kranken - Eine klinische Betrachtung. In: Faust V (Hrsg) Angst- Furcht- Panik. Hippokrates- Verlag, Stuttgart.

Zeh H (1957) Altersfärbung zyklothymer Phasen. Der Nervenarzt 28: 542-545.

Zerssen von D (1976) Klinische Selbstbeurteilungsskalen (KSb-S) aus dem Münchener Psychiatrischen Informationssystem (PSYCHIS- München). Manual: Die Beschwerdeliste, die Befindlichkeitsskala. Beltz-Verlag, Weinheim.

Zung WWK (1971) A rating instrument of anxiety disorders. Psychosomatics 12: 371-379.

Zung WWK (1971) The differentiation of anxiety and depressive disorders: A biometric approach. Psychosomatics 12: 380-384.

Zung WWK (1974) The measurement of affects: Depression and anxiety. Psychological Measurements in Psychopharmacology. Mod. Probl. Pharmacopsychiat, vol 7 pp. 170-188 (ed) Pichot P. Karger-Verlag, Basel.

If you have any concerns about our products,
you can contact us on
ProductSafety@springernature.com

In case Publisher is established outside the EU,
the EU authorized representative is:
**Springer Nature Customer Service Center GmbH
Europaplatz 3, 69115 Heidelberg, Germany**

Printed by Libri Plureos GmbH
in Hamburg, Germany